HEYNE <

DAS BUCH

Das Wissen um Gesundheit und Heilung ist in einer Zeit, in der sich viele Menschen von der Natur entfernt haben, wichtiger denn je. Um gesund zu werden und zu bleiben, müssen wir in die Eigenverantwortung gehen und verstehen lernen, was uns krank macht.

Jana Iger enthüllt in diesem Buch das geheime Wissen ihrer Ahnen, deren Heilmethoden in tiefem Einklang mit den Gesetzmäßigkeiten der Natur stehen.

Mithilfe vieler praktischer Anleitungen, Übungen und Rezepte zeigt die Autorin, wie wir uns und unseren Organismus ganzheitlich reinigen, verjüngen und heilen können. Durch diese Entschlackung regeneriert sich nicht nur der Körper, sondern auch der Geist wird befreit von Ängsten und somit klar. Unsere Intuition wird gesteigert, und immer mehr sind wir schließlich in der Lage, selbst zu spüren, welche Nahrungsmittel, Pflanzen und Kräuter uns unterstützen und guttun. Wir erlangen die Fähigkeit zurück, mit der wir geboren wurden: Schöpfer des eigenen Lebens zu sein.

DIE AUTORIN

Jana Iger, geboren in der Ukraine, lebt seit 1999 in Deutschland. Seit vielen Jahren widmet sie sich der Aufgabe, das altrussische Heilwissen ihrer Ahnen zu vermitteln. In ihren Seminaren und Vorträgen lehrt sie Selbstheilungsmethoden, die helfen, die Ganzheit und Harmonie in allen Körpersystemen wiederherzustellen und seelisch zu wachsen.

Weite Informationen unter: www.wedrussisches-wissen.de

Jana Iger

Meine russischen Geheimrezepte für natürliches Entgiften

WILHELM HEYNE VERLAG
MÜNCHEN

Haftungsausschluss
Die in diesem Buch vorgestellten Informationen und Empfehlungen sind nach bestem Wissen und Gewissen geprüft. Dennoch übernehmen die Autorin und der Verlag keinerlei Haftung für Schäden irgendwelcher Art, die sich direkt oder indirekt aus dem Gebrauch der hier beschriebenen Anwendungen ergeben. Bitte nehmen Sie im Zweifelsfall bzw. bei ernsthaften Beschwerden immer professionelle Diagnose und Therapie durch ärztliche oder naturheilkundliche Hilfe in Anspruch.

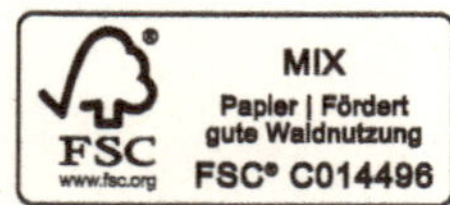

Penguin Random House Verlagsgruppe FSC® N001967

4. Auflage
Taschenbucherstausgabe 01/2020

Umschlaggestaltung: Guter Punkt, München,
unter Verwendung eines Fotos von Jana Iger, © privat
Herstellung: Helga Schörnig
Satz: Leingärtner, Nabburg
Druck und Bindung: GGP Media GmbH, Pößneck
ISBN 978-3-453-70385-8

www.heyne.de

Ich bin ein vollkommenes Wesen,
das durch Leben das Leben belebt.

Inhalt

Vorwort

Das Wissen um Gesundheit und Heilung ist in einer Zeit, in der sich viele Menschen von der Natur und Mutter Erde entfernt haben, wichtiger denn je. Es existieren die unterschiedlichsten Heilmethoden, doch um gesund zu werden und zu bleiben, müssen wir Menschen in die Eigenverantwortung gehen und verstehen lernen, was uns krank macht. Viel zu oft schenken wir den Aussagen anderer Glauben und übernehmen fremde Denkmuster und Erklärungen. Dabei beginnt Heilung immer in uns selbst.

Damit dieser tiefe und umfassende Prozess in Gang gesetzt werden kann, müssen wir uns als Erstes selbst kennenlernen und wissen, wer wir wirklich sind.

Weißt du es? Spürst du, wer du bist? Welches Potenzial, welche Kraft in dir schlummern?

Manchen von uns fällt es schwer, sich zu spüren. Durch Verschlackung und Vergiftung haben wir uns auf physischer Ebene belastet und von uns selbst entfernt. Das hat Auswirkungen auf unser gesamtes Wesen, denn unser Körper existiert nicht getrennt von uns, so wie auch die Vernunft, das Gefühl und die Spiritualität nicht getrennt voneinander existieren.

Wenn wir uns selbst erkennen, spüren wir auch unsere eigenen Bedürfnisse besser. Dann wissen wir auf intuitive

Weise, welche Kräuter und Pflanzen uns guttun, welche Methoden uns tief reinigen, uns entgiften und welche Nahrung uns Energie schenkt.

Davon handelt dieses Buch: von dem Weg zu dir selbst und deinem schöpferischen Potenzial, dem Erkennen der Ursachen, die dich krank machen, von Entgiftung, Entschlackung und der Rückkehr zu deiner inneren Harmonie. Die wedrussischen Rezepte und Methoden unterstützen dich bei der Selbstheilung und schaffen mit ihrer reinigenden Wirkung die Voraussetzungen dafür, dass Gesundheit wieder in dir einkehrt. Und nicht nur das.

Jede Heilung geht auch mit seelischem Wachstum einher, denn sie beginnt in dir. Sie bringt dich immer näher zu dir selbst und öffnet dich für die Natur und die bedingungslose Liebe.

Ich selbst bin diesen Weg der Heilung gegangen und habe zu mir und meinem Potenzial zurückgefunden. Ich wünsche dir von Herzen, dass es dir mithilfe meiner russischen Geheimrezepte der natürlichen Entgiftung ebenso ergeht.

Ich wünsche dir die reinste Liebe und Fülle.

Sei du selbst, und lebe in dir die Liebe. Denn es gibt nichts Reineres als die bedingungslose Liebe.

Sei erfüllt von dieser Liebe.

Ich bin bei dir.

Deine Jana

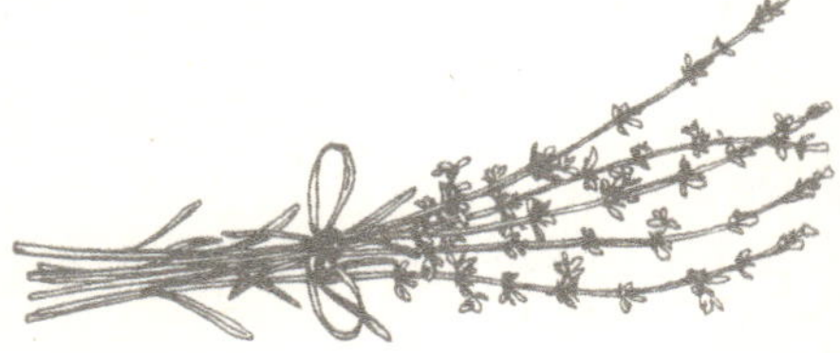

Meine Geschichte

Meine Kindheit verbrachte ich zusammen mit meinen Eltern in der Stadt Charkow in der Ukraine. Schon als kleines Mädchen war ich hellsichtig und hellfühlend und empfand diese Gabe als etwas ganz Natürliches.

Von klein auf habe ich die Natur geliebt. Jeden Sommer durfte ich zu meinen Großeltern väterlicherseits aufs Land fahren, und das war mit das Schönste, was ich als Kind erlebt habe. Das Dorf, in dem die Großeltern wohnten, hatte nur drei Häuser und war umgeben von riesigen Wäldern. Ganz in der Nähe gab es einen tiefen Fluss, in dem große Schildkröten zu Hause waren. Manchmal fingen wir sie, um sie zu beobachten, und ließen sie anschließend wieder frei. Wir waren von morgens bis abends draußen in der Natur, und so barg jeder Tag ein neues Abenteuer.

Auch meine Großeltern mütterlicherseits lebten auf dem Land, wenngleich nicht ganz so abgeschieden. Wann immer ich dort war, spielte ich mit meinen Cousins auf den Wiesen, im Matsch und in dem nahen Wald, der nicht ganz so tief und wild war wie der bei meinen anderen Großeltern. Wir stellten jede Menge Unfug an, doch ich beobachtete auch viel. Ich sah, wie die Kühe, die krank geworden waren, ihre Kälbchen wegstießen, wenn sie trinken wollten. Erst wenn sie wieder gesund waren, durften die Kleinen an den Euter.

Die Bauern aber molken die kranken Kühe trotzdem für den Eigengebrauch, und das wunderte mich. Ich sah auch, wie meine Großmutter die kranken Pferde mit Kräutern behandelte, und spürte, wie gut es ihnen tat. Als Kind sieht und versteht man schon vieles und braucht keine Erklärungen. Und so sammelte auch ich Kräuter, schleppte kranke Tiere an und half mit, sie aufzupäppeln.

Anfangs sprach ich völlig unbefangen über meine Wahrnehmungen, was bei den Erwachsenen für einige Verwirrung sorgte. Mit meinem Vater hatte ich eine tiefe Verbindung, und als er starb, nahm ich ihn weiterhin in unserer Nähe wahr. Eine Tatsache, die den Rest der Familie so sehr beunruhigte, dass sie glaubten, mich mit Medikamenten ruhigstellen zu müssen. Die chemischen Substanzen blockierten mich in meinen Wahrnehmungen, was sich negativ auf meinen Körper auswirkte. Schon mit zehn Jahren bekam ich Kreislaufprobleme und einen hohen Blutdruck. Als ich dreizehn war, beschloss meine Mutter, einen anderen Weg mit mir zu gehen, und schickte mich zu verschiedenen Heilern. Sobald ich die Medikamente absetzen durfte, fand ich für eine Weile wieder ein Stück weit zu mir selbst zurück.

Jahre später, zum Ende der Pubertät hin, wurde das Anderssein für mich jedoch zur Last. Ich wollte kein Außenseiter mehr sein, sondern dazugehören, so wie alle anderen auch. Ich wünschte mir ein ganz normales Leben. Also tat ich alles, um meine Fähigkeiten zu verdrängen und mich meinen Wahrnehmungen gegenüber taub zu stellen. Es war eine harte Zeit, die mit vielen Konflikten in meinem Innern einherging. Tag für Tag spürte ich eine große Wut in mir, und diese Wut war gegen mich selbst gerichtet. Ich haderte mit mir, weil ich nicht »normal« sein konnte, und hatte keine Antworten auf mein inneres Dilemma.

Schließlich lernte ich meinen späteren Mann kennen, folgte dem Ruf meiner Seele und meines Herzens und zog nach Deutschland, wenn auch meine Wurzeln russisch blieben. Während meiner Schwangerschaft kehrten meine Fähigkeiten zu mir zurück. Alles, was ich mir erträumte, begann sich fortan in meinem Leben zu manifestieren. Ich erkannte, welche schöpferische Kraft die Gedanken haben und wie wir uns jeden Tag aufs Neue selbst erschaffen.

Als meine Tochter fünf Jahre alt war, schenkte meine Mutter mir die Anastasia-Romane von Wladimir Megre. Sie handeln von einer jungen Heilerin, die in der Taiga im Einklang mit der Natur und den Gesetzen der Ahnen lebt. Ich konnte kaum mehr aufhören zu lesen, denn auf eine magische Weise erkannte ich vieles wieder, das auch mich tief bewegte. Bald darauf sollte sich mein Leben völlig verändern. Ich stellte meine Ernährung auf Mono-Rohkost um und pflegte eine gesunde Lebensweise. Die Natur wurde für mich zu einer großen Quelle der Kraft, Ruhe und Weisheit.

Noch heute liebe ich den Wald so wie in Kindertagen und unternehme jeden Tag einen ausgiebigen Spaziergang. Wenn ich mich einstimme auf die Natur, spüre ich Gelassenheit und Freiheit in mir. Aller Druck, alles Wollen tritt in den Hintergrund, und sobald ich mich auf einen Baumstumpf oder ins Gras setze und die Natur beobachte, bin ich einfach nur da. Oft gesellen sich Wildtiere zu mir, und wenn ich dem Zwitschern der Vögel lausche, spüre ich die tiefe Stille, die von ihrem Gesang durchdrungen ist. Und nicht nur die Vögel, sondern auch die Bäume, ja, alles um mich herum hat seinen ureigenen Klang.

Während ich innerlich immer stiller werde, erfühle ich die Energie um mich. Dann nehme ich Waldgeister und andere Wesen wahr, und doch ist es nicht nur die feinstoffliche Welt, die mich fasziniert, sondern immer wieder diese unglaubliche Vielfalt an Leben – unzählige winzig kleine Wesen, die in vollkommener Harmonie zusammenleben und -wirken.

In der Natur kann ich mich reinigen, kann spüren, was mein Körper braucht. Alle Antworten auf meine Fragen kommen zu mir.

Mein Leben hat mir schon früh gezeigt, dass wir lernen müssen, uns selbst zu erkennen und zu uns zu stehen.

Mithilfe meiner Hellsichtigkeit und Hellfühligkeit bin ich in der Lage, die Zusammenhänge von Gesundheit und Krankheit, Ernährung und Heilung wahrzunehmen und auf einer ganzheitlichen Ebene zu verstehen. Und so sehe ich es als meine Bestimmung an, die Menschen darin zu unterstützen, zu erwachen, sich zu heilen und die Liebe weiterzutragen.

Das Wissen und die Erfahrungen, die ich in der Natur und durch den Kontakt zu den Ahnen gesammelt habe, möchte ich in diesem Buch mit dir teilen.

EINFUEHRUNG
Wedrussische Heilmethoden

Die Wedrussen zählen zu den ältesten Völkern unserer Welt. Über Jahrtausende hinweg waren sie in der Taiga beheimatet, den tiefen Nadelwäldern Russlands, und noch immer leben dort vereinzelt Heiler und Hellsichtige, unberührt von der Zivilisation des Westens. Ihr Wissen und ihre Heilmethoden stehen in tiefem Einklang mit den Gesetzen der Natur und dem kosmischen Urwissen der Ahnen, zu denen sie eine innige Verbindung pflegen.

Wedrussische Heilmethoden sind ganzheitlich ausgerichtet. Ihr Ziel ist es, wieder in Einklang mit sich selbst und der Natur zu kommen.

Doch was ist unser wahres Selbst? Wer sind wir?

Als Menschen verfügen wir über die schöpferische Kraft unserer Gedanken – ein großes Geschenk für uns und die gesamte Schöpfung, wenn wir von Liebe und Harmonie erfüllt sind. Der Gedanke ist Energie; er der Ursprung von allem, was ist. Daher ist es so wichtig, unsere Gedanken rein zu halten und ihre Kraft im Sinne der spirituellen Entwicklung einzusetzen. Da wir ganzheitliche Wesen sind, ist daran auch immer der Körper beteiligt – mit ein Grund, warum wir lernen müssen, unseren Körper zu entgiften und seine Bedürfnisse zu verstehen.

In unserer modernen Zeit haben wir verlernt, uns auf unser wahres Wesen zu besinnen. Wir lassen uns schnell ablenken von dem, was wirklich wichtig ist. Je weiter wir uns aber von uns selbst entfernen, desto mehr regieren Angst und Lieblosigkeit in unserem Leben.

Mithilfe der wedrussischen Heilmethoden lernen wir, zu uns zurückzufinden, indem wir unseren Körper von Schlacken und Giften befreien, die ihn durch unsere Unachtsamkeit und Unwissenheit befallen konnten. Und immer ist es die Natur, die uns dabei zu Hilfe kommt. Je klarer unsere Wahrnehmung ist, desto besser erkennen wir, welche Kräuter, Pflanzen und Nahrungsmittel uns unterstützen – Helfer aus der Apotheke der Natur, deren Energie uns zurück zur Ganzheit führt. Wir lernen, unserer Intuition zu folgen, jener inneren Stimme, die mit den Energien rund um uns herum, mit unserem Unbewussten und unseren Erfahrungen in Verbindung steht und von dem kosmischen Urwissen geführt wird. Auf diese Weise entdecken wir tief in uns die Urkraft, aktivieren unsere Energie und bringen Körper und Geist in Einklang.

Die universellen Naturgesetze, die ich dir in diesem Buch nahebringen möchte, helfen dir, umfassende Selbstheilungsprozesse in deinem Innern in Gang zu setzen. Entschlackung und ein naturgemäßer Säure-Basen-Haushalt tragen dazu bei, dass dein Körper sich reinigt, loslässt und befreit. Durch eine Reinigung auf allen Ebenen deines Seins und die Ausleitung von Giften kannst du dich von Krankheit und Ängsten befreien. Dein Körpersystem regeneriert und verjüngt sich, sodass dir dein gesamtes Potenzial zur Verfügung steht. Du wirst erleben, wie sich eine große Klarheit in dir ausbreitet, sodass du dir neue Ziele setzen kannst.

Liebe und Gesundheit können sich fortan auch in deinem Leben wieder harmonisch entfalten und dein ganzes Wesen zum Klingen bringen.

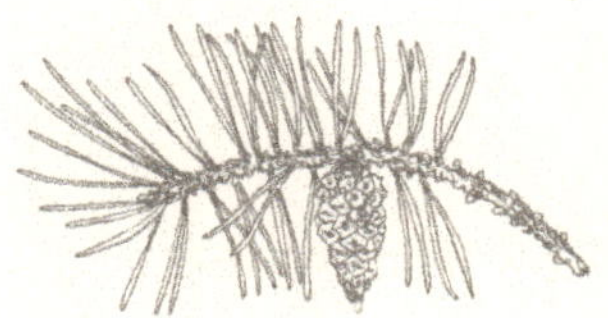

Kapitel 1

Lass uns bei dir beginnen

Meinem Wissen und meiner Erfahrung nach kann sich jeder Mensch nur selbst reinigen, harmonisieren und heilen. Dafür ist es notwendig, dass wir uns so erkennen, wie wir wirklich sind, mit unserer Schöpferkraft, all unserem Potenzial und unserer inneren Liebe.

Wer ist der Mensch wirklich?

Der Mensch ist ein Teil Gottes, von Gott nach seinem Ebenbild erschaffen und mit den gleichen Fähigkeiten versehen. Jedoch sind wir Menschen uns im Unklaren darüber, wie der göttliche Schöpfungsprozess funktioniert. Dies wurde uns aus einem einzigen Grund vorenthalten: um uns zu schützen. Denn der Mensch ist so offen und vertrauensvoll, dass er kein Geheimnis für sich behalten würde.

Wir werden als vollkommene Schöpfer in diese Welt geboren, in der jeder von uns sein Spiel spielt. Wir versuchen uns in unterschiedlichen Rollen, ob als Heiler, liebevolle Eltern, als Opfer oder Täter. Mit jeder Inkarnation in einem physischen Körper machen wir die dazugehörigen emotionalen Erfahrungen und sammeln sie. Als Menschen nehmen wir eine besondere Rolle ein: Durch die Kraft unserer Gedanken sind wir Schöpfer. Wir erschaffen uns täglich aufs Neue selbst, wir kreieren unser Umfeld, und gemeinsam erschaffen wir unser Universum.

Die meisten Menschen aber sind sich ihrer selbst und der ihnen innewohnenden Kraft nicht bewusst. Sie lassen sich manipulieren und geben ihren freien Willen ab, ohne dessen gewahr zu sein. Doch wir können uns schützen, indem wir uns darauf besinnen, wer wir in Wirklichkeit sind. Sprich diese Absicht laut und mit klarer Stimme, wann immer dir danach ist:

»Ich bin eine Schöpferin/ein Schöpfer, ich bin rein und klar, ich bin in mir. Ich erschaffe alles bewusst aus Liebe und zum Wohle aller, dazu ermächtige ich mich.«

Neben den fremden Energien, die uns manipulieren, trägt auch unsere Erziehung dazu bei, dass wir uns unserer Schöpferkraft nicht bewusst sind. Es dringen zwar immer wieder Informationen über unser Potenzial und die Macht unserer Gedanken zu uns durch, aber dass wir selbst mit unseren Gedanken, Gefühlen und Taten ständig alles aufs Neue erschaffen, bleibt den meisten von uns völlig verborgen. Und so kreiert der größte Teil der Menschheit unbewusst.

Kindern wird von ihren Eltern und anderen Erwachsenen, die genauso geprägt wurden, ständig suggeriert, was gut ist und was falsch, was man tun darf und was nicht und wie man sich dabei zu fühlen hat. Diese Programmierung beginnt im Kleinkindalter zu Hause und wird dann auf den Schulen mit noch mehr Druck fortgeführt.

Ein Kind nimmt von Natur aus die Welt mit offenem Herzen in sich auf und lässt Gefühle und Informationen durch sich hindurchfließen, ohne sich daran zu klammern. Es begeistert sich immer wieder aufs Neue, verzeiht sofort und wendet sich wieder dem Spiel zu. Kinder saugen wie Schwämme alles in sich auf, was sie sehen, fühlen, riechen und hören, vor allem, wenn es von ihren absoluten Vorbildern, den Eltern, stammt. Sie bewundern sie; Mama und Papa sind ihre Götter, denn Kinder nehmen das innere Licht der Eltern wahr. Ein Kind möchte genauso sein wie seine Eltern, es will ein Teil von ihnen sein, ihre Liebe fühlen und ihnen sein ganzes Vertrauen schenken.

Die meisten Eltern jedoch haben ihre Göttlichkeit vergessen, sie zweifeln ständig an sich, verurteilen sich selbst und sogar den eigenen Körper. In ihren Gedanken und Taten tragen sie Angst mit sich – Angst, etwas falsch zu machen, nicht gut genug zu sein, keine guten Eltern zu sein, sterben zu müssen oder materielle Dinge zu verlieren … Diese Ängste und Sorgen geben sie an ihre Kinder weiter. So beginnt die Prägung, und die falschen Selbstbilder pflanzen sich fort in den Kindern und dem gesamten Umfeld. Es braucht eine gehörige Portion an Selbstwertgefühl, um sich von diesen Mustern zu lösen und wieder an die eigene Schöpferkraft zu glauben.

Unsere göttliche Wahrheit geht mit kosmischen Gesetzen einher. Die meisten Menschen befinden sich aber nicht in dieser Wahrheit. Sie spielen anderen und sich selbst etwas vor – oft, ohne sich dessen überhaupt bewusst zu sein.

Kinder mit ihrer feinen Wahrnehmung bekommen mit, wie die Eltern lügen und sich verstellen, und sie passen sich an. Nach und nach übernehmen sie die Verhaltensmuster, die ihnen vorgelebt werden und die sie immer weiter wegführen von ihrem wahren Sein. Gebote und Verbote, Regeln, Unwahrheiten – sie alle geben dem Kind das Gefühl, es müsse brav und fleißig sein, um geliebt zu werden. Das Kind blickt auf die Erwachsenen und zieht folgenden Schluss: »Mutter und Vater sind Götter, ich liebe sie, egal was sie tun, aber sie erwarten von mir etwas, und erst dann können sie eine gewisse Freude und Liebe ausstrahlen.«

Kinder sind bereit, alles zu tun, um die Zuneigung und Liebe ihrer Eltern oder Bezugspersonen zu bekommen. So gleichen sie sich ihnen an und entfernen sich dabei immer weiter von ihren angeborenen Fähigkeiten. Sie tauschen ihre Göttlichkeit, Einzigartigkeit und Freiheit ein, um sich fremden Erwartungen anzupassen.

Ab diesem Moment wird die Harmonie Schöpfer–Mensch gestört, und das Gesetz der Polarität lässt uns immer mehr von einem Extrem ins andere schwanken. Vom Guten ins Schlechte, von Gesundheit in Krankheit, vom Glück ins Unglück, bis eines Tages die Frage im Innern auftaucht: Wer bin ich? Welche Bestimmung habe ich? Welche Macht und Kraft besitze ich? Ab diesem Moment finden wir zu uns zurück und treten ein in den Prozess des Sich-wieder-Erinnerns und der Harmonisierung. Unsere Heilung kann beginnen.

Wenn du dieses Buch in die Hände bekommen hast, bedeutet es, dass du die ursprüngliche Harmonie in dir suchst und wieder ganz sein möchtest, vollkommen in dir, einzigartig.

In diesem Zustand gibt es kein Kranksein, hier herrscht nur der Urzustand. Sei, wie du bist: göttlich und ein Schöpfer.

In diesem Stadium erkennst du auch, warum nur du selbst dich heilen kannst. Auf dem Weg, auf dem du dich befindest, zeigt dir deine Intuition, was du brauchst und was du nicht brauchst. Erkenntnis verschmilzt mit dem Gefühl. Du spürst, welche Ernährung für dich förderlich ist, welche Maßnahmen du treffen solltest, welche Mitmenschen für dich in diesem Augenblick gut und wichtig sind. Das alles erkennst du durch deine Wahrnehmung und das Gefühl, und dein Herz hört darauf.

Heilung ist ein innerer Prozess. Aus diesem Grund kann dich auch kein Heiler, Arzt oder Therapeut wirklich heilen. Sie alle können von außen nur als Impuls wirken, deine innere Heilung aber musst du selbst in die Hand nehmen. Wichtige Gefährten auf deinem Weg sind dein Selbstvertrauen, dein Glaube und deine Überzeugung. Wenn wir daran glauben, etwas verändern zu können, wird es früher oder später eintreffen. Wenn wir glauben und dabei fest davon überzeugt sind, dass es sich verändern wird, dann wird es schneller geschehen. Und wenn wir aus tiefstem Herzen davon überzeugt sind und auch so handeln, hat es sich bereits verändert. Ein kleiner Zweifel jedoch kann alles, was wir durch unser Vertrauen und unsere Überzeugung aufgebaut haben, wieder zerstören. Daher sollten wir achtsam mit aufkommenden Zweifeln umgehen und vor allem darauf achten, dass wir unsere Kinder und auch andere nicht damit belasten.

Kinder brauchen keine Beweise, sie fühlen die Wahrheit und sind aus dem Herzen heraus überzeugt. Wenn sie unseren Zweifeln ausgesetzt sind, kann das ihre Gabe zerstören. Und das muss nicht mal über die Sprache geschehen.

Wir sind Energiewesen und strahlen alles aus, was wir in uns haben, auch das, was wir vor anderen verstecken wollen. Diese Ausstrahlung reflektiert sich und manifestiert sich in unserem Körper, unseren Gefühlen, Worten und Taten. Unsere Ausstrahlung geht in Resonanz mit der Natur, mit anderen Menschen, Wesen, Tieren und natürlich mit unseren eigenen Kindern. Daher ist es so wichtig, bewusst zu erschaffen.

Bist du bereit, mit mir eine erste Reise zu deinem Selbst zu unternehmen? Wenn ja, dann freue ich mich von ganzem Herzen.

Bitte verinnerliche die folgende Übung, und nimm dir ein wenig Zeit, sie durchzuführen. Noch wirksamer sind die Worte, wenn du sie dir laut vorliest.

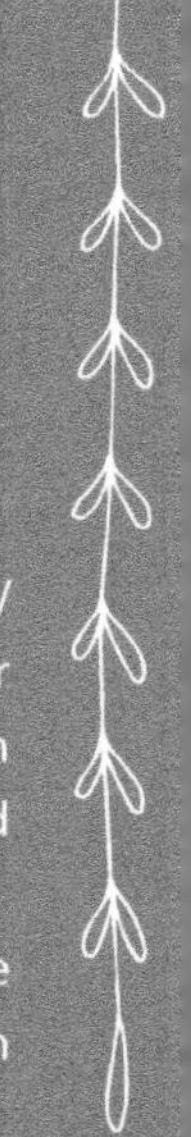

ÜBUNG

Ich bin eine göttliche Schöpferin/ ein göttlicher Schöpfer

Die folgende Übung hilft dir, deine wahre Schöpferin/deinen wahren Schöpfer bewusst und auf Dauer in dir zu verankern. Dies geschieht über einen ganzheitlichen Selbstreinigungsprozess, in dem du dein Vertrauen und deine Überzeugung, wer du bist, für immer integrierst.

Suche dir einen Platz, an dem du für eine Weile ungestört bist und wo du bequem, aber aufrecht sitzen kannst.

Schließe die Augen und atme tief in dich hinein. Stell dir vor, wie dein Atem aus glänzendem goldenem Licht und voller Frische in deinen Körper fließt. Beobachte, wie dein Körper, wie deine Muskulatur sich entspannt. Beginne bei deinen Füßen. Gehe langsam deine Beine entlang bis hinauf zum Oberkörper. Alles entspannt sich und wird leicht. Fühle, wie deine Arme sich entspannen und wie dein Kopf frei wird. Eine angenehme Leichtigkeit entsteht in dir.

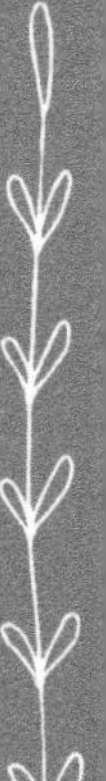

Sprich mir nach mit deiner inneren Stimme: »Ich bin ein Mensch, ein bewusster Schöpfer. Gott ist überall, in allem, auch in mir. Ich bin ein Teil von ihm, durch mich wirkt er. Seine Kraft und Macht sind auch in mir. Seine Fähigkeiten wirken durch mich. Gott ist ewig, genau wie

ich. Gott ist die Ganzheit und Ur-Liebe, genau wie ich. Ich bin vollkommen, ich wurde nach Gottes Ebenbild geschaffen. Ich bin der, der ich sein möchte, bin immer vollkommen. Ich bin da, wo ich sein möchte, lebe in Fülle und Ur-Liebe. Ich bin immer geschützt, versorgt und geliebt. Da, wo ich bin, sind immer Licht, Ur-Liebe, Ganzheit und Fülle. Ich habe mich entschieden, hier zu sein und zu wirken, aus der Ur-Liebe heraus. Danke!«

Spüre für eine Weile einfach nur hin ... spüre, wie es sich anfühlt.

Dann atme tief durch, bewege deine Zehen und Finger, und öffne die Augen.

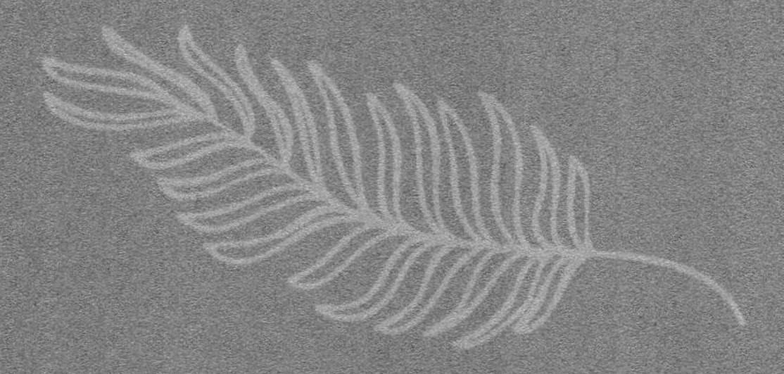

Die Natur steht dir immer zur Verfügung, und andere Menschen sind da, um dir zu helfen, deine Göttlichkeit zu leben. Erlaube es dir ab jetzt immer, dies als deine Wahrheit anzusehen und Licht und Liebe an alle weiterzugeben.

Erinnere dich, wie du dich das erste Mal im Spiegel gesehen hast. Wie alt warst du da, ein paar Tage, Wochen, Monate? Wie begeistert du von deinem eigenen, göttlichen Spiegelbild warst! Du wolltest den Blick gar nicht mehr davon lösen.

Sieh dich jetzt wieder im Spiegel an, und erkenne die Vollkommenheit und Einzigartigkeit in dir. Schau dich genau an, erkenne deinen Körper, die aufgebauten Muster in deinem inneren physischen Kern. Siehst du, ich sehe dich, du bist wunderschön. Es ist deine Wahl gewesen, jetzt so zu sein, wie du bist, denn du möchtest dich erfahren, du hast es so gewählt und sollst annehmen, was du siehst. Du hast dich so geschaffen, bewusst oder unbewusst. Du bist eine Schöpferin/ein Schöpfer.

Um wieder an deine Vollkommenheit, deine Schöpferkraft, deine Macht und die Ur-Liebe in dir zu glauben, musst du dich von allen Dogmen befreien. Vertraue auf deine Intuition, nicht auf falsche Gedanken. Dann steht es dir offen, deine Welt zu deinem Wohl und dem anderer zu erschaffen.

KAPITEL 2
Das Wesen des Menschen

In diesem Kapitel wollen wir noch einen Schritt tiefer gehen und die Energie des Menschen mit einbeziehen, um uns bewusst zu machen, wer wir sind und wovon unsere Entwicklung abhängt.

Alles ist Energie

Wie wir bereits in Kapitel 1 gesehen haben, sind wir vollkommene und uns durch eigene Gedanken selbst erschaffende Wesen. Jeder Mensch ist ein Teil des Universums, in dem alles mit allem verbunden ist. So wie die Zelle, die kleinste lebende Einheit im menschlichen Organismus, nach einem harmonischen Ganzen strebt, ist auch der Mensch: ein Teil vom Ganzen, der Liebe und Harmonie verkörpert.

Unser physischer Körper besteht aus den gleichen Teilen wie die Erde, Steine, Pflanzen und Tiere. Der physische Körper verändert sich, jedoch bleiben seine feinstofflichen Körper erhalten.

Der Mensch ist ständig in Kontakt mit unterschiedlichen feinstofflichen Teilchen, Energien, Schwingungen sowie dem morphogenetischen Feld, einem allumfassenden Bewusstseinsfeld mit einem immanenten Gedächtnis, aus dem zahlreiche Informationen aufgenommen werden können. Wir Menschen sind wie Energieleiter, durch die ununterbrochen von allen Richtungen Energie hindurchfließt.

Schon im Physikunterricht der Schule haben wir diesen Prozess kennengelernt: Sobald Strom durch ein Kabel fließt, erzeugt er ein elektromagnetisches Feld um sich herum – das sogenannte Kraftfeld. Je schneller der Strom fließen kann, umso größer wird das Kraftfeld.

Nehmen wir das Kabel in die linke Hand und strecken den Daumen, können wir sofort erkennen, in welche Richtung der Strom fließt. Er folgt immer der Richtung, in die der linke Daumen zeigt.

Die anderen vier Finger der linken Hand zeigen uns die spiralförmige Richtung, in welche die Energie des erdmagnetischen Feldes fließt. Von unten fließen die Energien von Mutter Erde durch uns, von oben die Energien des Universums. Diese beiden Hauptenergieströmungen sind immer da, sie können nicht abgestellt werden. Durch Selbstzweifel und Gefühle, wie nicht geliebt zu werden, nicht gut genug zu sein oder nicht wertvoll zu sein, legt sich eine Art dichter Filter über das Kronen- und Fuß-Chakra, die Energiezentren zwischen physischem und feinstofflichem Körper. Die Energien fließen dann langsamer und nicht mehr so geschmeidig. Dadurch werden die Organe nicht mit ausreichend Energie versorgt, was zur Folge hat, dass sie physisch nicht einwandfrei arbeiten können. Die ersten Organe, die betroffen sind, sind die Nieren, die Zirbeldrüse und die Augen.

Oft zeigt der Körper in einem entspannten Zustand an, dass der Energiefluss ausgeglichen wird. Dies geschieht unbewusst durch ein leichtes Kreisen des Körpers von links nach rechts. Es deutet auch darauf hin, dass du nicht genügend geerdet bist und dich von den Energien deiner Ahnen und Mutter Erde blockierst. Mit der folgenden Übung harmonisierst du den Energiefluss und öffnest die Blockaden.

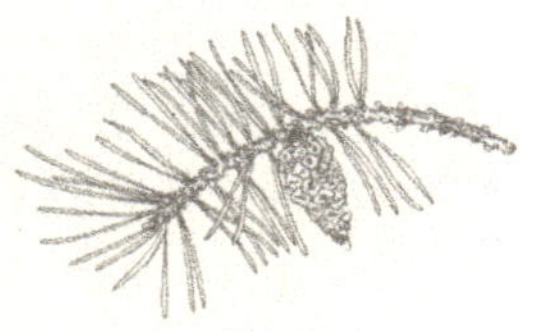

ÜBUNG

Ausgleichen des Energieflusses

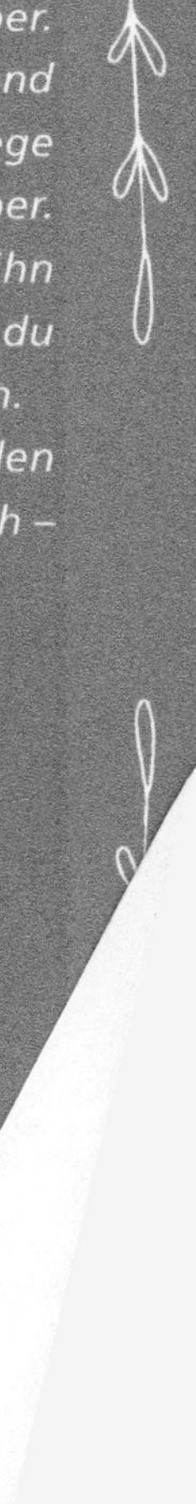

Diese einfache, hochwirksame Übung kann am besten in der Natur, aber auch zu Hause gemacht werden.

Stell dich gerade hin, und entspanne deinen Körper. Atme langsam, tief und gleichmäßig ein und aus, und beobachte, ob du vollkommen entspannt bist. Dann lege deine Hände auf die Brust und vertraue deinem Körper. Den Rest macht er ganz von alleine. Kontrolliere ihn nicht, lass alles so geschehen, wie es kommt. Wenn du kreisen möchtest oder schaukeln, so lass es geschehen.

Nach einer Weile spüre bewusst wieder den Boden unter den Füßen, bewege die Zehen, atme tief durch – und öffne die Augen.

Die zwei Hauptenergieströme

Die Energie, die von oben in uns fließt, kommt aus dem Universum und hat etwas höhere Vibrationen. Dieser Energiefluss ist anders als die Energie der Mutter Erde. Die Kraft, die von unten in uns fließt, erzeugt ihre eigene Energie und erhöht permanent ihre Vibrationen. Sie wächst, ermöglicht allen Lebewesen das gleiche Wachstum und bereichert den universellen Geist. Sie ist nicht so sehr mit Intuitionen verbunden, sondern mit der Umsetzung der feinstofflichen Energie in Materie.

Die beiden Energieströme Erde und Universum verlaufen in uns nicht linear, sondern spiralförmig und bilden in der Mitte ein sogenanntes Tornado-Auge. In diesem Auge herrschen absolute Ruhe, Stille und Zentrierung.

Sobald beide Energien richtig in Schwung kommen, kann die Energiespirale kräftig und schnell fließen. Der Mensch ist zentriert, er ist ganz auf sich fokussiert, und ihm ist bewusst, dass alles, was er um sich herum sieht und wahrnimmt, nur eine Illusion ist. Durch seine wahre Macht, die er als bewusster Schöpfer umsetzt, erschafft er seine eigenen Illusionen. Er kann alles selbst steuern, wenn er zentriert in sich ist und die Energie in ihm ungestört strömen kann. Sowohl die Energie von oben als auch die von unten müssen dabei ungehindert fließen können.

Durch mangelndes Vertrauen in sich selbst und die eigene Schöpferkraft wird die Energie in ihrem Fluss gehemmt. Hier kann nur eins helfen: umdenken, um die Einstellung zu sich selbst zu ändern. Sage zu dir:

»Ich bin vollkommen,
alles in mir ist vollkommen.
Ich weiß bereits alles und kann alles.
So ist es. Danke.«

Wie entwickeln sich Qualität und Kraft?

Der Mensch ist der Leiter der Lebensenergie und Erzeuger des eigenen elektromagnetischen Feldes. Je reiner der Körper des Menschen ist, umso schneller kann die Energie fließen und somit ein größeres und qualitativ höherwertiges elektromagnetisches Feld erzeugen.

Sobald wir unseren Körper reinigen, befreien wir ihn von Schlacken und Blockaden, die den Energiefluss unnötig bremsen. Darüber hinaus erzeugen wir unsere energetische Struktur (oder die Merkaba, den Lichtkörper) und andere Strukturen, nämlich die klare Verbindung zwischen physischem Körper und Geist und ein strukturiertes Bewusstseinsfeld (morphogenetisches Feld).

Unsere Entwicklung ist demzufolge abhängig von der Qualität unserer Energieleiter, sprich: der Reinheit des Körpers. Je reiner der Körper ist, desto höhere Vibrationen in höherer Frequenz werden erzeugt.

Wir alle erhalten, wie wir bereits wissen, unsere Energie aus dem Universum und von Mutter Erde. Das morphogenetische Feld hinterlegt in der DNA, der genetischen Signatur eines Lebewesens, bestimmte Informationen, die für die jeweilige Entwicklung vorgesehen sind. Der Mensch wird zum Menschen, der Frosch zum Frosch.

Sobald die von oben fließende Energie durch unser

menschliches Bewusstsein – unsere Absichten – beschleunigt wird, fließt sie noch stärker. Dafür ist sie jedoch auf einen reinen Körper angewiesen, der frei von Schlacken und Toxinen ist, um keinen Schaden anzurichten. Wie du siehst, kommen wir immer wieder auf die Bedeutung des Körpers zurück.

Durch die körperliche Reinigung und gleichzeitiges Arbeiten an sich selbst als geistiges Wesen kann man den physischen Körper positiv beeinflussen. Dann können beide Energien – die von Mutter Erde und die aus dem Universum – sich ungestört in der Region des Solarplexus, unserem eigenen Energieerzeugerzentrum, treffen, um das Energiefeld zu stärken und zu vergrößern. Damit werden wiederum die Vibrationen erhöht, die dafür verantwortlich sind, die Qualität des physischen Körpers zu optimieren, der sodann die Qualität der feinstofflichen Körper erhöhen kann. Die höchste Entwicklungsstufe wird erreicht, wenn der physische Körper zu einem Lichtkörper transformiert wird.

Wenn es uns gelingt, unseren physischen Körper rein zu halten, kann dieser ewig sein, da er sich permanent erneuert. Doch mit einem verschlackten Körper ist dies nicht möglich, da die Informationen zu Fehlinformationen mutieren und falsch weitergegeben werden.

In der jetzigen Zeit beziehen die Menschen ihre Energie von außen, in Form von beispielsweise Wasser, Lebensmitteln, der Sonne, weil sie die Stufe noch nicht erreicht haben, ihre Synthese einzuschalten, um völlig autonom zu sein: das heißt, die eigene Energie zu erzeugen, um ein bewusster Schöpfer zu sein – nicht nur der Schöpfer seines eigenen

Wesens und Umfelds, sondern auch der Schöpfer des Universums.

Der Mensch ist ein Teilchen des universellen Geistes, und ebenso sind unsere Körperzellen Teilchen unseres Geistes. Auch unsere Zellen brauchen Energie von außen, denn sie bekommen die Information von unserem Geist. Sobald wir aber wissen, dass wir völlig autonom und vollkommen sind, werden unsere Zellen neu programmiert. Sie erzeugen dann wiederum neue Energien.

Denke immer daran: Die Gedanken beherrschen die Materie. Darum setze dir keine Grenzen, und baue dir keine Hindernisse auf durch falsche Gedanken, wie zum Beispiel:

»Das geht nicht«,
»Das kann ich nicht«,
»Das darf ich nicht«,
»Das kann so nicht sein«.

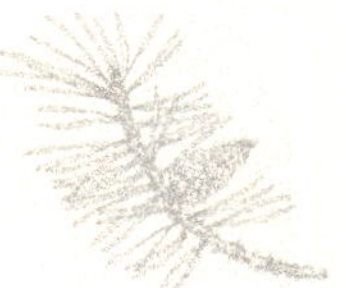

Stattdessen vertraue auf dich, sei dir gewiss, du kannst das. Sei überzeugt davon, und lass es geschehen. Viele große Visionäre wurden zuerst belächelt, denn die unbewussten Menschen mit ihren anerzogenen Dogmen wollten oder konnten sie nicht verstehen.

Erschaffe dich so, wie du sein möchtest, und achte nur auf dich selbst. Du bist gesegnet, wenn du vollkommen in dir ruhst. Richte deine ganze Aufmerksamkeit auf dich. Zentriere dich in dir selbst. Das hat nichts mit Egoismus zu tun, sondern ist die einzige Möglichkeit, auch andere zu unterstützen.

Mit der Zeit wirst du dich positiv verändern. Für die Menschen in deinem Umfeld wirst du ein lebendes Beispiel sein, auch sie werden danach streben, sich zu verändern. So können wir nicht nur an uns selbst arbeiten, sondern auch an unserem Umfeld.

Viele Menschen fragen mich immer wieder, ob es dies oder jenes geben kann, und ich antworte jedes Mal auf die gleiche Weise: Ich weiß, dass es absolut alles gibt, woran du glaubst!

Woran glaubst du?

Erkenne deine Glaubenssätze, und prüfe, ob du sie behalten willst. Wenn du dir eine Veränderung wünschst, dann orientiere dich neu und erlaube dir, alles zu dir kommen zu lassen. Nimm es so an, wie es kommt, ohne Reaktionen, Verurteilungen und Beurteilungen. Und so, wie es zu dir kommt, muss es auch weiterfließen. Auf diese Weise kannst du Erfahrungen sammeln und dir künftig erlauben, größer, mächtiger und märchenhafter zu denken.

Die Menschen hätten früher nie daran geglaubt, dass eines Tages riesige Passagierflugzeuge um die Erde fliegen würden. Doch es gab immer wieder Visionäre, die an sich geglaubt haben, und sie unterschieden sich von den meisten anderen. Erfolg haben diejenigen, die an sich glauben, diejenigen, die wissen, dass sie das können.

Die Grundlage für geistiges Wachstum besteht darin, die Selbstverurteilung komplett auszuschalten. Was geschehen ist, ist bereits geschehen. Du hast es selbst erschaffen mit deinen Gedanken – ob bewusst oder unbewusst, macht keinen

Unterschied. Du kannst das Dilemma vergrößern, indem du das Geschehene immer wieder verurteilst, Schuldzuweisungen machst und deine Gedanken darauf fokussierst. Oder aber du nimmst es an, so, wie es ist, richtest keine weitere Aufmerksamkeit darauf, und es wird sich auflösen. Sag einfach zu allem, was in deinem Leben passiert: »Ja, es darf geschehen«, und dann lass es geschehen. Denke an die vielen neuen Möglichkeiten, wie du künftig dein Leben durch die Kraft deiner Gedanken so steuerst, wie du es wirklich haben willst.

Um dein geistiges Wachstum voranzubringen, müssen drei Voraussetzungen erfüllt werden:

- **Der reine Körper**
  Der physische Körper leitet die Lebensenergie und bestimmt die Schwingungen in uns. Den größten Teil unserer Lebensenergie verbraucht der physische Körper, und nur durch Reinheit kannst du diesen Energieverbrauch immer weiter reduzieren.

- **Energie**
  Große Mengen an Lebensenergie fließen in unseren feinstofflichen Körper, er gibt die Energie an unseren physischen Körper weiter und sorgt somit für Regeneration und Heilung. Ein freier Fluss dieser Energien ist notwendig, damit dieser Austausch nicht blockiert ist.

- **Bewusstsein**
  Reinigung des Bewusstseins von alten Mustern, Dogmen und Automatismen. Dadurch kannst du tiefere Ur-Liebe

und Freude wahrnehmen. Lass Energie mit höheren Vibrationen zu. Ein gereinigtes Bewusstsein ist auch wesentlich besser in der Lage, Licht durch sich hindurchzulassen.

Diese drei Voraussetzungen sind direkt miteinander verbunden. Die geistige Entwicklung des Menschen ist abhängig von allen dreien, nicht nur von einer oder zwei. Wenn wir an allen drei Voraussetzungen arbeiten, beschleunigen wir den Erwachungsprozess, ansonsten wird ein Teil jeweils den anderen ausbremsen.

Um einen weiteren Schritt näher zu uns selbst gehen zu können, ist es wichtig zu verstehen, nach welcher Ordnung und welchen Naturgesetzen alles in unserem Universum erschaffen wurde.

Universelle Naturgesetze und die Wirkung auf den Menschen

Wenn wir unsere Welt anschauen – die Wälder, Ozeane, Berge, Wüsten, all die Lebewesen, die hier existieren, und natürlich das weite Universum –, dann wird uns klar, dass hinter diesem wundervollen Werk eine göttliche Ordnung verborgen ist. Zu diesem Wunderwerk gehören auch wir Menschen.

Alles in dieser Welt ist miteinander verbunden und beeinflusst sich gegenseitig. Die herrschenden Naturgesetze sind im Prinzip ein Ganzes, eine unzertrennliche Einheit. Zu ihnen gehören:

1. Das Gesetz der Einheit

Das Gesetz der Einheit und der Kampf der Gegensätze zeigen die Quelle der Eigenbewegung und die Entwicklung der objektiven Welt sowie der Erkenntnis. Es geht davon aus, dass die Grundlage aller Entwicklung ein Widerspruch ist.

Die meisten Menschen betrachten dieses Gesetz als Kampf der Gegensätze und vergessen die übergeordnete Einheit. Dies kann nur zur Vernichtung von einer der beiden Seiten führen.

In Wahrheit ergeben die jeweiligen Gegensatzpaare ein Ganzes – so wie Yin und Yang ein Ganzes sind und in sich jeweils den Keim des anderen, des Gegensatzes tragen.

Wenn der Großteil der Menschen dieses Gesetz verstanden hat und versucht, den Kampf und die mit den Gegensätzen einhergehenden Probleme friedvoll zu lösen, werden wir unsere Welt zum Besseren verändern. Du solltest Folgendes verstehen: Wenn du etwas bekämpfst, wird es durch deine Energielenkung vergrößert; reduzierst du hingegen die Energie, verkleinert es sich. Willst du ein Problem lösen, sollten nicht zu viel Zeit und Aufmerksamkeit in das Problem fließen, sondern in die Lösung.

2. Das Gesetz der Energieerhaltung

Die Energie in dir, in der Natur, im gesamten Kosmos, kommt nicht aus dem Nichts und kann sich nicht im Nichts auflösen. Die Energie geht nicht verloren, sondern wird transformiert, also umgewandelt in eine andere Form.

Wenn eine gewisse Menge an Energie verbraucht wird, dann wird die gleiche Menge an Energie an einer anderen Stelle zum Vorschein kommen. Es geht nichts verloren, es kann nichts verloren gehen.

Alles auf dieser Welt, im gesamten Universum, ist ewig und unendlich. Dieses Gesetz beweist auch, dass es keinen Tod gibt. Du veränderst nur deinen Zustand.

Durch die Energie unserer Gedanken, Worte und Taten, durch die schöpferische Kraft der Gedanken, können wir Menschen Ur-Liebe oder aber Angst aussenden. Senden wir Ur-Liebe durch unsere Absichten und Gedanken aus, kann unser Umfeld dies fühlen und aufnehmen, und entsprechend wird es auch reagieren. Genauso wirken die Gedanken der Angst: Sie verursachen Leiden, Krankheit, Zerstörung.

Durch unsere Gedanken und Absichten verändern wir demnach in jedem Moment alles.

3. Das Gesetz der Resonanz

Das Gesetz der Resonanz besagt, dass alles Schwingungen erzeugt und wir uns damit verbinden, also mitschwingen können. Wir gehen in Resonanz mit Liebe oder Angst. Die Liebe verbindet, erzeugt Freude, wirkt harmonisch und bringt Heilung. Die Angst trennt, verursacht Leiden, bringt Disharmonie, Krankheit. Deshalb solltest du dir bewusst sein, womit und mit wem du in Resonanz gehst. Das betrifft auch deinen Umgang mit den Medien, mit Filmen und mit Musik, die sich stark auf deine Schwingung und somit auf deine innere Stimmung auswirken.

4. Das Gesetz von Ursache und Wirkung

Alles, was wir erschaffen haben, kommt immer zu uns zurück. Es gibt nichts und niemanden, der für unsere Taten die Verantwortung übernehmen kann, außer wir selbst. Unsere Vergangenheit und unsere Gegenwart beeinflussen unsere Zukunft. Wenn wir Negatives aussenden, werden wir Negatives empfangen; senden wir hingegen Positives aus, empfangen wir auch Positives. Wer das nicht erkennt und das Schicksal dafür verantwortlich macht, hat nichts verstanden. Karma wird aufgelöst, sobald das Naturgesetz von Ursache und Wirkung erkannt wird. Verändere die Ursache – deine Gedanken, Worte, Taten –, und du wirst eine andere Wirkung erfahren.

Nur durch Selbstverantwortung und bewusstes Erschaffen kann der Mensch seinen wahren Platz finden und kein Karma mehr aufbauen.

Diese Naturgesetze sind immer gültig, sie können weder umgangen noch ausgeschaltet werden. Wer sie erkannt hat und sie in seinem Leben für sich und die Allgemeinheit zum Guten anwendet, wird Liebe und vollkommene Harmonie erfahren.

KAPITEL 3

Der Aufbau des physischen Körpers

Es gibt heutzutage so viele unterschiedliche Informationen, was richtig oder falsch für uns ist, wie wir uns ernähren und was wir vermeiden sollen, dass es schwer ist, sich zurechtzufinden. Doch so, wie du dich nur selbst erkennen und heilen kannst, verhält es sich auch mit allen körperlichen Belangen: Das Wissen darum, was wirklich auf dich zutrifft, kommt aus dir, denn du allein weißt, was dein Körper braucht, was ihm fehlt und wie du dich am besten ernährst. Daher solltest du lernen, wieder auf deine Intuition zu vertrauen, um für dich die bestmöglichen Entscheidungen zu treffen. Deine Intuition weist dir stets den richtigen Weg. Je mehr du dich selbst erkennst und verstanden hast, dass du alles in dir und in deinem Umfeld erschaffst, desto mehr kannst du dich auf deine innere Stimme verlassen.

Durch Unwissenheit und mangelndes Vertrauen in die eigene Intuition geben die meisten Menschen ihre Verantwortung an Ärzte, Therapeuten, Heiler oder sonstige »Fachleute« ab. Dabei ist es so wichtig, auf sich selbst, auf die eigenen Emotionen und Wahrnehmungen, auf das »Bauchgefühl« zu hören, denn niemand kennt dich besser als du selbst.

Eine sogenannte Krankheit ist eine Disharmonie im Organismus, die Ursache dafür liegt immer im seelischen Bereich. Im physischen Bereich spüren wir die Symptome, zum Beispiel durch Schmerz, Schwellungen, Unwohlsein.

Wenn wir mit kleinen Schritten beginnen, die Verantwortung für uns selbst zu übernehmen, lösen sich oft schon die ersten Disharmonien auf. Um aber in die Eigenverantwortung gehen zu können, ist es von großer Bedeutung, zunächst einmal den Körper kennenzulernen, um ihn richtig und umfassend zu verstehen.

Die natürlichen Prozesse, die in unserem Organismus ablaufen, kann man auch ohne medizinische Ausbildung erkennen und erspüren. Im Folgenden möchte ich dir einen kurzen Überblick über den Aufbau des menschlichen Körpers mit seinen zwölf Organsystemen und den zehn Konstanten im menschlichen Organismus geben, so wie ich ihn sehe, erspüre und erfahre.

Die zwölf Organsysteme

Unser physischer Körper hat zwölf Organsysteme:

- Blutkreislaufsystem
- Atmungssystem
- Blut und blutbildende Organe
- Ausleitungssystem
- Verdauungssystem
- Hormonsystem
- Fortpflanzungssystem
- Bewegungsapparat
- Immunsystem

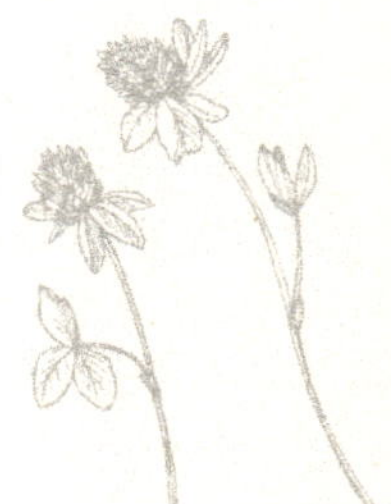

- Lymphsystem
- Nervensystem
- Ur-Informationssystem: DNA.

All diese Systeme sind miteinander verbunden und voneinander abhängig. Sie müssen sich immer in einem harmonischen Gleichgewicht befinden. Unsere Aufgabe besteht zu einem Teil darin, zu fühlen, was unser Organismus braucht, und zum anderen Teil darin, zu meiden, was ihm schadet.

Wenn alle Organsysteme im Einklang miteinander schwingen, könnte dies als »absolute Gesundheit« bezeichnet werden. Alle Zellen, Organe, organischen Systeme und unsere Konstanten (siehe unten) können nur dann funktionieren, wenn die Basis stimmt. Lebendiges strukturiertes Wasser ist dabei von höchster Wichtigkeit (siehe Kapitel 4).

Blutkreislaufsystem

Der Mensch besteht aus unterschiedlichen Formen von Energie.

Durch die feinstofflichen Körper fließt Energie und verbindet die unsichtbare Lebensenergie aus dem Kosmos mit der liebenden, reinigenden Energie aus Mutter Erde. Diese Energie können die meisten Menschen nicht sehen, doch manche nehmen sie gefühlsmäßig wahr. Sie fließt immer nach dem göttlichen Gesetz und bleibt stets in Bewegung. Der physische Körper wird versorgt durch sichtbare Energie in Form von Blut, dies ist die Lebensenergie in einer langsameren Schwingungsform.

Sind die Gedanken und Gefühle positiv, wird das Blut flüssiger, und die Energie erhöht sich. Sind die Gedanken schwer, dunkel und negativ, wird das Blut entsprechend dick, sauer und arm an Energie in Form von Sauerstoff und Nährstoffen. Angst zum Beispiel lässt unsere Gefäße sich verkrampfen und verhärten. Durch das Blutkreislaufsystem werden unsere Organe und Zellen mit Nährstoffen und Sauerstoff versorgt. Vom Blutkreislauf ist alles abhängig, und die Blutqualität ist von entscheidender Bedeutung für das Funktionieren all unserer Systeme.

Das Blutkreislaufsystem besteht aus unterschiedlichen Gefäßen, dünnen Kapillaren, stärkeren und ganz starken Gefäßen. Der gesamte Körper ist durchdrungen von diesen Gefäßen, in denen das Blut fließt.

Im gesunden Zustand sind die Gefäße elastisch. Ist das Blut zäh, wird es langsamer fortbewegt als flüssiges Blut. Auch der Gefäßwiderstand spielt eine Rolle bei der Bewegung des Blutes innerhalb der Blutgefäße: Je höher der Widerstand, umso langsamer fließt das Blut.

Die ersten Probleme treten dann auf, wenn der Mensch durch eine falsche Lebensweise verschlackt und sich der Organismus auf eigene Kosten abbaut. Bei diesem Prozess greift der Körper seine basischen Mineralienreserven an und wandelt die Säure um in Salze, um sie aus dem Organismus entsorgen zu können. Aus den Gefäßen wird das basische Mineral Kalzium entzogen, was zum Verlust der Elastizität führt. Aus kräftigen Gefäßen entstehen mit der Zeit poröse, leicht rissige »Schläuche«. Dieses Problem kann der Organismus für eine Weile ausgleichen, indem er Cholesterin produziert und es ins Gefäßinnere transportiert. Dort wirkt es wie ein Schmierstoff, macht die Gefäße elastischer und verschließt die Löcher in den Gefäßwänden.

Doch wenn sich die Lebensweise des Menschen nicht ändert und ständig Cholesterin die porösen und löchrigen Gefäße verschließen muss, kann der erhöhte Cholesterinspiegel zum nächsten Problem führen. Durch die ständigen Reparaturarbeiten kommt es zu Verengungen in den Gefäßen und anschließend zum Herzinfarkt oder Schlaganfall.

Durch eine Übersäuerung des Organismus verlieren die roten Blutkörperchen ebenfalls von ihrer Fließeigenschaft. Das Blut beginnt zu gerinnen, und in der Folge können die feinen Kapillaren nicht mehr mit Sauerstoff versorgt werden. Daraus entsteht ein Teufelskreis, denn je weniger durchblutet die Gefäße und das zu versorgende Gewebe sind, desto mehr sinkt der pH-Wert des Blutes, und die roten Blutkörperchen verlieren weiter an Elastizität.

Die häufigsten Ursachen für Störungen im Blutkreislaufsystem sind Wassermangel, Bakterien, Viren, Pilze und andere Parasiten, falsche Ernährung, tierische Eiweiße, Zucker, thermisch verarbeitete Nahrung, Stress und negative Gedanken.

Das Blutkreislaufsystem ist ein geschlossenes System. Es kann sich reinigen und regenerieren, aber nur mithilfe von gesundem Blut. Sterbende Zellen sind zurückzuführen auf schlechte Blutqualität, auch ein schnell alternder Körper deutet auf schlechte Blutqualität und eine Unterversorgung der Zellen hin.

Kannst du dir das Gesamtbild vorstellen – was es für unseren Körper bedeutet, zu wenig und zu dickes Blut zu haben?

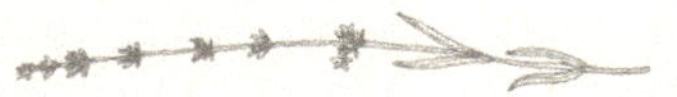

Lies dir Folgendes bitte genau durch:

Jedes Organ, jedes Gewebe ist gleich aufgebaut. Die lebendigen Zellen schwimmen frei im Zwischenzellwasser, welches mit unterschiedlichen Gefäßen vernetzt ist: Lymphgefäßen und ganz dünnen Kapillaren. In diesen Gefäßen, die mich immer an ein Sieb erinnern, bewegen sich Hormone, Leukozyten, Nährstoffe und andere. Sie ermöglichen den Zellstoffwechselprozess.

In den Blutgefäßen fließen unsere roten Blutkörperchen, die ihre Form verändern können. So sind sie in der Lage, durch dünnste Kapillaren zu dringen (siehe oben). Sie transportieren den Sauerstoff, der für den Zellstoffwechsel benötigt wird.

Doch sobald das Blut nicht genügend Wasser bekommt, etwa durch eine Störung im Verdauungssystem, gelangen Erreger und unverdaute Eiweißmoleküle ins Blut. Dadurch wird das Blut dicker, die roten Blutkörperchen verstopfen die Kapillaren. Der Zellstoffwechselprozess wird unterbrochen, und die Zelle erstickt in ihrem eigenen Dreck. Das ist das, was die meisten Menschen in ihrem Gesicht in Form von Falten sehen.

Unser Körper könnte nicht altern, wenn dieser einfache, von der Natur vorgegebene Prozess immer richtig ablaufen würde. Die Zellen eines erwachsenen menschlichen Organismus sind im Mittelwert nur sieben bis zehn Jahre alt; die Zellen der Haut werden sogar etwa alle vierzehn Tage ersetzt. Aber wenn die Zellversorgung unzureichend ist, kommt es zu der bereits erwähnten Verschlackung, und der Alterungs- bzw. Sterbeprozess nimmt seinen Lauf.

Um das Kapillarsystem zu reinigen und aufzubauen, hilft ein altes Mittel aus Russland, das Skipidar-Bad (siehe Seite 172 ff.).

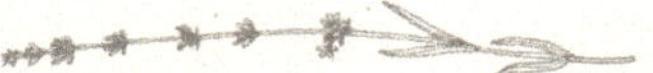

Unser Blut sollte nach meiner Ansicht immer in einem basischen Zustand sein und einen pH-Wert zwischen 7,43 und 7,6 haben. Ein pH-Wert von 7,1 ist bereits lebensgefährlich. Dieser pH-Wert ist unsere *erste Konstante* und ist bei jedem Menschen gleich.

Um deinen pH-Wert stabil zu halten, solltest du täglich für einen gesunden Stoffwechselprozess 1 bis 1,5 Liter Urin ausleiten. Du solltest mindestens 1,5 Liter Wasser, und zwar reines, strukturiertes Wasser, trinken (siehe Seite 122 ff.). Wird zu wenig Wasser getrunken, kann bis zu einem Liter fehlender Flüssigkeit vom Blut abgegeben werden. Den Rest holt der Organismus sich aus dem größten Wasserreservoir, dem Darm. Der Darm jedoch ist bei den meisten Menschen durch falsche Essgewohnheiten vollkommen verschmutzt. Es hat sich Kot angesammelt, der durch falsche Ernährung nicht ausgeschieden werden konnte. In den USA wurden menschliche Leichen seziert, die bis zu 20 Kilogramm alten Kot in sich hatten, der so fest war wie Beton. Das Wasser, das aus solch einem Darm voller Gifte entzogen wird, ist mit Sicherheit nicht das Beste für den Organismus. Denn diese Giftstoffe fließen ins Blut und gelangen in die Nieren und andere Organe.

Eine systematische Darmreinigung ist daher mehr als sinnvoll, sie ist geradezu ein Muss und sollte regelmäßig durchgeführt werden (siehe Kapitel 11). Die anderen Organe sollten ebenfalls regelmäßig gereinigt werden, um für einen gesunden Stoffwechselprozess zu sorgen. Auch die Ernährung und das Fasten spielen eine große Rolle für die Gesundheit. Wenn wir fasten und dabei ausschließlich Wasser zu uns nehmen, können wir unser Blut, welches eine Regenerationszeit von 28 Tagen hat, einmal komplett austauschen. Allerdings muss für eine derart lange Fastenzeit der Organismus im Vorfeld unbedingt erst vorbereitet werden.

Abschließend möchte ich noch etwas zu Anämie (Blutarmut) sagen. Eine Blutarmut ist häufig die Ursache von Parasiten: Bakterien, Viren, Pilzen und Würmern (siehe Kapitel 6 und 12). Diese benötigen die wichtigsten Baustoffe unseres Organismus und produzieren gleichzeitig hochtoxische Stoffe während ihrer eigenen Stoffwechselprozesse. Genau dies erzeugt meiner Meinung und der Meinung vieler russischer Ärzte nach nicht nur eine Anämie, sondern fast alle Krankheiten. Unter der Diagnose Anämie leidet ein großer Teil der Menschheit. Die Ursachen werden gemeinhin auf die Nährstoffarmut von Lebensmitteln geschoben, und es wird geraten, Nahrungsergänzungsmittel zuzuführen. Doch viele Amerikaner nehmen diese Ergänzungsmittel zu sich und haben trotzdem eine Anämie. Auch in Europa hält diese Mode Einzug. Dabei ist die Nahrung noch nie die wichtigste Quelle von Energie gewesen. Die Hauptquelle ist Energie selbst, sie stammt von Mutter Erde und vom Universum. Diese Energie ist immer und für jeden da. Wenn der Mensch den größten Teil der Energie von den Lebensmitteln bekommen würde, wären wir bereits ausgestorben. Erinnere dich: Wir sind göttliche Wesen. Das erklärt auch, wieso Menschen allein von Lichtnahrung (Prana-Nahrung) leben können. Ihr Bewusstsein ist einfach klarer, sodass die Lichtnahrung sie mit allem versorgt, was sie benötigen.

Seit Jahrhunderten suchen die Menschen nach einem Verjüngungselixier, das die jugendliche Schönheit erhält, die Lebensdauer verlängert und alle Krankheiten heilen lässt.

Das übliche Verjüngungselixier der Neuen Zeit aber sind Schönheitsoperationen. Viele greifen auf Kosmetika zurück, und andere wiederum setzen sich Extremen aus, wie durch die Aufnahme von gefährlichen Substanzen in den Körper.

In der Ukraine habe ich vieles erlebt, unter anderem eine Frau, die ein halbes Glas hochgiftigen Schöllkrautsaft zu sich nahm, um ihren Körper zu entgiften und zu regenerieren. Dieser Trank, den sie überdosiert hatte, rief in ihrem Körper eine Vergiftung hervor. Die toxischen Stoffe des Schöllkrauts führen im Körper zu starken Entgiftungsreaktionen, die die Arbeit der inneren Organe belasten. Durch den Mangel an basischen Mineralien schafft es der Organismus nicht, die aufgelösten Giftstoffe abzutransportieren, was dazu führt, dass die Toxine den Organismus nur noch stärker vergiften.

Das Schöllkraut trägt in sich heilende Wirkungen, wie die Beseitigung von Viren, Bakterien, teilweise auch von Pilzen und Toxinen.

In der russischen Volksmedizin wird am Tag maximal ein Esslöffel frischer Schöllkrautsaft empfohlen.

Ähnliche und weitaus schlimmere Fälle dieser Art gibt es weltweit.

Die Menschen sind bereit, viel Geld auszugeben und gewisse Wagnisse einzugehen, um ein bestimmtes Schönheitsbild, das sie selbst und auch ihr Umfeld geschaffen haben, zu erreichen – obwohl der Schlüssel zum ewigen und gesunden Leben im Inneren liegt statt im Äußeren.

Atmungssystem

Kein Lebewesen außer dem Menschen kann bewusst den Atem kontrollieren. Allein durch das Beherrschen der richtigen Atmung können wir unser Leben verlängern, unsere Gewohnheiten kontrollieren, uns geistig weiterentwickeln und uns immer wieder aufs Neue erschaffen. Die harmonische Zusammenarbeit unserer Organe und Organsysteme sowie der Säure-Basen-Haushalt sind vom Atem abhängig. Die Atmung kann unseren Blutdruck wie auch den Puls beeinflussen. Und wer flach atmet, der atmet nur wenig sauren Kohlenstoff ab.

Das Atmungssystem hat seine eigene Konstante, es ist die *zweite Konstante.*

Die Anzahl der Atemzüge bei einem gesunden Menschen liegt im Ruhezustand bei 8 bis 10 pro Minute. Viele Menschen jedoch atmen heutzutage 12 bis 16 Mal pro Minute oder noch schneller. Die Lebenserwartung des Menschen liegt bei durchschnittlich 79 Jahren. Im Vergleich zum Menschen atmen große Hunde 20 bis 30 Mal pro Minute und leben bis zu 15 Jahre, eine Maus mit durchschnittlich 120 Atemzügen pro Minute lebt ungefähr zwei Jahre; Schildkröten hingegen atmen durchschnittlich 2 bis 3 Mal in der Minute; die große Galapagos-Schildkröte kann bis zu 200 Jahre alt werden.

Sicher hast du auch schon die Erfahrung gemacht: Wenn du aufgeregt bist oder unter Stress stehst, erhöht sich die

Anzahl der Atemzüge. Kurz vor dem Tod atmen die Menschen schneller, schwerer und tiefer. Wenn der Körper übersäuert und übergewichtig ist, wird der Atem oberflächlich, schwer, und die Atemfrequenz erhöht sich, da nicht genug Sauerstoff in die Zellen aufgenommen wird. Bei schnellem Atmen verbraucht sich unsere Lebensenergie, und dadurch verkürzt sich die Lebensdauer.

Die meisten Erwachsenen atmen oberflächlich, mit dem Brustkorb, durch den Mund und zu laut. Das ist das Gegenteil davon, wie Neugeborene atmen: mit dem Bauch, ganz leise und durch die Nase, wobei sie um die 40 Atemzüge in der Minute machen.

Der Grund dafür, dass sich die Atmung so verschlechtert, liegt darin, dass die meisten Menschen überbelastet sind: Ihr Verdauungssystem wie auch die Ausleitungsorgane sind überfordert, bedingt durch die Massen von Toxinen und Schlacken. Dauerstress und Sorgen beeinflussen ebenfalls die Atmung, hinzu kommen Stress und das Gefühl von Angst, was dafür sorgt, dass die Gefäße sich verkrampfen.

Ein Großteil der Menschen schnarcht in der Nacht, weil die Leberfunktion gestört ist; die Nahrung vom Abendessen liegt wie eine schwere Last im Magen, und der Organismus ist übersäuert. Das Blut wird immer zäher, und der Körper kann deswegen nicht genügend Sauerstoff transportieren. Aber der Sauerstoff wird trotzdem dringend benötigt, also holt der Körper sich ihn, indem durch den Mund geatmet wird.

Atmen müssen wir, denn alle Prozesse, die in unserem Organismus ablaufen, benötigen den Brennstoff Sauerstoff. Dieser wird dabei in Kohlendioxid umgewandelt. Je mehr wir atmen, desto mehr strömt Sauerstoff in unseren Körper und sorgt für Oxidationsprozesse.

So paradox es auch klingen mag: Genau das bringt uns um. Auf der einen Seite brauchen wir Sauerstoff, auf der anderen Seite altern wir dadurch schneller und sterben.

Ohne einen bestimmten Gehalt an Kohlendioxid können wir das Gleichgewicht im Organismus nicht halten. Kohlendioxid entsteht bei der Zellatmung, während die Zellen Sauerstoff dazu verwenden, um Zuckermoleküle aufzuspalten und Energie zu erzeugen. Dabei fällt Kohlendioxid als Stoffwechselprodukt an. Er wird über die Lunge ausgeatmet.

Die *dritte Konstante* in unserem Organismus ist der Kohlendioxidgehalt in den Zellen. Sauerstoff und Kohlendioxid müssen in einem bestimmten Verhältnis zueinander im Körper vorhanden sein, damit die Sauerstoffaufnahme und -abgabe funktionieren. Der Sauerstoffgehalt in unseren Zellen sollte bei 4 bis 4,5 Prozent liegen, der Kohlendioxidgehalt bei 6 bis 6,5 Prozent. Sobald der Kohlendioxidgehalt sinkt, wird es kritisch. Unter 3 Prozent funktioniert der Gasaustausch in der Lunge nicht länger, und die roten Blutkörperchen sind nicht in der Lage, Sauerstoff an die Zellen abzugeben. Daher kann Hyperventilation zum Beispiel durch Panikattacken oder aber auch Blutvergiftung bis zum Atemstillstand führen. In Kapitel 14 findest du weitere wichtige Informationen zum Thema Atem.

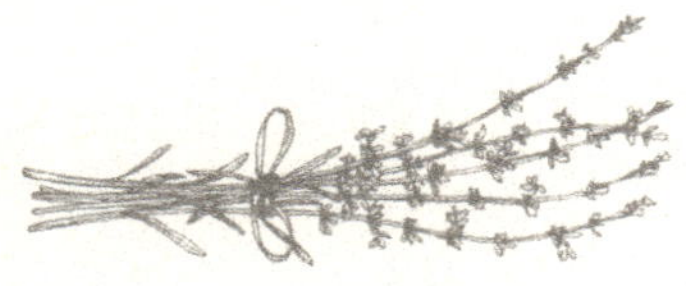

Blut und blutbildende Organe

Dieses Organsystem ist für die Produktion unserer Blutzellen und des eisenhaltigen roten Blutfarbstoffs Hämoglobin sowie für deren Regulierung verantwortlich. Es hat eine direkte Verbindung zum Blutkreislaufsystem und ist für die Blutqualität maßgeblich.

Die meisten Blutzellen werden im Knochenmark gebildet, so auch die roten Blutkörperchen. Hämoglobin ist ein Bestandteil der roten Blutkörperchen und ermöglicht den Sauerstofftransport in jede einzelne Zelle. Auch dieses System ist vom Wasser abhängig, so wie all die anderen Systeme; es sorgt für die energetische Übertragung im Wasser.

Die *vierte Konstante* ist der Hämoglobinwert, er sollte bei Frauen bei 12 bis 16 g/dl und bei Männern bei 13,5 bis 17,5 g/dl liegen.

Ausleitungssystem

Das Ausleitungssystem reguliert die Wasserqualität für den gesamten Organismus. Durch dieses System werden über den Urin alle Abfallprodukte, die in unserem Organismus entstanden sind, ausgeleitet. Bei einem gesunden Organismus beträgt die Urinmenge 1,2 bis 1,5 Liter am Tag. Der Gang auf die Toilette sollte nicht öfter als drei- bis viermal pro Tag erfolgen.

Damit auch wirklich alle Abfallprodukte aus dem Körper geschwemmt werden können, sollten wir unserem Organismus täglich 2 bis 3 Liter Wasser zuführen, und zwar nicht auf einmal, sondern in kleinen Portionen von 150 bis 300 Milliliter, auf den Tag verteilt. Dabei solltest du darauf achten, reines, strukturiertes Wasser zu dir zu nehmen.

Die *fünfte Konstante* ist die Urinmenge, sie sollte bei 1,5 Liter am Tag liegen. Die Farbe des Urins sollte hell, klar und in der Phase der Reinigung sauer sein.

Das Ausleitungssystem besteht aus mehreren Organen, die ununterbrochen arbeiten und oft überbelastet sind. Vor allem die Nieren und das größte Organ, die Haut, sind an diesem Prozess beteiligt. Die Nieren filtern im Lauf eines Tages etwa 1500 Liter Blut. Durch unsere vergifteten »Lebens«mittel, die wir permanent zu uns nehmen, müssen sie Schwerstarbeit leisten und sind häufig eingeschränkt in ihrer Funktion. Nierenprobleme werden als solche oft nicht gleich erkannt, machen sich aber durch zahlreiche Symptome bemerkbar, wie geschwollene Augen, Druck im Bereich der Nieren, Rückenschmerzen, Schulterprobleme, Verspannungen der Halsmuskulatur, Altersflecken, Blasenentzündung, Hautprobleme aller Art, Kopfschmerzen, nachlassende Sehkraft, Gehörprobleme, Nebennierenprobleme, hormonale Störungen und mehr.

Sind die Nierenprobleme zu weit fortgeschritten, werden sie vom Ausleitungsorgan Haut unterstützt. Die Haut ist sozusagen die letzte Instanz, die eingeschaltet wird, wenn die Giftstoffe nicht mehr über die Nieren abtransportiert werden können.

Auf der Haut befindet sich ein Wasser-Fett-Film, um sie vor Austrocknung und dem Eindringen von Krankheitserregern zu schützen. Der von Schulmedizinern als gesund angesehene durchschnittliche pH-Wert beträgt 5,5 und ist damit leicht sauer. Doch früher war dem nicht so, genau wie Säuglinge hatte unsere Haut einen pH-Wert von 8.

Pilze und Bakterien brauchen ein saures Milieu, um leben zu können.

Der Urin ist meist sauer, bedingt durch aufgelöste Salze.

Was geschieht nun, wenn der Organismus den sauren Urin über die Haut ausleitet?

Neugeborene haben eine basische Haut, solange sie gestillt werden. Durch die Muttermilch werden nicht nur die wichtigsten Enzyme und andere Vitalstoffe vom Säugling aufgenommen, sondern auch all die Giftstoffe, die über Jahre hinweg durch die Mutter aufgenommen wurden. Durch eine falsche Ernährung und das Einatmen von Toxinen, Chemikalien, durch Medikamentenrückstände (wie zum Beispiel Antibiotika von Tieren), fremde Hormone (aus tierischen Produkten) und Schwermetalle gerät der Körper immer weiter aus dem Gleichgewicht und übersäuert.

Die Ausleitung über die Haut trägt mit dazu bei, dass Säuren ausgeschieden werden, wodurch sie noch saurer wird und der Schutzmantel empfindlich gestört wird.

Basische Körperpflege kann dazu beitragen, die Säuren zu lösen und dem Ausleitungssystem Haut dabei zu helfen, die Giftstoffe loszuwerden (siehe auch Kapitel 5).

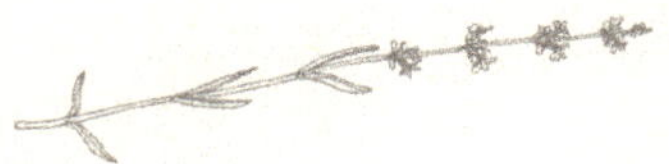

Verdauungssystem

Wenn unser Verdauungssystem arbeitet, bleibt das Regenerationssystem des Körpers still, denn die Verdauung benötigt eine große Menge an Energie. Daher ist es nicht nur wichtig, was wir essen, sondern auch, wie viel und wann.

Das Verdauungssystem beginnt bereits im Mund mit einem basischen Milieu des Speichels und weiter in der Speiseröhre mit ebenfalls basischem Milieu. Wenn die Nahrung im Magen landet, sollte sie gut gekaut und eingespeichelt sein. Im Magen herrscht ein sehr saures Milieu mit einem pH-Wert von 1 bis 1,5 bei Nüchternheit und 2 bis 4, wenn der Magen voll ist.

Im Magen wird die Nahrung mit Magensaft vermischt. Gleichzeitig funktioniert der Magen wie ein Laboratorium: Es wird erkannt, was an Nahrung angekommen ist, woraufhin der Organismus die erforderlichen Enzyme herstellt, die dann für die Verdauungsprozesse der Nahrung sorgen. Wer von Rohkost lebt, genauer gesagt Trennrohkost, für den braucht der Organismus keine oder nur wenige Enzyme herzustellen, da jedes lebendige Lebensmittel seine eigenen Enzyme in sich hat, um den Selbstverdauungsprozess zu starten. Der Dünndarm muss aus der vorverdauten Nahrung die Nährstoffe ins Blut weiterleiten. Wird die Nahrung nicht richtig vorgekaut und mit Speichel und Magensaft vermischt, wird dem Nahrungsbrei im Dünndarm und Dickdarm nur das Wasser entzogen und nicht die Nährstoffe.

Ich bin der Meinung, das Verdauungssystem ist nicht für die Massen von Nahrungsmitteln gedacht, die von den meisten Menschen täglich verzehrt werden. Auch die Verfremdung der einzelnen Nahrungsmittel durch ihre Art der Zubereitung und Kombination empfinde ich als unnötig und sogar schädlich. Dabei haben wir doch die Möglichkeit, die Geschenke der Natur in ihrer Reinform zu genießen. Wir müssen sie nicht erst zerstören und dann als kulinarische Kunst präsentieren. In unserer Gesellschaft geht es beim Essen mehr um Völlerei als um Ernährung. Sei es ein Geburtstag, Feiertag, Familientreffen, Beisammensein mit Freunden, Urlaub – ständig wird gegessen. Das belastet das Verdauungssystem und darüber hinaus den gesamten Körper.

Mit unserer Lebensweise können wir das Verdauungssystem bewusst oder unbewusst beeinflussen. Wir entscheiden darüber, welche Menge unserem Körper zugeführt wird, was und wann wir essen. Dies ist ein Schöpferprozess und der Beweis dafür, welche wahren Absichten du in dir verankern möchtest. Alles, was du dir einverleibst, materialisiert sich nicht nur in deinem Körper, sondern wird auch auf der feinstofflichen Ebene gespeichert. Wir ernähren uns nur aus einem einzigen Grund: um uns energetisch zu versorgen. Das Wichtigste dabei ist, diese Ernährungsregeln zu begreifen, zu verstehen und umzusetzen. Denn was, wie, wann und wie viel wir essen, wirkt sich auf den physischen Körper, auf unsere Gefühle und auf den Geist aus.

Meine Vorschläge zur Ernährung und Ernährungshygiene erläutere ich in Kapitel 4 dieses Buches. Es ist mir sehr wichtig, dass dieser Aspekt verstanden wird. Denn nur durch das Verstehen kann richtig gehandelt werden.

Das Verdauungssystem ist für den Stoffwechselprozess verantwortlich und somit für unsere energetische und physische Versorgung.

Die *sechste Konstante* im Organismus ist der Bilirubin-Wert. Bilirubin ist das gelbe Abbauprodukt des Blutfarbstoffes der roten Blutkörperchen. Ist der Wert des Gesamt-

Bilirubins höher als 1,1 mg/dl, kann eine Beeinträchtigung der Leber und der Galle vorliegen.

Das Verdauungssystem beeinflusst darüber hinaus auch die Blutqualität.

Der Magen kann nur dann perfekt arbeiten, wenn die Pausen zwischen den Mahlzeiten eingehalten werden und außer Wasser absolut nichts in der Zwischenzeit zugeführt wird. Zwischen den Mahlzeiten sollten vier bis sechs Stunden liegen, je nachdem, was verzehrt wurde.

Durch zu große Mengen an Nahrung wird der Organismus überbelastet. Unsere Zellen sind so programmiert, dass sie sich auf eine Hungerzeit einstellen können, so ist es in den menschlichen Genen angelegt, aber auf ständiges »Überfressen« nicht. Entschuldige den Ausdruck, aber ich muss es so drastisch formulieren, denn für die andauernde überhöhte Zufuhr an Nahrung gibt es kein Notprogramm. Der Organismus kann die Toxine und Säure in Salze umwandeln, um sie abzutransportieren. Doch werden zu viele Salze gebildet, können nicht alle abtransportiert werden, und es bilden sich sogenannte Schlacken. Sie werden isoliert und ins Fettgewebe, in die Knochen, Gelenke und das Nervensystem eingelagert. Durch eine Fastenzeit oder Reinigung kann man die Schlacken wieder loswerden. Sollte dies über einen längeren Zeitraum jedoch nicht geschehen, reagiert der Körper mit Übergewicht, Übersäuerung, Parasitenbefall, Schmerzen und einem schnelleren Alterungsprozess.

Hormonsystem

Über dieses System und seine Auswirkungen auf den gesamten Körper wissen nicht viele Menschen wirklich Bescheid. Das Hormonsystem ist unter anderem für die Wasserreserven in unserem Organismus verantwortlich.

Der menschliche Körper besteht je nach Alter bis zu 80 Prozent aus Wasser, und der Rest sind Mikroelemente. Im Kindesalter ist der Wasseranteil noch relativ hoch, doch je älter wir werden, desto weniger Wasser haben wir in unserem Körper. Bei alten Menschen um die 85 liegt der Anteil nur noch bei 45 bis 50 Prozent. Der Körper trocknet also langsam aus, aber warum?

Zum einen tragen die falsch verstandenen Bedürfnisse unseres Organismus zur Austrocknung bei. Wir brauchen keinen Kaffee, Tee, Limonade, Alkohol oder Wasser mit Kohlensäure, sondern reines, strukturiertes Wasser.

Zweitens kommt es darauf an, wann wir trinken. Bei gleichzeitigem Essen und Trinken kann der Organismus die Nahrung nicht richtig verdauen. Der Magensaft wird durch das Trinken von Wasser verdünnt, sodass Erreger und Toxine in den Körper gelangen können und es zu einer Verschlackung kommt. Wasser sollte in kleineren Mengen über den Tag verteilt getrunken werden, da es sonst die Nieren belastet. Auch die Gedanken und Gefühle, die du während des Trinkens hast, beeinflussen die Qualität des Wassers. Deshalb sollte das Wasser mit positiven Gedanken und Gefühlen konsumiert werden. Die Struktur von Wasser wird durch negative Gedanken zerstört, und unser Organismus braucht sehr viel eigene Lebensenergie, um die schlechte Wasserqualität auszugleichen. Auch muss sich der Organismus mit der Wasserzufuhr reinigen und mit Energie versorgen, was er wiederum durch schlechte Wasserqualität und falsche Trinkgewohnheiten nicht bewerkstelligen kann. Auch das kostet Lebensenergie.

Die *siebte Konstante* ist das Körpergewicht. Der Mensch sollte das Gewicht, das er im jungen Erwachsenenalter hat – sofern er in diesem Lebensabschnitt gesund war –, sein ganzes Leben beibehalten.

Doch was sehen wir in unserer Gesellschaft? Die meisten Menschen in den Industrienationen werden immer dicker, die Männer haben kugelrunde Bäuche, Frauen gehen ab dem Beckenbereich förmlich auseinander, und alle denken, je älter man wird, desto fülliger würde man, als wäre das ganz normal.

Hormone sind Botenstoffe, die von hormonbildenden Zellen in den Drüsen produziert und in das umliegende Gewebe oder die Blutgefäße abgegeben werden. Zu den Hormondrüsen zählen: Hypothalamus, Hypophyse, Zirbeldrüse, Schilddrüse, Thymus, Nebenniere, Bauchspeicheldrüse, Eierstöcke, Brust, Hoden.

Hormone übermitteln wichtige Informationen und steuern körpereigene Abläufe, wie zum Beispiel das richtige Funktionieren der Organe. Die Hormone reagieren ihrerseits auf Informationen, die wir in Form von Emotionen aussenden. Zu diesen zählen Gefühle wie Freude, Liebe, Spaß – durch sie werden die sogenannten Glückshormone ausgeschüttet, der Körper kommt in Harmonie, und Selbstheilungsprozesse werden eingeschaltet. Durch Stress, Angst und ständige Sorgen hingegen kommen wir in Disharmonie;

die Nebenniere produziert das sogenannte Stresshormon Adrenalin, das ins Blut ausgeschüttet wird. Der Körper reagiert darauf wie auf eine Gefahr mit einer Erhöhung des Blutdrucks und des Pulses, einer Erweiterung der Bronchien und einem erhöhten Blutzuckerspiegel.

Bei Nebennierenstörungen treten folgende Symptome auf: ein erhöhter oder zu niedriger Blutdruck, Appetitlosigkeit, Gedächtnisprobleme, Apathie, Diabetes, Schwäche, Haarwuchs im Gesicht bei Frauen, eine tiefere Stimme bei Frauen, Lustlosigkeit (Sexualität), verdunkelte Brustwarzen bei Frauen, Verfärbungen der Gesichtshaut, Dauermüdigkeit, Unter- oder Übergewicht, Störung der Menstruation oder kompletter Verlust, Impotenz, Herzrhythmusstörungen, Altersflecken, Muskelzittern, Muskelschwund, die Epidermis wird dünn und trocken.

Hormonstörungen haben sehr viel mit negativen Gedanken und Gefühlen zu tun. Sie sorgen dafür, dass die hormongesteuerten Abläufe in einen selbstzerstörerischen Modus umschalten.

Wahrscheinlich hast du schon einmal von Autoimmunkrankheiten gehört. Das ist ein Zustand, in dem der Organismus durch sein eigenes Immunsystem nicht mehr in der Lage ist, gesunde Zellen von Erregern zu unterscheiden. Es werden dann sowohl Erreger als auch gesunde Zellen und Gewebe angegriffen. Dies geschieht durch negative und lieblose Gedanken über sich selbst, den eigenen Körper, seine Fähigkeiten und eine völlig falsche Vorstellung von sich selbst. Solche Gedankenmuster und Informationen sorgen dafür, dass die Körperzellen umprogrammiert werden, und in der Folge attackieren sie sich selbst.

Man kennt heutzutage über sechzig Autoimmunerkrankungen. Dazu zählen Hautkrankheiten, Erkrankungen der Schilddrüse, des Nervensystems, der Leber und fast alle chronischen Krankheiten. Sie werden hervorgerufen durch falsche Lebensweise, falsche Ernährung, unkontrollierte Gedanken und den ganzen Informationsmüll. In der Folge werden der physische Körper und die feinstofflichen Körper verschlackt. Über die Symptome schreit unsere Seele um Hilfe in der Hoffnung, dass sie erhört wird.

Das Hormonsystem reagiert auf alles, was der Mensch gedanklich und emotional erzeugt. Was wir auf der geistigen Ebene erschaffen, wird durch die Hormone auf der physischen Ebene verankert. Es entstehen Verspannungen, der Körper verkrampft, und es kommt zu Blockaden und Stauungen. Die Flüssigkeiten können nicht mehr ungestört fließen, die Energie wird blockiert, das Gewebe nicht mehr richtig versorgt usw. Durch den Stau von Flüssigkeiten und Energien entstehen Krankheiten.

Zu wenig Aufmerksamkeit wird der Zirbeldrüse geschenkt, sie sitzt im Gehirn und hat vier Kanäle. Zwei Kanäle führen zu den physischen Augen, ein Kanal zum dritten Auge und der vierte zu unserem Kronenchakra. Die Zirbeldrüse sorgt dafür, dass wir bewusste, gefühlvolle und liebende Wesen sind. Sie produziert Neurotransmitter, die unser Verhalten erst menschenwürdig machen. Die Zirbeldrüse steuert natürlich auch im physischen Bereich eine Vielzahl von Prozessen, zum Beispiel die Produktion von Melatonin und Wachstumshormonen, die für Regenerationsprozesse verantwortlich sind.

Auch die Schilddrüse spielt eine sehr große Rolle in unserem Organismus. Sie produziert das Hormon Thyroxin, welches aus vier Atomen Jod besteht. Es schützt unseren gesamten Organismus und wird zu 60 Prozent in der Leber in die aktive Form umgewandelt. Ist die Leberfunktion gestört, wirkt sich dies somit nachteilig auf das Hormonsystem aus.

Das Hormon Calcitonin wird ebenfalls in der Schilddrüse gebildet. Dieser Botenstoff steuert den Kalzium- und Phosphathaushalt im menschlichen Körper.

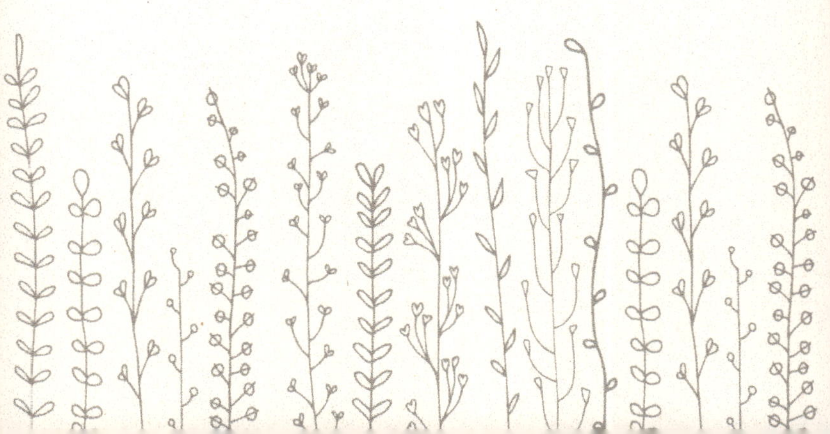

So kannst du deine Schilddrüse testen

Die Schilddrüse arbeitet von 20 bis 22 Uhr, und genau in diesem Zeitraum können wir ihre Funktion ganz einfach testen.

Für den Test benötigst du eine russische Jodtinktur oder wahlweise eine fünfprozentige Jodlösung aus der Apotheke. Tränke um 21 Uhr ein Wattestäbchen mit Jod, und trage dann zwei Streifen auf die Innenseite deines Handgelenks auf. Danach legst du dich schlafen und prüfst am nächsten Morgen die Streifen. Wenn sie heller geworden oder komplett verschwunden sind, deutet dies darauf hin, dass deine Schilddrüse einen Jodmangel aufweist und daher nicht richtig arbeiten kann.

Das Auftragen von Jod stammt aus der russischen Volksmedizin. Wenn ich als Kind erkältet war, trug meine Mutter sieben bis zehn Jodstreifen in einem Gitternetz über den ganzen Brustkorb und Rücken auf. In der Nacht musste ich schwitzen, und am nächsten Tag fühlte ich mich schon viel besser.

Auch über den Bereich der Leber und Bauchspeicheldrüse werden in Russland Jodstreifen aufgetragen, um das Immunsystem zu aktivieren und dementsprechend die

Arbeit der Gallenblase, Leber und Bauchspeicheldrüse zu verbessern. Der Körper nimmt die Menge an Jod auf, die er benötigt, und die Schilddrüse aktiviert den Schutzmechanismus im Organismus.

Wichtig: Solltest du unter einer seltenen Jod-Allergie leiden, führe diesen Test bitte nicht durch! Auch bei Säuglingen sollte er nicht angewendet werden.

Fortpflanzungssystem

Unser Fortpflanzungssystem ist direkt verbunden mit dem Hormonsystem. Jede Drüse wirkt im direkten Sinne auf Gebärmutter, Eierstöcke, Hoden, Brust und natürlich auf die Befruchtung einer Eizelle durch die Spermien. Eine Schwangerschaft ist nur dann möglich, wenn der Mensch dafür bereit ist. Auch spielen hier der individuelle Seelenplan und abgespeicherte Gedankenmuster eine Rolle – Blockaden, die im Unterbewusstsein verankert und so lange wirksam sind, bis sie erkannt und damit aufgelöst werden.

Physiologisch arbeitet das Fortpflanzungssystem am besten, wenn das Milieu im Organismus einen ausgewogenen Säure-Basen-Haushalt hat. Ist der Organismus zu stark verschlackt, kann sich der Embryo während der Schwangerschaft nach meiner Erfahrung nicht normal entwickeln. Deshalb schaltet sich ein Programm ein, und die Befruchtung der Eizelle wird blockiert. Doch wenn beide Eltern entgiften, kann sich das Fortpflanzungssystem regenerieren und neues Leben hervorbringen. Auch die Menstruation kehrt wieder zurück (siehe auch Kapitel 5).

Direkt unter dem Bauchnabel befindet sich ein »Knotenpunkt«, in dem sich sämtliche Energiekanäle (Meridiane) treffen. Genau hier entsteht auch ein neues Leben. Das ist kein Zufall: Sobald hier Energie fehlt oder Meridiane blockiert sind, wird das komplette Fortpflanzungssystem nicht mehr mit der wichtigsten Energie versorgt.

Stress und Verschlackung beeinflussen das Fortpflanzungssystem. Allein durch Stress produzieren die Nebennieren zu viel von dem Hormon Adrenalin, was wiederum die Produktion aller anderen Hormone beeinträchtigt.

Bewegungsapparat

In Russland sagen wir: »Jugendlichkeit steckt in den Beinen.« Und das stimmt. Wenn wir unseren Bewegungsapparat nicht richtig nutzen, verliert er an Stabilität und Funktion. Unsere Knochen, Sehnen, Muskeln, Faszien, Gelenke, Knorpel und Bänder müssen regelmäßig beansprucht werden. Um zu regenerieren, müssen wir uns bewegen, strecken und dehnen. Für eine Regeneration des Bewegungsapparats sind Entspannung, genügend Wasser, Mineralien und auch eine richtige, möglichst harte Matratze verantwortlich. Das Skelett kann sich auf der harten Unterlage strecken und die Bandscheiben mit Wasser auffüllen. Durch den Stoffwechselprozess leiden alle Organe und Systeme, auch die Knochen, Sehnen, Muskeln und Faszien.

Wenn wir nicht gelenkig sind, kann sich unsere Wirbelsäule nicht richtig beugen, die Beine können nicht richtig durchgestreckt und gebeugt werden usw. Der Organismus baut sich ab. In den hohlen Knochen befindet sich Knochenmark, dort wird ein Großteil unserer Blutzellen produziert.

Werden die Knochen brüchig und nicht richtig versorgt, verringern sich die Produktion und die Qualität der Blutzellen. Daraus können eine Anämie und viele andere Erkrankungen entstehen. Die Qualität der Knochen ist sowohl von der Bewegung als auch vom Säure-Basen-Haushalt, ausreichend strukturiertem Wasser und Mineralien abhängig. Kommt es hier zu einem Mangel, wird das Gleichgewicht gestört. Bei einer Übersäuerung entzieht der Organismus den Knochen basische Mineralien, um die Säure in Salze umzuwandeln (siehe Kapitel 5). Dadurch werden die Knochen porös, Toxine und Schlacken werden in den Knochen abgelagert. Erschwerend kommen noch die tierischen Produkte wie Kuhmilch dazu, die den Knochen Kalzium entziehen.

Unsere Bewegung verdanken wir den Muskeln, Sehnen und Bändern, doch diese sind auf ihre wahre Beanspruchung angewiesen. Wenn wir uns nicht ausreichend bewegen, verkümmern sie.

Immunsystem

Das Immunsystem ist mit der *achten Konstante,* der Körpertemperatur, verbunden. Die normale Körpertemperatur liegt bei 36,6 Grad Celsius. Das Immunsystem und die Körpertemperatur sorgen in unserem Organismus für stabile Stoffwechselprozesse. Jede unserer Zellen hat eine ähnliche Struktur wie strukturiertes Wasser, nämlich die Form einer Wabe mit sechs Seiten. Durch diese strukturierte Ordnung kann die Energie fließen, kann der Stoffwechselprozess fließen. Dieser Fluss aber ist abhängig von der Körpertemperatur. Ist sie erhöht, verbrennt unser Immunsystem die Schlacken, Erreger und Toxine, um den Organismus zu schützen.

Die Strukturierung unseres Zellwassers geht verloren durch negative Gedanken; dies schwächt automatisch das Immunsystem. Wenn das Immunsystem geschwächt ist, können die Selbstheilungsprozesse im Körper nicht mit ihrer vollen Kraft wirken.

ÜBUNG

Körperzellwasser-Strukturierung

Mit der folgenden Übung kannst du das eigene Körperzellwasser strukturieren und das Immunsystem unterstützen.

Stelle dich gerade hin und achte darauf, dass deine Wirbelsäule aufrecht ist. Strecke deine Arme nach oben, so als ob du einen großen Ball in deinen Händen hältst. Drehe dich nun ganz langsam im Uhrzeigersinn um die eigene Achse. Lass dabei die Augen offen und nimm alles wahr, was du siehst, während du dich drehst.

Drehe dich gleichmäßig und für den Anfang etwa 20 bis 30 Sekunden lang. Danach kannst du dich hinsetzen und ausruhen.

Mit dieser einfachen Übung wird das Zellwasser strukturiert, und deine Chakren, Kanäle, Meridiane, dein ganzer physischer Körper werden gereinigt. Es kann dir anfangs ein wenig schwindlig oder schlecht werden, doch das vergeht bald. Wenn du ein paar Tage geübt hast, kannst du die Übungszeit erhöhen, je nach Gefühl.

Lymphsystem

Das Lymphsystem ist das Kanalisationssystem in unserem Organismus, es ist ein halb geschlossenes System. Über dieses System werden mithilfe der weißen Blutkörperchen (Leukozyten) im Immunsystem Erreger abgetötet. Die Leukozyten dienen sozusagen als Putzkolonne. Somit sind wir bei der *neunten Konstante* angelangt, der Leukozyten-Anzahl. Der optimale Wert liegt bei 4000 bis 10 000 Zellen pro Mikroliter.

Abgetötete Erreger wie Bakterien, Viren, Pilze, Parasiten werden im Lymphsystem gesammelt und über den Darm, die Lunge, Bronchien, Mandeln, Harnleiter, Blase, Vagina und die Haut nach außen geleitet.

Der Lymphfluss verläuft von unten nach oben und funktioniert nur dann gut, wenn wir uns bewegen, also durch Muskelaktivität oder durch entsprechende Massage.

Wenn das Lymphsystem durch einen übermäßigen Anteil an Toxinen und Parasiten belastet ist, können sich die Lymphknoten entzünden.

Über 83 Prozent der Schlacken aus dem Stoffwechselprozess sammeln sich im Zwischenzellwasser und werden mithilfe der Lymphe abtransportiert. Um die Lymphe rein zu halten, hilft eine bewusste Lebensart. Dazu gehören eine gesunde Ernährung, ausreichend Bewegung sowie bewusstes und verantwortungsvolles Denken und Handeln. Von der Qualität der Lymphe ist vieles abhängig, zum Beispiel die Kontrolle der Erreger und Parasiten im Organismus, der Salze, Schwermetalle und sonstigen Giftstoffe, aber auch der Zellstoffwechselprozess, das Säure-Basen-Gleichgewicht und die Qualität von Körperflüssigkeiten wie Blut, Plasma, Urin,

Speichel, Gallensaft, Tränen, Zwischenzellwasser. Merke: *Absolut alles ist vom Kreislauf des Zwischenzellwassers abhängig.*

Probleme mit der Haut können auf ein unzureichend arbeitendes Lymphsystem hinweisen. Natürlich können Hautprobleme auch von anderen Organen, wie Nieren, Magen, Darm, mit verursacht werden.

Die Haut und das Lymphsystem hängen aber noch auf einer anderen Ebene zusammen. Unsere Haut verfügt über Schweißdrüsen, die über den ganzen Körper verteilt sind und vermehrt unter den Achseln und Fußsohlen auftreten. Auch sie gehören zum Lymphsystem und sind für die Ausleitung von Toxinen gedacht. Wer nun glaubt, mit einen 24-Stunden-Antitranspirant seine Schweißdrüsen zubetonieren zu müssen, damit der Schweißgeruch übertüncht und das Schwitzen vermindert wird, der handelt falsch. Die Gifte müssen aus dem Körper ausgeleitet werden, doch sie können bedingt durch Antitranspirante nicht nach außen gelangen. Was macht nun also der Körper? Er isoliert die Gifte, was zu einer Entstehung von Tumoren führen kann. Anstatt den Körper in seiner Entgiftungsfunktion zu unterstützen, wird er häufig durch falsche Vorstellungen von Körperhygiene daran gehindert. Die Schweißdrüsen unterstützen nicht nur das Lymphsystem, sondern auch die Nieren und die anderen Ausleitungsorgane.

ÜBUNG

Fußreflexmassage mit Schungit

Um die Entgiftung über die Schweißdrüsen zu unterstützen, eignen sich Barfußlaufen oder die folgende Fußmassage.

Nimm 2 bis 3 Kilogramm Schungit-Splitter und gib diese in eine kleine Wanne, in der du mit beiden Füßen stehen kannst. Nun füllst du die Wanne mit warmem Wasser, sodass es bis zu den Knöcheln reicht. Anschließend brauchst du nur auf der Stelle zu treten. Tu dies etwa 5 bis 10 Minuten lang. Sollte es zu schmerzhaft sein, setz dich auf einen Stuhl und tritt im Sitzen. Danach schütte das Wasser aus.

Diese Massage kannst du jeden Tag machen, du brauchst nur jedes Mal frisches Wasser zu den Schungit-Steinen hinzuzugeben. So wird dein Immunsystem gestärkt, Blockaden können sich lösen, und Schmerzen können aufgelöst werden. Alle Energiemeridiane werden von Blockaden befreit, und wir als Energiewesen finden zurück zu unserem Ursprungszustand und zur Harmonie.

Weitere Schungit-Rezepte findest du in Kapitel 15.

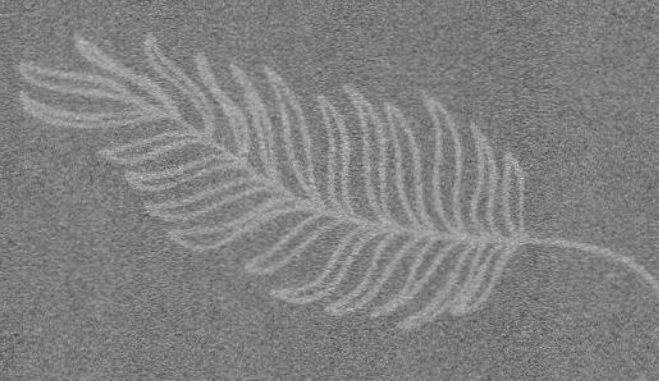

Um das Lymphsystem zu reinigen, müssen wir das komplette Wasserreservoir des Körpers wechseln, ganz ähnlich wie bei der Reinigung eines Aquariums.

Hierbei helfen uns:

- regelmäßige Bewegung
- Trampolinspringen (Minitrampolin) täglich für 7 Minuten
- 1,5 bis 2 Liter reines, strukturiertes Wasser täglich trinken
- Sauna über 80 Grad Celsius, Körpermassage von unten nach oben
- wedrussisches Schröpfen mit Bewegung und Dynamischer Massage (siehe Seite 280)
- intuitive Ernährung und eine positive geistige Einstellung.

Nervensystem

Dieses System ist für den Blutdruck verantwortlich und reguliert den Wasserdruck in unserem Organismus. Die *zehnte Konstante* ist unser Blutdruck, sie liegt bei 120/80 mmHg. Bei diesem Optimalwert bewegen sich aufgelöste Sauerstoffteilchen im Blut optimal durch die Blutgefäße zu den Zellen. Die zehnte Konstante ist immer auch von der Wassermenge im Organismus abhängig.

Das Nervensystem wird unterteilt in ZNS und PNS: Das zentrale Nervensystem (ZNS) bezeichnet den Nervenapparat in Gehirn und Rückenmark. Das periphere Nervensystem (PNS) beinhaltet den restlichen Teil unserer Nerven.

Das periphere Nervensystem

Das PNS wird wiederum aufgeteilt in das somatische (willkürliche) und vegetative (unwillkürliche) Nervensystem. Zu Letzterem gehören unter anderem das sympathische und das parasympatische Nervensystem.

Der Sympathikus ist daran beteiligt, den Körper in einen Zustand der erhöhten Leistungsfähigkeit zu versetzen. Wird der Botenstoff Adrenalin ausgeschüttet (siehe Kapitel 3), macht sich der Sympathikus für eine Kampf- oder-Flucht-Reaktion bereit. Solange ein Mensch unter Stress steht, endet die Sympathikus-Phase nicht, und der Körper wird relativ schnell erschöpft und ausgelaugt. Es entstehen Verspannungen, Verkrampfungen und Stauungen. Diese blockieren die Stoffwechselprozesse und behindern den reibungslosen Energiefluss im Körper.

Das parasympathische Nervensystem bringt den Organismus wieder in den Ruhezustand, sorgt für Entspannung, tiefen Schlaf, eine gute Verdauung und ein harmonisches Gefühl.

Diese beiden Systeme dienen im Wechsel unserem Organismus und sorgen für eine harmonische Zusammenarbeit, wenn wir uns ausreichend Ruhe und Entspannung gönnen.

Das periphere Nervensystem reguliert übrigens auch den Cholesterinwert im Organismus und ist für den Fettanteil im Wasser verantwortlich.

Ur-Informationssystem: DNA

Jeder Mensch entwickelt sich physisch nach der Norm, die im Erbgut festgelegt ist. Geistig jedoch können wir uns immer weiterentwickeln und wachsen. Zuständig dafür ist unsere Zirbeldrüse, die eine Verbindung mit dem höheren Bewusstsein herstellen kann.

Bereits nach dem 38. Tag der embryonalen Entwicklung ist die Zirbeldrüse sichtbar. Nach der Geburt ist sie vollkommen ausgebildet und aktiviert. Ursprünglich wurde sie einige Zentimeter groß, doch in unserer technokratischen Welt ist sie dabei, mehr und mehr zu verkümmern. Die Zirbeldrüse verkalkt und schrumpft durch Fluoride, die in Zahnpasta, Speisesalz und etlichen Nahrungsmitteln enthalten sind, ferner durch Umweltgifte, Elektrosmog, Schwermetalle, Alkohol und Nikotin. Auch zu wenig Schlaf und Sonnenlicht lassen die Zirbeldrüse verkümmern.

Die Zirbeldrüse ist ein Empfangsorgan; sie nimmt Schwingungen aus dem geomagnetischen Feld auf und verankert sie in unserer DNA. Sie sorgt für das, was den Menschen ausmacht: das Streben nach Gott, Ur-Liebe, Mitgefühl. Sie hilft aber auch, im Hier und Jetzt zu sein, in voller Präsenz und Verantwortung. Auch die Intuition ist mit der Zirbeldrüse verbunden.

Sie reagiert positiv auf Sonnenlicht und reinigt sich dabei.

In der wedrussischen Kultur reinigten die Menschen ihr Seelenfenster – die Augen – und aktivierten ihr Bewusstsein durch die Zirbeldrüse.

Sie nahmen Zedernnussöl mit Harz, gaben einen Tropfen auf den Finger und rieben sich dann ganz vorsichtig die Augen damit ein. Danach blickten sie für zwei, drei Minuten in den Sonnenaufgang. Die ersten Male brannte es ein wenig, aber danach wurde es immer besser. So befreiten sie sich von Erregern und Parasiten in den Augen, regenerierten ihre Sehkraft und aktivierten ihre Zirbeldrüse.

In unserem Körper ist eine Ur-Zelle hinterlegt, die immer erhalten bleibt, was auch geschieht. Nach dem Tod existiert sie auf der feinstofflichen Ebene weiter. Sie befindet sich in der Region des Solarplexus. Hier treffen sich zwei Energieströme: der aufsteigende und der absteigende Energiefluss. In dieser Region werden auch die gesamten Informationen aus allen Inkarnationen gespeichert. Diese Ur-Zelle ist auf der feinstofflichen Ebene mit der Zirbeldrüse verbunden.

Was die Zirbeldrüse benötigt, das benötigen auch alle anderen Zellen in unserem Organismus: Ur-Liebe. Ur-Liebe zu sich selbst, zur Natur, zu anderen Menschen und Lebewesen, zu Gott.

Aus der Ur-Liebe, gegeben von Gott, beginnt alles, und alles endet wieder bei Gott. Liebe ist das »Alles«. Wir sind die Liebe.

Um in das absolute Vertrauen zu kommen, musst du wissen, was dein Organismus benötigt, wann welche Organe am besten arbeiten, und auch, welche Naturrhythmen es gibt, denn sie können dir helfen, die Verbundenheit von dir und der Natur zu finden.

Natürliche Biorhythmen in unserem Organismus

Unser physischer Körper ist genauso ein Teil von uns wie unsere Seele und unser Geist. Alles, was mich ausmacht, die Gesamtheit der Natur und des Kosmos, ist ein Teil, ist Gott. Die Ordnung in der Ganzheit wird unterstützt durch bestimmte immer wiederkehrende Rhythmen und Zyklen. Es wiederholt sich alles im Äußeren wie im Inneren. Die Energiekapazität bleibt immer erhalten, aber ihre Qualität ändert sich.

Dies geschieht auch im menschlichen Körper, und zwar ununterbrochen. Jede Sekunde unseres Lebens verändern wir uns, dank der göttlichen Ordnung und unserer schöpferischen Kraft.

Um die Ordnung zu erhalten, ist unser Körper einem gewissen Rhythmus unterlegen. Dieser Rhythmus ist mit der Natur verbunden. Im Kosmos wiederholt sich alles und unterliegt den acht Wandlungsphasen, nach denen auch die zyklischen Prozesse in der Natur ablaufen. So entsteht eine Gesetzmäßigkeit in acht Wandlungsphasen. Wie eine Welle fließt die Energie in Achterform und in Spiralform. Auch die dynamischen Veränderungen in der Natur kann man durch diese Wandlungsphasen erklären: das Werden, die Reife und das Vergehen – und damit auch unser eigenes Dasein.

Die acht Grundelemente oder Grundbausteine teilen sich auf in: Holz, Feuer, Erde, Metall, Wasser, Äther, Licht und Aura (Ur-Liebe).

Hier ein kleiner Überblick über die Eigenschaften:

Holz: Vegetation, Wachstum, Kindheit, Frühling / Leber, Gallenblase.

Feuer: hell, entflammbar, Begeisterung, Lebensfreude, mitreißend, Hitze, Wärme / alle Organsysteme, Herz und Dünndarm.

Erde: Beständigkeit, Klarheit, Standfestigkeit, Stabilität, Macht und materieller Besitz / Milz, Bauchspeicheldrüse, Magen, Zwölffingerdarm.

Metall: Begehrlichkeit, Eitelkeit, Durchsetzungsvermögen, Entschlossenheit, Konzentration, Wesentliches, Erstarrung, übertriebene Prinzipientreue / Lunge, Dickdarm.

Wasser: Flüssiges, Verbindung, Konzentration, Flexibilität, Wandlung, Unabhängigkeit, Rationalität / Niere, Blase.

Äther: Aufgeschlossenheit, Kommunikation / feinstofflicher Körper.

Licht: Klarheit, Reinheit.

Aura: Ur-Liebe – absolutes Dasein, Einheit / Ich BIN.

Im ganzen Universum ist jedes einzelne Lebewesen umgeben von der geometrischen Form des Torus. Dieser Torus entsteht aus der absteigenden und aufsteigenden Energie, die in einer Spiralform fließt und das Energiefeld des Menschen ausmacht. Ein Teil dieser Energie kommt in den Organismus und die gleiche Menge von Energie verlässt den Körper. So geschieht es ununterbrochen. Deswegen kann man sich auch immer selbst heilen. Man kann bewusst Energie empfangen, die für diesen Prozess benötigt wird, und ebenso auch bewusst Energie loslassen, die nicht benötigt wird.

Genau die gleichen Energien sind in allen Lebewesen enthalten, die durch die göttliche Kraft geschaffen wurden.

Alle Wesen, und das sind auch Pflanzen und Tiere, leben nach diesem Rhythmusgesetz, das mit dem Gesetz der Polarität verbunden ist. Sie empfangen die Energie und lassen sie weiterfließen.

Der Mensch jedoch kann viel mehr als all die anderen Lebewesen: Er kann diese Energiequalität durch seine Gedanken verändern. Die Polarität im Menschen zeigt sich durch die weibliche und männliche Energie, die nach Harmonie mit allem, was ist, und dem ganzheitlichen Sein im Hier und Jetzt strebt.

Je ausgeglichener ein Mensch ist, desto harmonischer ist er, umso größer ist seine Energie, der Erfolg in seinem Leben, desto besser die Gesundheit. Allgemein herrschen mehr Freude am Leben, Freude in der Partnerschaft und vieles mehr.

Wenn du in Disharmonie, also nicht im Einklang mit dir selbst, deinen Mitmenschen, der Natur und den Tieren bist, umso mehr Misserfolg wirst du in deinem Leben haben. Du wirst sprichwörtlich aus der Bahn geworfen. Doch dies geschieht nur, weil du selbst diesen Weg gehen willst, und alle Energien helfen dir dabei, das umzusetzen.

Alles Übermäßige, die ganzen Exzesse und Maßlosigkeiten stören die Harmonie von Körper, Geist und Seele. Menschen, die ständig unter Stress und Anspannung stehen, leiden nicht nur selbst darunter – ihr Umfeld tut es auch.

Einige Naturgesetze werden von allen Lebewesen intuitiv befolgt, der Mensch jedoch missachtet sie häufig kraft seines freien Willens und schadet sich damit selbst.

Unser gesamtes Organsystem ist rhythmischen Gesetzmäßigkeiten unterworfen. Sind wir im Einklang mit der Natur und dem Biorhythmus, kommen wir in ein harmonisches Gleichgewicht.

Meine Empfehlung: Wenn du morgens aufwachst, sei positiver Dinge. Beginne den Tag mit einem reichhaltigen Frühstück aus lebendiger Nahrung. Widme dich deiner Lieblingsbeschäftigung, die du in höchster Konzentration ausübst. Wichtige Gespräche halte um die Mittagszeit, und gönne dir anschließend eine kurze Regenerationsphase. Die Zeit danach kannst du für Erledigungen nutzen. Der Abend sollte in Geselligkeit verlaufen, im Kreis deiner Familie oder deiner Freunde. Nimm keine Mahlzeiten nach 17.00, spätestens 18.00 Uhr ein, sondern trinke dann nur noch Wasser und Kräutertee. Spätestens um 22.00 Uhr rate ich dir, schlafen zu gehen, damit sich dein Körper komplett regenerieren kann.

Einen Rhythmus brauchen alle Lebewesen, um zu regenerieren. Die Ruhephase in der Nacht ist wichtig für den physischen Körper des Menschen, die Organe und Zellen können sich reinigen und verjüngen. Auf der geistigen Ebene verlässt die Seele den physischen Körper, geht auf die Seelenreise und verbindet sich mit verwandten Seelen. Alle zusammen modulieren den kommenden Tag des jeweiligen Menschen und ermöglichen es ihm, seine Ganzheit zu erfahren und seinem Seelenplan näherzukommen.

In der aktiven Phase am Tag verarbeiten wir Informationen, Energien, die Nahrung und erschaffen neue Erfahrungen. In diese Phase verbrauchen wir Energie, wenn wir nicht bewusst in ihr verankert und geerdet sind. Der Sommer ist für die Menschen vergleichbar mit dem Tag und der Winter mit der Nacht. Die Übergangsphasen des Jahreszyklus Frühling und Herbst sind übrigens am besten für die innere Reinigung und Fastenzeiten.

Die Arbeit aller Organe wird von diesen Rhythmen unterstützt, es ist alles aufeinander abgestimmt. Wenn wir nicht zur richtigen Zeit essen oder schlafen, gerät unser Hormonsystem durcheinander.

Ein Beispiel: Unsere Zirbeldrüse arbeitet von 24.00 bis 3.00 Uhr morgens und benötigt dabei Dunkelheit, Stille, Ruhe und einen leeren Magen. Die Produktion von Melatonin läuft nur dann, wenn alle Voraussetzungen erfüllt sind: Bei Tageslicht synthetisiert die Zirbeldrüse Serotonin, und in der Nacht wandelt sie Serotonin in Melatonin um. Melatonin senkt die Körpertemperatur, den Blutdruck, verlangsamt biologische Prozesse im Organismus und reinigt das Blut.

Der 24-Stunden-Rhythmus des Körpers

Uhrzeit	Hochphase
01.00 – 03.00 Uhr	Leber
03.00 – 05.00 Uhr	Lungen
04.00 – 11.00 Uhr	Nebennieren
05.00 – 07.00 Uhr	Dickdarm
07.00 – 09.00 Uhr	Magen
09.00 – 11.00 Uhr	Milz und Bauchspeicheldrüse
11.00 – 13.00 Uhr	Herz
13.00 – 15.00 Uhr	Dünndarm

15.00 - 17.00 Uhr	Blase
17.00 - 19.00 Uhr	Nieren
19.00 - 21.00 Uhr	Kreislauf
21.00 - 23.00 Uhr	Dreifacher Erwärmer
23.00 - 01.00 Uhr	Gallenblase

Von 1.00 bis 3.00 Uhr ist die Leber in der Hochphase, und der Dünndarm befindet sich in der Ruhephase. Das Kreislaufsystem lässt nach, Entgiftungsprozesse werden eingeleitet durch die Gallenblase und den Lebermeridian. Die Leber versorgt den Organismus mit frischem Blut, neue Lebensenergie wird verteilt. Die Haut regeneriert, die geistige und körperliche Leistungsfähigkeit befinden sich auf dem Tiefpunkt. In dieser Zeit darf der Schlaf nicht gestört werden.

Von 3.00 bis 5.00 Uhr sind die Lungen in der Hochphase, und die Harnblase befindet sich in der Ruhephase. Zwischen 3.00 und 4.00 Uhr am Morgen wird das Hormon Melatonin in der höchsten Menge ausgeschüttet. Es steuert den Tag-Nacht-Rhythmus und sorgt für tiefen, gesunden Schlaf. Bei zu geringem Melatoninspiegel können Schlafstörungen auftreten. Die Nieren arbeiten auf Minimum und sind in dieser Zeitspanne anfälliger. Zwischen 4.00 und 5.00 Uhr erhöht sich der Blutdruck, und das Infarkt- und das Schlaganfallrisiko steigen.

Von 5.00 bis 7.00 Uhr ist der Dickdarm in der Hochphase, und die Nieren befinden sich in der Ruhephase. Die Körpertemperatur steigt, der Organismus wacht auf. Der Dickdarm entsorgt in dieser Zeit alle Belastungen, und die

Energiesysteme werden neu ausbalanciert. Es kommt zur Ausschüttung von Sexualhormonen. Eine neue Programmierung durch unsere Gedanken und Gefühle beginnt, darum ist es so wichtig, den Tag positiv zu beginnen.

Von 7.00 bis 9.00 Uhr ist der Magen in der Hochphase, und das Kreislaufsystem befindet sich in der Ruhephase. Die Hormonproduktion wird angekurbelt, und damit wir in die Gänge kommen, werden als Erstes Stresshormone ausgeschüttet. Der Verdauungsapparat wird aktiv und braucht leichte, aber vollwertige Nahrungsmittel und strukturiertes Wasser. Der Organismus benötigt Bewegung, um das Kreislaufsystem zu aktivieren.

Von 9.00 bis 11.00 Uhr sind die Milz und Bauchspeicheldrüse in der Hochphase, und der Dreifache Erwärmer befindet sich in der Ruhephase. Die Milz repräsentiert unsere Mitte, deshalb können wir in dieser Zeit zum höchsten Energiefluss in uns kommen. Der Organismus wird stark durchblutet, er erreicht die höchste Widerstandsfähigkeit, und die Konzentration ist ab 10.00 Uhr am höchsten.

Von 11.00 bis 13.00 Uhr ist das Herz in der Hochphase, und die Gallenblase befindet sich in der Ruhephase. Die Magensaftproduktion steigt, das Herz arbeitet am intensivsten. Jetzt wäre die beste Zeit für jegliche Art von Kommunikation. Ab zwölf Uhr kommt der Organismus in eine sensible Phase und braucht Ruhe, die weibliche und männliche Energie verschmelzen. Das Mittagessen sollte leicht sein, um Magen und Milz nicht zu überlasten.

Von 13.00 bis 15.00 Uhr ist der Dünndarm in der Hochphase, und die Leber befindet sich in der Ruhephase. Die Enzymaktivität und der Verdauungsprozess laufen auf Hochtouren. Die Abwehrkräfte steigen durch die Aktivität der Hormone auf die höchste Stufe.

Ab 15 Uhr sind Schmerzempfindungen am geringsten. Ein kleiner Spaziergang ist um diese Zeit sehr empfehlenswert.

Von 15.00 bis 17.00 Uhr ist die Harnblase in der Hochphase, und die Lungen befinden sich in der Ruhephase. Die Blasenmeridiane regen die Nierenfunktion an, was zur Urinausscheidung führt. Ab 16.00 Uhr steigt die Leistungsaktivität wieder an, das Langzeitgedächtnis erreicht seine Höchstform. Der Organismus braucht Wasser, jetzt ist die effektivste Zeit, um Schlacken auszuleiten und den Körper zu entgiften. Auch für sportliche Aktivitäten ist dies ein guter Zeitpunkt.

Von 17.00 bis 19.00 Uhr sind die Nieren in der Hochphase, und der Dickdarm befindet sich in der Ruhephase. Die Leistungen und Körperfunktionen lassen nach, der Körper will sich entspannen. Magen und Milz sollen ruhen, also keine Nahrungsaufnahme mehr spätestens ab 18.00 Uhr. Die Energie, die der Organismus in dieser Zeit noch hat, sollte zum Auffüllen für die Nierenenergie genutzt werden. Also am besten einen ruhigen und geselligen Abend mit der Familie oder Freunden verbringen, ohne zu essen. Wasser oder Kräutertee trinken.

Von 19.00 bis 21.00 Uhr ist das Kreislaufsystem in der Hochphase, und der Magen befindet sich in der Ruhephase. Blutdruck und Puls nehmen ab, jetzt beginnt die Ruhephase für den Organismus. Der Magen regeneriert sich, das Verdauungssystem befindet sich bereits in der Ruhephase, und alles, was in diesem Zeitraum in den Magen kommt, bleibt dort bis zum nächsten Tag liegen, wobei Gärungs- und Fäulnisvorgänge entstehen.

Von 21.00 bis 23.00 Uhr ist der Dreifache Erwärmer, der Stoffwechselfunktionen reguliert, in der Hochphase, und die Bauchspeicheldrüse und Milz befinden sich in der Ruhephase. Die Verdauungsorgane sind nach wie vor in der Regenerationsphase, und das Immunsystem ist besonders aktiv. Jetzt bereiten wir uns auf den Schlaf vor, wir gehen in uns, fühlen unseren Körper und lassen die Gedanken los. Viele Nahrungsergänzungsmittel und »Medikamente« entfalten abends die beste Wirkung.

Von 23.00 bis 1.00 Uhr ist die Gallenblase in der Hochphase und das Herz in der Ruhephase. Herzfrequenz, Blutdruck, Vitalfunktionen und Körpertemperatur nehmen ab. Die innere weibliche Energie regeneriert sich in dieser Zeit, ordnet sich neu und erholt sich, die Sehkraft lässt nach. Wer in dieser Zeit keine Ruhe findet, bekommt Probleme und Stress, die dann die nächsten Tage gefühlt werden.

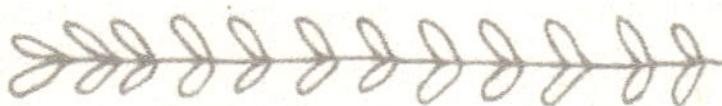

Ein Wort zum Schlaf

Der 24-Stunden-Rhythmus teilt sich auf in weibliche und männliche Energie. Die Dunkelheit und die Nacht sind die weibliche Energie. Die Helligkeit und der Tag sind die männliche Energie. Sind die beiden Energien nicht ausgeglichen, können Schlafstörungen die Folge sein.

Durch das Aufstellen eines Schungit-Eis oder einer Schungit-Kugel im Schlafzimmer auf dem Nachttisch werden die negativen Energien von Elektrosmog, Wasseradern oder geopathogenen Zonen umgewandelt. Es sollte auch überprüft werden, was sich alles an Gegenständen im Schlafzimmer befindet, wie zum Beispiel Bücher, CDs, Bilder, Fotos, fremde Informationen in Form von Unterlagen oder alte Briefe, die sich allesamt negativ auf den Schlaf auswirken. In jedem Wort steckt Energie, die dich beeinflussen kann. Gerade im Schlafzimmer sollten solche Dinge nichts verloren haben. Ein Bett, ein Kleiderschrank, ein Nachttisch und ein mechanischer oder mit Batterien betriebener Wecker – mehr hat dort nichts zu suchen, vor allem nicht, wenn es mit Strom betrieben wird. Zu überlegen wäre ein Netzfreischalter, er trennt die Netzspannung nach Abschalten eines Verbrauchers. Du verbringst fast ein Drittel deines Lebens in deinem Bett, daher ist es wichtig, die nähere Umgebung gesund und frei von negativer Energie zu halten.

Auch die Matratze, auf der geschlafen wird, sollte geprüft werden. Alles ist Energie, und wenn dein Körper damit in Kontakt kommt, verändert sich diese Energie, sie kann positiver oder negativer werden. Deshalb empfehle ich, keine synthetischen Stoffe zu verwenden, weder als Bettwäsche noch als Nachthemd. Besser ist Bettwäsche aus Leinen oder Hanf. Es gibt auch Brennnesselstoffe – hochenergetische Stoffe, die deine Energie schützen. Die Matratzen sollten regelmäßig ausgeklopft werden, um alte Energien loszuwerden. Matratzen sind wie Schwämme, was das Ansammeln von Energien anbelangt. Krankheiten, Ängste, alle Arten von Gefühlen sammeln sich hier. In diese Energie legt man sich jeden Tag, wenn man zu Bett geht; frühmorgens fühlt man sich dann nicht ausgeschlafen und schlecht gelaunt. Das Klopfen ist für den Körper genauso wichtig wie für die Matratze.

Gute Energie im Schlafzimmer kannst du durch ein Bett aus Zirbenholz oder ein Kissen mit Füllung aus Zirbenholz oder Zirbenzapfenplättchen verbessern. Auch die ätherischen Öle aus Zedernnadeln oder Zedernharz können die Energie im Schlafzimmer verbessern. Einfach ein Stück Holz oder ein feuchtes Tuch nehmen und 5 bis 8 Tropfen vom ätherischen Zedernöl darauf träufeln. Die Phytonzide, die hierin enthalten sind, töten Keime und desinfizieren die Luft. Auch die Zirbeldrüse reagiert sehr positiv auf die ätherischen Öle der Zeder.

Japanische Forscher haben die Wirkung von Waldspaziergängen untersucht. Im Jahr 2004 wurde die positive Wirkung eines Waldspaziergangs in einem medizinischen Experiment wissenschaftlich bewiesen. Beobachtet wurden zwölf Männer im Alter von 37 bis 55 Jahren, die unter starkem Stress litten. Sie wurden zum Spazierengehen in den Wald geschickt. Schon am ersten Tag erhöhte sich die Aktivität der natürlichen Killerzellen um 26,5 Prozent, am zweiten Tag um sagenhafte 52,6 Prozent. Zusammenfassend meinte Prof. Dr. Qing Li, im Wald spazieren zu gehen fördere die Entstehung von drei Antikrebsproteinen und die Bildung großer Mengen natürlicher Killerzellen.[1]

Weibliche und männliche Energien

Zur Mittagszeit und gegen Mitternacht verschmelzen weibliche und männliche Energien. Diese Zeit ist daher die effektivste für Umprogrammierungen. Vor allem gegen Mittag sollte man sich die Zeit nehmen, die eigenen Gedanken zu prüfen und negative Gedanken sofort durch positive, schöpferische Gedanken zu ersetzen. Denke einfach an das, was dich glücklich macht, was du möchtest und in dieser Energie erfahren willst.

In der Winterzeit können Männer die weibliche Energie besser gefühlsmäßig wahrnehmen, tiefer in sich spüren und damit intensiver arbeiten. Dies ist die Zeit der Erkenntnisse. Im Sommer ist die Zeit der Materialisierung und Umsetzung des Feinstofflichen ins Materielle.

Die größten Veränderungen finden statt beim Start in den Frühling und in den Herbst, genau wie zu Mitternacht und Mittag. In diesen Momenten sollten wir in uns sein und uns auf uns selbst fokussieren. Die kreativsten Gedanken und schöpferischen Momente finden in dieser Zeit statt, auch die Heilprozesse geschehen nun.

Durch das Erkennen der eigenen »Stärken und Schwächen« kannst du gezielt dort Energie hinleiten. Sieh dir die weibliche und männliche Energie an, wie sie auf den Körper wirken.

Weibliche Energie	Männliche Energie
Körperinneres	Körperäußeres
Vorderseite (Gesicht, Brust)	Rückseite (Hinterkopf, Rücken, Po)
Linke Seite	Rechte Seite
Unterkörper	Oberkörper
Lungen	Dickdarm
Herz	Dünndarm
Milz	Magen

Leber	Gallenblase
Nieren	Harnblase
Chronisch	Akut
Dunkelheit	Helligkeit

Magen, Leber, Galle und Darm

Damit du den Körper ganzheitlich reinigen und regenerieren kannst, möchte ich noch einmal auf die Organe des Verdauungssystems zurückkommen. Denn durch Verstehen wird der Zweifel genommen, deine rationalen Gedanken werden durch das Gefühl des Vertrauens ersetzt, und schon allein dadurch kann Heilung geschehen.

Wie wir festgestellt haben, sind alle Organe und Systeme im menschlichen Organismus auf dem wichtigsten Element Wasser aufgebaut. Damit Wasser alles binden, lösen und leiten kann, benötigt es Stoffe wie Mineralien und Mikroelemente. Auch für den Stoffwechselprozess sind diese Elemente von Bedeutung. Mikroelemente und Mineralien müssen durch die Nahrungsaufnahme zugeführt werden. Der Mensch braucht feste Nahrung, um hier »geerdet« zu sein, um seinen eigenen Seelenplan zu erfüllen, um die Ur-Liebe zu vermehren.

Die Verdauung und der Stoffwechsel laufen über chemische Prozesse ab. Eiweiße, Kohlenhydrate, Fette und Wasser werden vom Organismus so umgewandelt, dass die Zellen sie aufnehmen können und der Körper dadurch neue Energie erhält.

Mit der Nahrungsaufnahme und der Verdauung versorgen wir nicht nur unseren physischen Körper, sondern wir wandeln und transformieren auch alte Muster und Informationen. Allein durch bewusste Ernährung und bewusste Handlungen, was und wie wir essen, transformiert sich die Energie durch das Verdauungssystem in unsichtbare feinstoffliche Energie, die wiederum auch das geistige Wachstum fördert. Unser Organismus hat nämlich eine wunderbare Funktion in sich, er kann materielle Energie in feinstoffliche Energie umwandeln.

Bitte bewahre diese Information »im Hinterkopf« und erinnere dich: Alles ist eins, alles ist miteinander verbunden. Die Energie verändert ihre Form und Qualität, doch die Menge der Energie bleibt immer gleich. Durch die Nahrung kann die Energiequalität (Frequenz) in dir verändert werden.

Deswegen ist ein gut funktionierendes Verdauungssystem nicht nur wichtig für die Gesundheit, sondern auch für das geistige Wachstum.

Wenn wir uns auf einer tiefen Ebene wahrnehmen, lernen wir weitere Systeme im Verdauungsprozess kennen. Meiner Erfahrung nach läuft die Verdauung sowohl autonom als auch als Symbiose ab, und zwar folgendermaßen:

Die autonome (unabhängige) Verdauung findet im Magen statt. Jede lebendige Pflanze oder Frucht hat in sich Enzyme, Aminosäuren, Mineralien, Mikroelemente, Vitamine, Fette usw. Sie sorgt durch ihre Inhaltsstoffe für einen »Selbstverdauungsprozess«.

Nehmen wir als Beispiel einen Apfel. Indem wir ihn kauen, werden die Zellwände aufgebrochen, und die Enzyme des Apfels sorgen dafür, dass er sich selbst verdaut. Unser Organismus muss also keine oder nur wenige eigene

Enzyme herstellen, um den Apfel zu verdauen. Je weniger Enzyme dein Organismus herstellen muss, desto mehr Lebensenergie bleibt dir. Dieser Selbstverdauungsprozess funktioniert nur bei roher Nahrung und nur dann, wenn wir unterschiedliche Pflanzengruppen nicht vermischen, die Nahrung gut kauen und während des Essens nichts trinken. Wenn du dich so ernährst, nimmt dein Körper ein Maximum an Nährstoffen auf.

Die meisten Menschen jedoch mischen alles durcheinander und verarbeiten die Nahrungsmittel thermisch. Wenn dann noch tierische Eiweiße hinzukommen, werden höchstens 5 Prozent an Nährstoffen aufgenommen. Die übrigen 95 Prozent werden als Toxine und als Belastung vom Körper wahrgenommen und mit einer sehr großen Menge an Energie, Mineralien, Mikroelementen und Wasser verarbeitet, neutralisiert und ausgeleitet. Auf Dauer schaffen das Verdauungssystem, die Leber und die Nieren diese Belastung nicht und lagern die ganzen Giftstoffe im Körper verteilt ab, womit wir wieder bei der Verschlackung sind. (Zum Thema Ernährung siehe auch das nächste Kapitel.)

Das zweite System ist die Symbiose. Sie findet im Darm statt, in dem sich bis zu einem Kilogramm probiotischer Bakterien befinden. Probiotika sind Mikroorganismen, die sich günstig auf die Darmflora und auch auf das Immunsystem auswirken. Während des Verdauungsprozesses von lebendigen pflanzlichen Ballaststoffen werden unter anderem Vitamin K und Vitamin B_{12} von den Probiotika produziert.

Die Symbiose verlangt eine harmonische, respektvolle Zusammenarbeit. Wir brauchen die Bakterien für eine gute

Verdauung und ebenso die Vitamine, die sie herstellen. Die probiotischen Bakterien hingegen brauchen von uns Ballaststoffe. Wenn sie keine Ballaststoffe bekommen, können sie sich nicht vermehren. Auf ihren Platz rücken dann andere Bakterien, die für Gärung und Fäulnisprozesse verantwortlich sind. Ihr Stoffwechsel produziert Abfallprodukte, die stark toxisch für uns sind. Sie vergiften den Menschen von innen, ein Prozess, der sich wahrscheinlich noch schlimmer auswirkt als die Umweltgifte von außen.

Genau hier, in dem Ungleichgewicht von guten und schädlichen Bakterien, beginnt die Disharmonie auf allen Ebenen.

Die probiotischen Bakterien flüchten sozusagen in den Blinddarm, wenn es keine passende Nahrung für sie gibt, der Muskel des Blinddarms verschließt sich und lässt keine anderen Bakterien hineingelangen. Der Appendix ist in diesem Fall ein Inkubator für probiotische Bakterien, er enthält so viele Nervenzellen wie der gesamte Dünn- und Dickdarm zusammen. Auf diese Weise kann sich das Verdauungssystem immer regenerieren, wenn man nachhilft und die richtigen Nahrungsmittel zu sich nimmt, sodass sich die probiotischen Bakterien erneut im Darm ansiedeln. Nach dem Polaritätsgesetz gibt es immer zwei Möglichkeiten für unsere Entscheidungen und Handlungen. Auch in diesem Fall kann ich meinen Körper unterstützen und komme in Harmonie, Gesundheit, Ganzheit, oder ich bewege mich in die andere Richtung, richte meine Gedanken und Handlungen gegen mich selbst. Jeder hat eine Wahl, wenngleich nicht jeder die Verantwortung für seine Wahl tragen will.

Den Darm kann man als unser zweites Gehirn betrachten. In ihm findest du Projektionen zu jedem Organ; er steuert sich selbst und regeneriert sich selbst. Auch ist er ein Hormonorgan, in dem zahlreiche Botenstoffe produziert werden, wie Geschlechtshormone, Kortison, Glückshormone usw. Wenn die Hormonproduktion im Darm durch Verdauungsprobleme gestört wird, entsteht ein Mangel an Serotonin, dem Wohlfühlhormon. Das kann zu Depressionen und Migräne führen. Sogar Unfruchtbarkeit kann mit dem Verdauungssystem in Zusammenhang gebracht werden.

Man sollte sich vor Augen halten, dass die Hormonproduktion im Darm direkt von der Nahrung abhängig ist. Dazu und auch zur Entgiftung mehr in den folgenden Kapiteln.

Resonanz von Organen und Gefühlen

Abschließend möchte ich aufzeigen, welche Organe mit welchen Gefühlen in Resonanz stehen und wie sie sich wechselseitig aufeinander auswirken. Wenn du diese Auswirkungen erkannt hast, kannst du für dich selbst entscheiden, ob du deine Emotionen immer weiter füttern möchtest oder ob du sie loslässt, damit sie weiterziehen können.

Leber: Gefühle, Aggressivität, Hass, Neid, Konkurrenz, Wut, Güte und der Mangel. Die Leber zeigt dem Menschen, wo er noch nicht in Harmonie ist. Sie ist für die Unterstützung der schöpferischen Selbsterschaffung verantwortlich, für die Transformation aller Energien in eine Energie.

Darm, Zwölffingerdarm: Gefühle, Beleidigung, Verurteilung, Existenzängste und Unterdrückung. Eigene Kreativität und Spontaneität sind die Themen dieses Organs.
Dünndarm: zeigt den Charakter. Die Fokussierung liegt dabei auf dem Mangel von anderen und sich selbst; die wahren Fähigkeiten und die Bestimmung werden ausgeblendet.
Dickdarm: ist in Resonanz mit allem und allen. Kommunikation mit der Gesellschaft und mit sich selbst. Die Themen sind: dazuzugehören und gleichzeitig frei zu sein. Wir streben alle danach.
Blinddarm: steht für die Bereitschaft, das Neue anzunehmen, neue Wege zu gehen.
Magen: ist in Resonanz mit vergangenen Beleidigungen, nicht beendeten Gesprächen und Konflikten mit Verwandten und anderen Menschen. Der Magen ist für das Annehmen verantwortlich – dafür, alles so anzunehmen, wie es ist.
Schilddrüse: zeigt die Harmonie zwischen dem Inneren und Äußeren an. Mit dem Inneren ist das gemeint, was du denkst, mit dem Äußeren das, was du sprichst und tust. Harmonie zwischen Bewusstsein und Unterbewusstsein.

Lunge: Leben und Selbstverwirklichung des eigenen Seelenplans.
Herz: die Resonanz zum anderen Geschlecht.
Bauchspeicheldrüse: in Resonanz mit dem Annehmen dessen, was passiert, dem Erkennen des göttlichen Plans dahinter und der Fähigkeit, es dann geschehen zu lassen. Oft hat die Bauchspeicheldrüse mit verwandtschaftlichen Verhältnissen zu tun.
Blase: hat immer mit der Familie zu tun. Konflikte und Erwartungen in der Familie oder Beziehungen.
Nieren: menschliche Lebensenergie. Die tiefsten Vereinbarungen unserer Seele, die oft in der Realität nicht erfüllt sind. Dazu gehört die Angst zu versagen. Absprachen mit uns selbst wurden auf der geistigen Ebene getroffen, werden jedoch im Hier und Jetzt nicht eingehalten.
Milz: geht einher mit den Emotionen, mit denen wir unsere Welt erschaffen.
Haut: ist die geistige Fokussierung durch Moral, Verstand und Negativität. Auch die Sprache unserer Seele, die sich durch die Haut ausdrückt. Sie kommuniziert mit dem Menschen, wenn er nicht mehr seine innere Stimme hört. Gesunde, strahlende Haut sind Klarheiten in sich selbst, schöpferische, liebevolle Gedanken und Gefühle.
Augen: stehen direkt in Resonanz mit Beziehungen und Kommunikation. Beziehungen zwischen Eltern

und Kindern, Partnern, Bekannten, Freunden, der Natur und sich selbst.

Gehör: steht genau wie die Augen für Kommunikation mit sich selbst, Angst vor der Wahrheit, schlechtem Gewissen. Die Augen sind mit der Leber verbunden und das Gehör mit den Nieren.

Hals und Nacken: stehen für Bewertungen, Verurteilungen und Beurteilungen gegenüber sich selbst und anderen.

Wirbelsäule: reflektiert die Selbstzerstörung durch Beleidigungen und Verurteilungen. Sie repräsentiert den wahren inneren Halt, die eigene Bestimmung und die Aufgabe der Seele.

Wenn du endlich genug davon hast, dein Leiden immer wieder aufs Neue zu fühlen, dann verzeihe dir selbst. Wirf gedanklich alles ins Feuer und verbrenne die schmerzlichen Erinnerungen und Emotionen. Richte sodann deine Aufmerksamkeit auf deine schöpferische Seite, und investiere deine Energie in Freude, Spaß, Liebe, Vertrauen, Harmonie, egal was passiert. Nur so kannst du dein Leben wirklich leben.

KAPITEL 4
Ernährung

Du bist, was du isst

Wir nehmen mit der Nahrung Energie auf, die bestimmte Schwingungen mit bestimmten Informationen hat. In jedem Nahrungsmittel sind Energiefrequenzen enthalten. Jeder Stoff, jedes Element hat seine eigene Schwingung.

Durch das geistige Erwachen verändert sich die Ernährung, und umgekehrt hat die Ernährung Einfluss auf das geistige Erwachen. Anhand deiner Ernährung kannst du für dich selbst überprüfen, wo du gerade stehst. Die Entscheidung, was du in dich aufnimmst, liegt allein bei dir.

Fragst du dich beim Essen: Was ist das? Wo kommt es her? Wie wurde es verarbeitet? Unter welchen Bedingungen wurde es produziert? Wer steht hinter diesem Produkt? Welche Absichten werden damit verfolgt? Was bringt mir – meinem Körper, meinem Geist und meiner Seele – dieses Nahrungsmittel? Welchen Schaden oder gar welches Leid richte ich an, wenn ich es konsumiere? Wie viel und welcher Abfall fällt an? Dies sind ganz normale Fragen, die bei jedem auftauchen, der in die Eigenverantwortung geht.

Wer sich solche Fragen noch nicht gestellt hat, befindet sich wahrscheinlich noch in einer Art Schlafzustand oder Opferhaltung. Letzteres bedeutet: Alle anderen sind schuld, und die Verantwortung tragen auch andere, nur nicht man selbst. In dieser Phase konsumiert man alles, ohne groß darüber nachzudenken: zum größten Teil thermisch verarbeitete Lebensmittel, tierische Produkte, Alkohol, Kaffee, Zigaretten, zu viel Zucker usw. Es wird das gemacht, was (fast) alle tun, das gegessen, was alle essen, was von Kindheit an durch die Eltern und die Medien vermittelt wurde. Die Rolle der Medien ist es, Menschen zu programmieren und in diesen Frequenzen festzuhalten. Diese Menschen hören alles, nur nicht sich selbst, ihre eigene Intuition. Dies kann geschehen, weil sie sich ständig in fremden Informationsfeldern befinden, keine Stille, keine Ruhe haben und stattdessen abgelenkt sind durch Musik, Fernsehen, Zeitschriften oder unnötige Gespräche. Das lenkt sie von sich selbst ab, und so hören sie nicht, was ihre Seele ihnen sagt, und auch nicht, wie sie sich ernähren sollen.

Auf dieser Ebene interessiert man sich auch nicht, wie viel Leiden man mit seinem Essverhalten schafft. Zu oft wird die Natur vom Menschen missbraucht. Auf Mutter Erde entstehen immer mehr Monokulturen, um Futter für die Massentierhaltung zu produzieren. Selbst die Urwälder werden für Weideflächen und Palmöl gerodet, die Zerstörung findet kein Ende. Das Recht der Tiere, frei zu leben, wird missachtet. Wenn jeder das fühlen würde, was ich fühle, wenn ich an die Schlachttiere denke, gäbe es keine Fleischesser. Es ist solch ein immenser Schmerz, solch ein verzweifelter Schrei um Hilfe, und die Angst, die von den Tieren ausgeht, ist mit Worten kaum auszudrücken. So viel Leid empfinden die Tiere, keines von ihnen will sein Leben opfern, um auf einem Teller zu landen. Keines wird in den

Tod gestreichelt. »Solange es Schlachthäuser gibt, wird es auch Schlachtfelder geben«, sagte der große russische Schriftsteller Leo Tolstoi. Und schon Pythagoras meinte: »Alles, was der Mensch den Tieren antut, kommt auf den Menschen zurück.« Die Tiere sind da, um uns zu helfen, uns zu unterstützen und auch, um Freude zu bereiten und unsere Freunde zu sein.

Als Kind habe ich verletzte Tiere von der Straße mit nach Hause genommen und versorgt. Meine Mutter konnte ich immer überzeugen, indem ich ihr sagte, es wäre wichtig für mich. Bei uns in der Stadt gab es viele herrenlose Haustiere. Damals organisierte ich in unserem Viertel eine Gruppe von Kindern, die sich um sie kümmerte. Ich nahm Essen für die Tiere von zu Hause mit, ich mochte sowieso nicht viel essen, also verfütterte ich meine Mahlzeiten lieber. Es machte mir Freude, und obendrein gab es mir das Gefühl, etwas Wichtiges zu tun, etwas, das einen Sinn hatte. Kurzum, ein richtig gutes Gefühl.

Ich habe schon immer Haustiere gehabt und geliebt, aber noch mehr liebe ich es, die Tiere im Freien zu beobachten. Mein Herz blüht auf, wenn ich sehe, wie sie ihre Freiheit genießen. Wieso kann der Mensch für das eine Tier Liebe empfinden, es behüten und beschützen, gleichzeitig aber andere Tiere am liebsten auf seinem Teller haben – sogar, wenn er weiß, auf welch grausame Art und Weise die meisten Tiere gehalten, gemästet und umgebracht werden?

Wenn ich über Liebe spreche, dann möchte ich die Liebe an alle richten, auch an die Tiere und natürlich auch an die Pflanzen. Wenn ich Pflanzen esse, ernte ich sie so, dass sie weiterleben und sich vermehren können. Mit Dankbarkeit hole ich mir aus dem Wald und der Natur das, was ich brauche, und nur so viel, wie ich wirklich benötige. Für mich ist der Verzehr von Lebensmitteln gleichbedeutend mit Informationsaustausch zwischen der Natur und mir. Ich achte, aus welcher Region die Lebensmittel stammen, und natürlich auch auf ihre Qualität. Je reiner ein Mensch in seinem physischen Körper, seinen Gedanken und Gefühlen ist, desto lebendiger und energiereicher wird seine Ernährung sein. Jeder erschafft eine Resonanz zwischen sich und seiner Ernährung. Ich bin davon überzeugt, denn ich bin selbst diesen Weg gegangen, und jeder, der es so hält, wird es genauso erleben: dann nämlich, wenn du bereit bist, alles loszulassen und Eigenverantwortung zu übernehmen, und wenn du dich selbst und deine Umwelt respektierst.

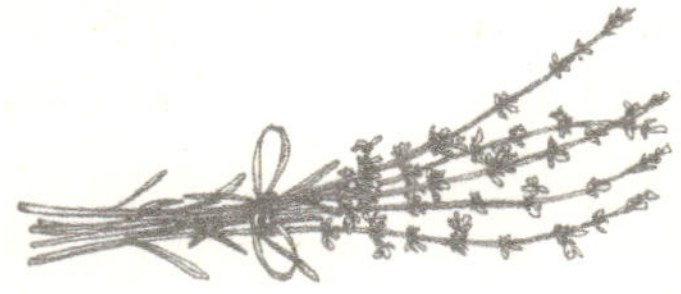

Ernährungstypen

Die unterschiedlichen Ernährungstypen sind Übergangsphasen während der Evolution der Seele. Sie begleiten den Menschen und helfen ihm, sich selbst zu erfahren.

Vegetarier, Veganer und Rohkostler wollen nicht mehr an dem Tierleid und den Morden teilnehmen. Sie haben erkannt, dass Tiere Geschöpfe Gottes sind und eine Seele haben, dass sie fühlen wie wir. Sie unterstützen die Fleischindustrie nicht länger. Später in der Entwicklung kommen auch die Fisch- und die Milchindustrie hinzu. Mit der Zeit reinigt sich der Körper immer mehr, man wird wieder feinfühliger, was einen wiederum einen Schritt näher zu sich selbst bringt. Man befreit sich mehr und mehr von der Angst, von Grenzen, Karma und Leiden.

Für mich ist richtige Ernährung kein vorgegebener Speiseplan zu einer bestimmten Zeit, sondern bewusstes Handeln mit vollem Respekt sich selbst gegenüber. Ich habe zu einer intuitiven Ernährungsweise gefunden: Ich esse erst dann etwas, wenn ich wirklich Hunger habe, und zwar so viel ich will. Ich fühle, welche Lebensmittel mein Organismus gerade benötigt, und handle danach. Meine innere Stimme meldet sich und hilft mir, das Richtige zu finden, das, was meine Zellen brauchen.

Es ist nicht egal, was du isst. Wie bereits erklärt, ist es wichtig, welche Informationen in der Nahrung enthalten sind. Zu 95 Prozent lebt der Mensch sowieso von Lichtnahrung, ob bewusst oder unbewusst. Es gibt auch Menschen, die ihre eigene autonome Energie herstellen, sie brauchen dazu keine äußere Quelle.

Die meisten essen thermisch verarbeitete Lebensmittel, also tote Nahrung, denn sie hat keine Lebensenergie mehr in sich. Hierbei benötigt der Körper sehr viele Enzyme und Energie, um diese Stoffe wieder aus dem Organismus abzutransportieren. Daher fühlt man sich nach dem Essen müde und erschöpft. Aus 100 Gramm thermisch verarbeiteter Nahrung kann der Organismus höchstens 5 Prozent irgendwelcher Mikroelemente gewinnen, die restlichen 95 Prozent werden als Toxine betrachtet und vom Körper auch so behandelt. Man isst, um Energie zu bekommen, aber bei diesem Prozess muss man eine Menge eigener Enzyme für die Verdauung und den Abtransport der Giftstoffe produzieren. Für die 95 Prozent wird mindestens die gleiche Menge an eigener Energie benötigt. Das bedeutet, die Menschen essen, um Energie aufzutanken, aber durch falsche Ernährung verlieren sie Energie.

Auch möchte ich noch einmal daran erinnern, dass, sobald der Verdauungsprozess läuft, der Regenerationsprozess stillgelegt wird. Der physische Körper kann sich nicht erneuern, während er verdaut. Die meisten Menschen essen viel zu viel und verbrauchen dabei entsprechend viel Energie. Diese Energie wird aus dem Universum und von Mutter Erde genommen und vom Körper umgewandelt, sodass sie dem Verdauungsprozess dienen kann. Aus diesem Grund ist thermisch verarbeitete Nahrung für den Entzug der Lebensenergie und die Lebensdauer im physischen Körper verantwortlich.

Setze eine gekochte Kartoffel oder gekochte Körner und Samen in die Erde. Keimt da eine neue Pflanze? Nein. Wenn du das Gleiche mit einer rohen Kartoffel und naturbelassenen Körnern oder Samen machst, erlebst du ein Wunder. Aus einem winzigen Zedernsamen wächst ein mächtiger Baum heran, der bis zu 800 Jahre alt werden kann. In dem Samen ist die komplexe genetische Information hinterlegt, genau wie beim Menschen. Durch ein lebendiges Spermatozoon und eine Eizelle entsteht ein Wunder der Natur – ein Mensch mit göttlichen Fähigkeiten. Und dieser Gott-Mensch will die Vollkommenheit der Natur genießen. Wozu soll er Vollkommenes verändern? Wozu soll er seine Nahrung thermisch und chemisch vernichten? Warum soll er denken, dass er feste Nahrung (im Gegensatz zu Lichtnahrung) unbedingt braucht?

Die Antwort ist einfach: *um zu vergessen, wer er wirklich ist.*

Du bist ein Kind Gottes und brauchst göttliche Nahrung – die Liebe und das Licht.

In jeder Partnerschaft erfährst du dich und lernst zu verstehen, dass du den anderen nicht verändern kannst – du kannst ihn nur genießen, wie er ist, und gleichzeitig erfahren, wer du bist. Mit dem Essen ist es das Gleiche.

Wir leben hier nicht, um zu essen. Wir leben hier, um uns als Seele zu entwickeln und zu erfahren. Verbringe dein Leben nicht mit dem unwichtigeren Teil, sondern investiere deine Konzentration, deine Energie an die Erfahrung: Wer willst du sein? Welche Gefühle möchtest du spüren?

Wenn du lebendige Nahrung zu dir nimmst, kann dein Organismus mit den Giftstoffen viel leichter umgehen, als es bei thermisch verarbeiteter Nahrung der Fall ist.

Kein einziges Lebewesen verändert oder zerstört durch Feuer seine Nahrung, außer dem Menschen. Feste Nahrung dient nur dazu, die unterschiedlichen Geschmäcker zu testen und zu erfahren. Wir brauchen feste Nahrung nicht unbedingt, aber wir können sie genießen, so wie Gott sie erschaffen hat: naturbelassen und roh.

Wenn du lebendige Nahrung zu dir nimmst und auf Trennkost achtest, wirst du die einzelnen Geschmäcker richtig wahrnehmen können. Du wirst auch genügend Energie haben, um deine Seelenevolution zu erfahren.

Durch Rohkost gewinnst du Zeit, Geld, Energie, Gesundheit und Harmonie in dir und um dich herum.

Es gibt nur eine wichtige Regel: Bevor du umsteigst, reinige systematisch deinen Körper. Wenn das Gefäß nicht sauber ist, und du gibst etwas Gutes hinein, bringt es nichts. Zuerst müssen wir es leeren, reinigen und dann neu befüllen.

Was du über die Verträglichkeit von Produkten wissen solltest

Milch verträgt sich mit absolut keinem anderen Produkt. Milch bildet Eiter im Organismus und trägt fremde Hormone in sich (außer der Muttermilch natürlich). Milch kann aus Samen oder Nüssen selbst hergestellt werden. In alten Zeiten und auch heute noch verabreichen Mütter in Sibirien, die keine Muttermilch mehr haben, ihren Kindern Zedernnussmilch.
Zubereitung: 50 Gramm Zedernnüsse in den Mixer geben, 0,5 Liter Wasser hinzugeben und so lange laufen lassen, bis die Flüssigkeit milchig ist. Je nach gewünschter Konsistenz mehr Wasser zugeben.

Obst sollte mit nichts gemischt werden, auch nicht mit anderen Früchten. Du kannst eine Sorte Obst jedoch zusammen mit grünen Blättern verzehren. Auf keinen Fall Obst mit Nüssen vermischen, dabei entstehen Verdauungsprobleme, und im Darm fängt es an zu gären.

Beeren: Johannisbeeren, Heidelbeeren, Wildhimbeeren, Wildwaldbeeren, Wildbrombeeren können miteinander vermischt werden, denn sie sind nicht gezüchtet, um einen höheren Zuckergehalt aufzuweisen. Alle kultivierten Beerensorten sollte man wegen des hohen Gehalts an Fruchtsäure jedoch nicht mischen.

Gemüse und Wurzelgemüse kannst du mit pflanzlichen Ölen und Fetten mischen. Kürbis und Zucchini sind im Rohzustand leicht toxisch, also diese nur gedünstet essen. Mit Rohkartoffelsaft entgiften wir den Organismus von Toxinen.

Gewürze: Dazu gehören Senf, Meerrettich, Peperoni, Nelke, Kurkuma, Kümmelkerne, Anis, Ingwer und viele mehr. Sie sind sehr nützlich für uns, weil sie für die richtige Schärfe im Magen sorgen. Sie wirken antibakteriell und helfen mit bei der Ausleitung von Schwermetallen und Stoffwechselresten.

Sprösslinge sind eine der besten Energiequellen. Die Samen beinhalten alles Lebensnotwendige. Durch die Keimung lösen sich die sekundären Pflanzenstoffe (Phytate) und stehen dem Organismus mit allen anderen wichtigen Stoffen zur Verfügung: Chlorophyll, Mikro- und Makroelemente, Vitamine, Mineralien, Ur-Informationen.

Fette, Öle: Zu empfehlen sind Kokosnussöl, Leinöl, Zedernnussöl, Hanföl, Olivenöl. Alle Öle müssen in einer Holzpresse oder Steinpresse in Rohkostqualität kalt gepresst werden, ansonsten können sie toxisch wirken.

Auch Avocados haben gesunde Fette in sich, genau wie pflanzliche Öle.

Gute Öle brauchen wir für das Wachstum, die Regeneration und zur Entgiftung, pro Tag etwa 2 bis 4 Esslöffel.

Folgende Regeln solltest du unbedingt beachten, denn sonst kommt es zu schädlichen Gärungsprozessen:

- kein Obst nach dem Gemüse essen
- Obst nicht mit Nüssen vermischen
- nach einer gekochten Mahlzeit kein Obst essen
- niemals erst Fleisch und Eiweißprodukte und danach süßes Obst essen.

Warme Mahlzeiten in Rohkostqualität

Alle, die sich von Rohkost ernähren möchten, aber noch nicht von dem Bedürfnis loskommen, eine warme Mahlzeit einzunehmen, können ihre Nahrungsmittel bis auf 40 Grad Celsius im Dörrgerät oder Mixer erwärmen. Die Rohkostqualität bleibt bei dieser Temperatur erhalten, und der Körper bekommt das, wonach er verlangt.

Früchte oder Gemüse können im Hochleistungsmixer leicht erwärmt werden, bis eine Rohkostsuppe entsteht. Man kann auch scharfe Gewürze verwenden, die wärmend wirken, wie Chili, Ingwer oder Kurkuma. Sie sind sehr gesund, wirken gegen Bakterien und Parasiten und wärmen den Körper von innen.

Mein Tipp: Iss mehr Samen und weniger Nüsse. Zedernüsse gehören zu den Samen, sie enthalten viele Aminosäuren, Spurenelemente und Vitamine. Sorge für viel Bewegung, so wird der Organismus besser durchblutet und erwärmt dich.

Nahrungsmittel gesund kombinieren

Folgendes solltest du bei deiner Ernährung beachten – und denke daran: Ausnahmen von der Regel können mal sein, aber es sollten Ausnahmen bleiben.

> **Gemüse und grüne Pflanzen** vertragen sich mit Eiweißen und
>
> Kohlenhydraten.
>
> **Nüsse** sollten getrennt gegessen und nicht mit anderen Produkten kombiniert werden.
>
> **Gewürze** kann man mit Kräutern, Gemüse oder Eiweißen kombinieren.

Mische bitte niemals Kohlenhydrate mit Eiweißen. Sie benötigen unterschiedliche Enzyme für die Verdauung und sind zusammen unverträglich. Wenn du in deiner Ernährung Eiweiße von Kohlenhydraten trennst, wirst du spüren, dass du viel Energie gewinnst.

Die Tabelle auf der folgenden Seite zeigt dir, welche pflanzlichen Nahrungsmittel der Eiweiß- und welche der Kohlenhydrat-Gruppe zuzurechnen sind.

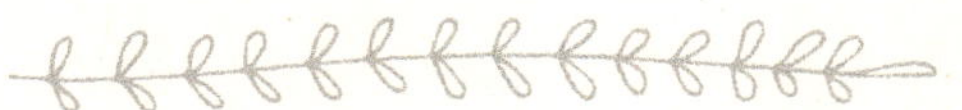

Eiweiße	Kohlenhydrate
Pilze	Brot
Bohnen	Getreide
Soja	Kartoffeln
Aubergine	Honig
Nüsse	Zucker
Samen	Süßigkeiten, gesüßte Getränke
	Marmelade
	Artischocken
	Aubergine
	Blumenkohl
	Brechbohnen
	Brokkoli
	Erbsen
	Frühlingszwiebeln
	Karotten
	Kartoffeln
	Kopfsalat
	Kürbis
	Lauch
	Mais
	Paprika
	Römersalat
	Salatgurke
	Sellerie
	Spargel
	Spinat (frisch)
	Süßkartoffeln
	Tomaten
	Weißkohl
	Zucchini
	Zwiebeln

Weitere wichtige Regeln

Phytate zählen zu den sekundären Pflanzenstoffen, die wir vor allem in Getreidekleie und auch in Samen und Nüssen finden.

Diese Stoffe werden von den Pflanzen als Schutz gegen Fressfeinde gebildet: gegen Insekten, andere Tiere und Menschen. Sobald wir Phytat-haltige Getreide, Nüsse und Samen verzehren, liegen sie uns schwer im Magen, weil die Phytate die Aufnahme von verschiedenen Mineralien wie zum Beispiel Kalium, Eisen, Magnesium, Zink erschweren.

Sekundäre Pflanzenstoffe befinden sich auch in den grünen Blättern vieler Pflanzen. Pflanzen haben die Fähigkeit, miteinander zu kommunizieren und jederzeit mehr Phytate zu produzieren. Wenn beispielsweise ein Tier die Blätter von einem Busch oder Baum zu fressen beginnt, produziert die Pflanze entsprechende Stoffe, um die Blätter bitter oder gar toxisch zu machen. Genau das geschieht auch bei der Ernte von grünem und schwarzem Tee: Die Blätter werden abgerissen, so als würde ein Tier sie fressen; daraufhin erzeugt der Strauch toxische Pflanzenstoffe, um sich vor Fressfeinden zu schützen. Bei der Ernte wird dann eine gewisse Zeit abgewartet, bis genügend Bitterstoffe in den Blättern vorhanden sind, die den gewünschten Geschmack ergeben. Kein Tier wäre so dumm, diese Blätter noch zu fressen, aber der Mensch missachtet die Gesetze der Natur und vergiftet sich durch den Verzehr solcher Produkte auch noch mit Absicht. In geringen Mengen können uns diese Stoffe kaum schaden, doch wenn täglich über mehrere Jahre ein paar Tassen Tee getrunken werden, dann verhält es sich anders.

Weil Phytate die Mineralienaufnahme erschweren, weichen wir Getreide und Samen im Wasser auf, um die sekundären Pflanzenstoffe herauszulösen und die Verdauung zu erleichtern.

Pilze sind keine Pflanzen, sondern eine Lebensform für sich, und sie sind schwer verdaulich. Für therapeutische Zwecke werden Heilpilze getrocknet und in Pulver oder Kapseln angeboten.

Getreidekörner: Alle Pflanzen, die nicht durch Bienen bestäubt werden, sollten Menschen nicht essen. Getreide verschleimt und übersäuert, außer Getreidesprösslinge (siehe oben). Sprösslinge sind sehr gesund, sie enthalten u.a. Chlorophyll, Vitamine und Mineralien.

Getreidekörner »atmen«, das heißt, es findet eine Feuchtigkeitsumverteilung statt. Man könnte auch sagen, das Getreidekorn »schwitzt«. Es ist damit ein guter Nährboden für schädliche Pilzsporen, die sich auf dem Korn ansammeln. Diese Pilzsporen sind wahre Überlebenskünstler. Selbst hohe oder extrem niedrige Temperaturen, wie sie beim Backen oder durch Einfrieren entstehen, töten sie nicht ab. Die Pilzsporen können sich in einem Körper, der bereits übersäuert ist, leicht vermehren und die Übersäuerung noch weiter vorantreiben. Allergien, Asthma und viele weitere Krankheiten sind in Wahrheit eine Reaktion auf Toxine von Pilzen, Bakterien und Würmern im Organismus. Wenn Getreideprodukte vermieden werden, verbessert sich der allgemeine Gesundheitszustand meist innerhalb kürzester Zeit.

Getreideprodukte können ersetzt werden durch folgende Produkte, die im Bioladen erhältlich sind:

- Buchweizen
- Maroninudeln
- Braunhirsenudeln
- Süßlupinenprodukte
- Rohkostbrot
- Rohkostplätzchen.

Die Ur-Informationen in den Pflanzen

Jede lebende Zelle trägt in sich Ur-Informationen, nach denen sie wächst, sich ihrem Bauplan gemäß entwickelt und sich an die gegebenen Bedingungen anpasst. An Pflanzen lässt sich dies gut beobachten. Stecken wir ein Samenkorn in die Erde und wässern diese, dreht sich der Keimling zum Licht hin, stößt durch die Erde und wächst seiner Ur-Information gemäß heran.

Im Leben ist alles miteinander verbunden. In der Wildnis kommunizieren die Pflanzen untereinander, tauschen Informationen und Stoffe aus. Sie übertragen die Ur-Informationen von Generation zu Generation. Sobald der Mensch eine solche Pflanze im naturbelassenen Zustand isst, nimmt er die Ur-Informationen in sich auf und beginnt die Natur zu fühlen, sie wahrzunehmen. Er hört seine eigene innere Stimme wieder.

Es sind weniger die Inhaltsstoffe, die dafür verantwortlich sind, als vielmehr die feinstofflichen Verbindungen der Pflanzen. Der Mensch ist ein wichtiger Teil der Natur, durch seine Anwesenheit trägt er – seiner wahren Natur gemäß – zum harmonischen Gleichgewicht bei.

Leider stammen die meisten Pflanzen, die uns als Lebensmittel dienen, aus einer Monokultur. Sie wachsen isoliert, und dies bedeutet Abgrenzung, Trennung, Mangel. Dazu kommen genveränderte Samen und hochgezüchtete Pflanzen, die einen Großteil ihrer Ur-Informationen eingebüßt haben. Deshalb sollten Pflanzen aus dem Wald und der freien Natur gesammelt werden oder aus der Permakultur stammen, wo Pflanzen in nachhaltigen, naturnahen Kreisläufen gedeihen können. Wenn möglich, lege einen eigenen Garten an. Auch ist es wichtig, die alten Sorten von Obstbäumen und Pflanzen zu erhalten. Es gibt genug »verlassene« Bäume, man muss nur die Augen aufmachen.

Achte darauf, dass deine Lebensmittel Rohkost- statt nur Bioqualität haben oder aus Wildwuchs stammen.

Die Zeder aus der sibirischen Taiga besitzt die wertvolle Ur-Information, die auch in ihren Samen und dem daraus gewonnenen Zedernnussöl vorhanden ist. Gott hat die Zeder als Speicher kosmischer Energien erschaffen.

Die Herstellung des Zedernnussöls verläuft nach den Prinzipien der Ahnen: Aus den Zapfen werden per Hand die Zedernnüsse (Samen) gelöst und in einer Holzpresse verarbeitet. Die Temperatur darf dabei nicht über 37 Grad steigen, und nur weibliche Energie darf bei der Verarbeitung die Zedernnüsse berühren. Dadurch bleiben die gesamte Kraft, die Information und Energie erhalten. Das so entstehende Öl enthält 14 Aminosäuren, 19 Spurenelemente, Mineralien, Vitamine, Fettsäuren und natürlich die Ur-Information. Die Zedern wachsen in der reinsten Region der Erde. Sie bekommen ihre ersten Zapfen nach fünfzig Jahren. Der Baum muss in der sibirischen Taiga Temperaturen von plus 35 Grad im Sommer und bis zu minus 50 Grad im Winter standhalten, auch dies erhöht seine Widerstandskraft. Diese Kraft wird an die Samen weitergegeben. Deshalb sind Zedernnussöl und -samen nicht nur nahrhaft, sondern tragen auch die Energie und Information der Widerstandskraft und Reinheit des Baumes in sich, die beim Verzehr auf uns übergeht.

Ernährungshygiene

Gesunde Ernährung und Verdauung durch natürliche Prinzipien

Die Lebensmittel, die wir verzehren, müssen vom Organismus aufgenommen werden, um uns die benötigte Energie liefern zu können. Um die Aufnahme zu verbessern, empfehle ich dir die folgenden Verhaltensmuster.

- Wasser: 30 Minuten vor dem Essen solltest du das letzte Mal trinken, dann erst wieder frühestens 2 Stunden nach dem Essen. Ansonsten verdünnt das Wasser den Magensaft und behindert den Verdauungsprozess. Der Magensaft wirkt auch als Schutzmechanismus gegen Bakterien, Pilze, Viren und andere Parasiten. Ist die Magensaftkonzentration nicht ausreichend, können diese in den Darm gelangen und sich dort vermehren.
- Bei der Zubereitung und beim Essen sollten gute Laune herrschen, damit gute, lichtvolle Gefühle in die Lebensmittel mit einfließen. Gerichte, die liebevoll und mit positiven Gedanken zubereitet werden, haben mehr Energie in sich, können dich und deine Liebsten am besten ernähren und zur Heilung beitragen. Der Spruch »Liebe geht durch den Magen« trifft voll und ganz zu. Wenn die Gerichte mit Liebe zubereitet werden, geht diese Liebe durch den Magen, auch schmecken sie besonders lecker,

und die Freude und Ausgeglichenheit steigen noch nach dem Essen, da der Energieaustausch von positiven Schwingungen getragen wird. Frage dich an dieser Stelle auch, welche Energie in den Gerichten steckt, die in der Gastronomie oder gar im Fast-Food-Laden angeboten werden. Ist da Liebe mit im Spiel? Ist Heilung die Absicht? Welche Produkte wurden ausgewählt?

- Während des Essens sollte es ruhig und still sein, und man sollte auch keine Gespräche führen, sonst verdaut man das, worüber man spricht. Das Radio oder den Fernseher sollte man ausschalten, denn sie stören nur. Während des Essens solltest du zu hundert Prozent mit deinen Gedanken beim Essen sein.
- Genieße den Geschmack, achte darauf, wann dein Körper satt ist, höre dann mit dem Essen auf, auch wenn der Teller noch nicht leer gegessen ist. Viele Menschen essen oft aus Frustration, weil die Freude in ihrem Leben fehlt. Unser Geschmackssinn ist mit dem emotionalen Körper verbunden. Wer aus Frust isst, sorgt letztendlich nur noch für mehr Frust.
- Du solltest nur dann essen, wenn du richtig Hunger hast. Er äußert sich, indem du ein leichtes Schwächegefühl verspürst.
- Das Essen sollte richtig und lange gekaut werden. Die Nahrung muss gut eingespeichelt werden, damit die Verdauungsprozesse funktionieren. Die Verdauung beginnt im Mund; hier wird die Gleitfähigkeit der Nahrung erhöht, und Enzyme werden freigesetzt. Auch stellt sich durch das lange Kauen früher ein Sättigungsgefühl ein.

- Die letzte Mahlzeit sollte nach meiner Empfehlung um 17.00 Uhr stattfinden. Alles, was nach 18.00 Uhr gegessen wird, bleibt bis zum nächsten Tag im Magen liegen und trägt zur Übersäuerung bei. Der Magen sollte während des Schlafens leer sein, dann kann sich auch das Blut reinigen.
- Regelmäßig einmal in der Woche einen Tag fasten. In dieser Zeit reinigt sich der Organismus, muss keine Energie für Verdauungsprozesse aufwenden und kann regenerieren.
- Es wäre gut, wenn 70 bis 80 Prozent der Nahrungsmittel basisch sind und 20 bis 30 Prozent sauer. Auf dieses Verhältnis sollte immer geachtet werden.
- Segne dein Essen. Du bist dazu fähig, absolut alles in Liebe umzuwandeln. Drücke Dankbarkeit aus für das, was du erhalten hast.
- Wenn du deine Nahrung thermisch verarbeitest, achte auf die Töpfe und Pfannen. Verwende Keramik, Ton, Glas oder emailliertes Gusseisen. Bei Keramikpfannen und -töpfen solltest du keine Billigprodukte aus China kaufen, da Blei in der Glasur sein kann. Besteck sollte aus Silber oder Holz sein. Pfannen oder Töpfe aus Stahl enthalten oft hochgiftiges Aluminium. Es wird wegen seiner hohen Wärmeleitfähigkeit verwendet und mit anderen Arten von Metallen überzogen, doch durch Beschädigungen wie zum Beispiel Kratzer können Gifte austreten. Auch Pfannen mit Beschichtungen wie Teflon können bei Überhitzung oder Beschädigung gefährliche Giftstoffe freisetzen.

Wenn du dir diese Gewohnheiten aneignest, wirst du nach kurzer Zeit eine Verbesserung deiner Gesundheit spüren, dich wohler fühlen und über mehr Energie verfügen.

Basische Lebensmittel

Mithilfe der folgenden Tabelle kannst du dir deinen Speiseplan so zusammenstellen, dass er überwiegend basisch ist. 70 bis 80 Prozent der Ernährung sollten basisch sein. Auf diese Weise wirkst du einer Übersäuerung entgegen und sorgst dafür, dass dein Säure-Basen-Haushalt wieder ausgeglichen wird. Denke bitte daran, dass alle basischen Produkte, die über 43 Grad Celsius gekocht werden, nicht nur ihre Vitalstoffe verlieren – sie wirken auf den gesamten Organismus säuerlich.

Basisches Obst Sonnenreifes Obst	Basische Gemüse	Basisches Kräuter Gemüse & Blattsalate
Ananas	Algen (Nori, Wakame, Kelp)	Basilikum
Äpfel		Bataviasalat
Aprikosen	Artischocken	Bohnenkraut
Avocados	Auberginen	Borretsch
Bananen	Bleichsellerie	Brennnessel
Birnen	Blumenkohl	Brunnenkresse
Datteln	Bohnen, grün	Chicorée
Erdbeeren	Brokkoli	Chilischoten
Feigen	Chicorée	Chinakohl
Heidelbeeren	Chinakohl	Dill
Himbeeren	Erbsen, roh	Eichblattsalat
Honigmelonen	Fenchel	Eisbergsalat
Johannisbeeren	Frühlingszwiebeln	Endivien
Kiwis	Grünkohl	Feldsalat
Mangos	Gurken	Fenchelsamen

Mirabellen
Nektarinen
Oliven
Papayas
Pfirsiche
Pflaumen
Preiselbeeren
Quitten
Reineclauden
Stachelbeeren
Sternfrüchte
Walderdbeeren
Wassermelonen
Weintrauben
Zitrusfrüchte (Orange, Zitrone …)
Zwetschgen

Karotten
Kartoffeln
Knoblauch
Kohlrabi
Kürbisarten
Lauch
Mangold
Navetten
Okraschoten
Paprika
Pastinaken
Petersilienwurzel
Radieschen
Rettich
Romanesco
Rosenkohl
Rote Beete
Rotkohl
Schalotten
Schwarzwurzel
Spargel
Spitzkohl
Süßkartoffeln
Tomaten
Weißkohl
Wirsing
Zucchini
Zwiebeln

Gartenkresse
Ingwer
Kapern
Koriander
Kopfsalat
Kresse
Kreuzkümmel
Kümmel
Kurkuma
Lattich
Liebstöckel
Lollo-Salat
Löwenzahn
Majoran
Meerrettich
Melde
Melisse
Muskatnuss
Nelke
Oregano
Petersilie
Pfeffer
Pfefferminze
Piment
Rosmarin
Rucola
Safran
Salbei
Sauerampfer
Schnittlauch
Schwarzkümmel
Sellerieblätter
Thymian
Vanille
Wildpflanzen/ Wildkräuter
Ysop
Zimt
Zitronenmelisse
Zuckerhut

Basische Sprossen und Keimlinge	Basische Nüsse und Samen	Basische Eiweiße
Alfalfa-Sprossen	Erdmandeln	Lupinen(-mehl)
Bockshornklee-Sprossen	Mandeln	Mandelmehl
Braunhirse-Sprossen	Maroni	Brokkoli
Brokkoli-Sprossen	Zedernnüsse	Kresse
Dinkelkeimlinge		
Gerstenkeimlinge		
Hirse-Sprossen		
Leinsamen-Sprossen		
Mungobohnen-Sprossen		
Radieschen-Sprossen		
Rettich-Sprossen		
Roggenkeimlinge		
Rotkohl-Sprossen		
Rucola-Sprossen		
Senf-Sprossen		
Sonnenblumenkerne-Sprossen		
Weizenkeimlinge		

Basische Getränke
Frucht-Smoothies (aus einer Sorte Obst)
Grüne Smoothies
Kräutertees
Wasser
Zitronenwasser

Wasser – Träger der Lebenskraft

Wasser ist eines der wichtigsten Elemente, die wir brauchen. Wir können tagelang ohne Nahrung leben, aber nicht ohne Wasser. Wasser dient im Körper als Transport-, Reinigungs- und Lösungsmittel.

Der menschliche Körper besteht bei Neugeborenen bis zu knapp 80 Prozent aus Wasser. Nahezu alle Stoffwechselfunktionen sind vom Wasser abhängig, von seiner Menge und der Qualität. Sämtliche Organe und Zellen wechseln täglich das Wasser, um optimal funktionieren zu können. Die Nieren filtern bis zu 1500 Liter Blut am Tag. Die Leber reinigt pro Minute etwa 1,5 Liter Blut. Die Lymphe kann nur fließen, wenn genügend Wasser und Bewegung vorhanden sind. Plasma und Zellwasser tauschen ihre Flüssigkeiten nur dann aus, wenn genügend Flüssigkeit zur Verfügung steht. Und das Blut – unsere physische Seele – besteht bis zu 95 Prozent aus Wasser.

Wassermangel ist oft die Ursache von Krankheiten, daher sollten jeden Tag mindestens 1,5 bis 2 Liter Wasser getrunken werden. Es gibt sehr unterschiedliche Wasserqualitäten und -arten, wie Mineralwasser, Quellwasser oder Leitungswasser. Im Wasser können bis zu 2000 verschiedene Substanzen enthalten sein. Laut Weltgesundheitsorganisation sollten 200 Stoffe im Wasser wegen negativer Auswirkungen auf die Gesundheit geprüft werden. In Deutschland wird aber lediglich bei einem Viertel davon geprüft, ob der Grenzwert nicht überschritten wird. Bei Mineralwasser werden nur noch 30 Stoffe geprüft, außerdem wurden die Grenzwerte in den letzten 25 Jahren deutlich erhöht.

Durch die Umweltverschmutzung und intensive Landwirtschaft gelangen zahlreiche Giftstoffe ins Wasser, sodass jeder die Verantwortung für sein Trinkwasser in die eigenen Hände nehmen und sich nicht auf die Qualität von Leitungswasser oder Mineralwasser verlassen sollte.

Meine Empfehlung lautet daher: Jeder Haushalt sollte eine Wasserreinigungsanlage besitzen. Bei mir zu Hause steht eine Umkehrosmoseanlage in der Küche, die für 99,9 Prozent reines Wasser sorgt.

Energetisiertes Wasser gilt seit Jahrtausenden als hochwirksames Heilmittel. Inzwischen haben Wissenschaftler in den USA bestätigt, dass hexagonales Wasser existiert: Hierbei ordnen sich die Wassermoleküle zu einem hexagonalen Kristallgitter an, der Form einer Wabe. Und nicht nur das: Es handelt sich um völlig reines Wasser, da alle gelösten Stoffe in nichthexagonale Schichten verdrängt werden.

Gesundes Wasser aus unberührten Gebirgsbächen und Quellen weist zum Beispiel solch eine hexagonale Form auf. Dieses strukturierte Wasser mit seinen sechseckigen Waben passt wie ein Schlüssel ins Schloss jeder lebendigen Zelle. Hexagonales Wasser verbessert den Abtransport der Schlacken, die durch den Stoffwechselprozess erzeugt wurden, und verbessert die Aufnahme von Nährstoffen.

Strukturiertes Wasser – unser Lebenselixier

Um strukturiertes Wasser zuzubereiten, schütte ich Wasser in eine Karaffe, in der sich Edelschungit befindet, und lasse es mindestens 30 Minuten stehen, bevor wir es trinken. Dies ist ein einfaches Mittel, das in Russland seit vielen

Jahrhunderten angewendet wird. Der Schungit, genauer gesagt der Edelschungit, ist für seine Fähigkeiten bekannt, Wasser zu reinigen und zu strukturieren. Von diesem Edelschungit werden kleine Steinchen benötigt, denn sie ergeben eine große Oberfläche, wodurch sie schneller mit Wasser reagieren können. In der molekularen Struktur von Schungit befinden sich halbkugelförmige Kohlenstoffverbindungen. Kommen diese mit Wassermolekülen in Verbindung, reagieren sie und wandeln ihre Form um in die einer Kugel. So entstehen auf natürliche Weise Fullerene, hohle geschlossene Kohlenstoffmoleküle, die sich zu Fünf- und Sechsecken anordnen.

Edelschungit weist einen Kohlenstoffgehalt von bis zu 98 Prozent auf, ohne Kohlenstoff gäbe es kein Leben. Erst im Jahr 1985 wurde diese Form des Kohlenstoffs entdeckt, die bis heute in natürlicher Form nur im Schungit festgestellt wurde.

Natürliche Fullerene ziehen freie Radikale an, die an der Oberfläche andocken; sie normalisieren den Zellmetabolismus und erhöhen die Enzymaktivität. Die Regenerationsfähigkeit des Gewebes wird angeregt, die Widerstandskraft der Körperzellen erhöht, und sie haben eine entzündungshemmende Wirkung. Das Wasser erhält durch Schungit seine lebendige Struktur zurück; auch gibt der Schungit dem Wasser die Fähigkeit, unser Gewebe zu durchfeuchten und tief in die Zellen einzudringen. Solch strukturiertes, lebendiges Wasser sollte nicht nur getrunken, sondern auch zum Kochen und zum Abwaschen von Obst und Gemüse verwendet werden – immer dann also, wenn es unserem Körper zugeführt wird.

Achte immer darauf, Edelschungit zu verwenden. Schungit 1, also »normaler« Schungit, sollte für die Wasseraufbereitung nicht benutzt werden, da er nur einen Kohlenstoffgehalt von 50 bis 70 Prozent aufweist; der Rest sind verschiedene Mineralien, die durch Trinken nicht aufgenommen werden sollten.

Wenn du strukturiertes Wasser herstellst, achte bitte darauf: Der Edelschungit muss im direkten Kontakt mit dem Wasser sein, auf Vorrat abgefüllte Wasserflaschen funktionieren nicht. Das Wasser sollte als lebendiges Wesen betrachtet werden, es speichert Informationen, und es kommuniziert mit seiner Umgebung. Alles kann vom Wasser »aufgesogen« werden: deine Gefühle und Absichten, wenn du deinen Fernseher eingeschaltet hast oder Musik hörst … Stell dir den Weg vor, den eine Mineralwasserflasche genommen hat, bis du sie im Supermarkt kaufen kannst, und welche Informationen sie bereits erhalten hat … Überall waren Menschen an dem Herstellungsprozess beteiligt, die Ängste, Neid, Hass und natürlich auch Freude und andere Gefühle in sich hatten. Emotionen sind Schwingungen, sie werden vom Wasser gespeichert … Deshalb empfehle ich dir, dein Wasser selbst zu strukturieren. Das Wasser hat durch den Schungit eine antibakterielle, antiseptische Wirkung, und deswegen bleibt seine Qualität hoch. Wir müssen das trinken, was unser Körper braucht, was unsere Zellen benötigen, und das ist reines, strukturiertes Wasser.

Noch ein paar Tipps zu Schungit

Schungit kann auch für Bäder eingesetzt werden.

Für ein Vollbad werden etwa 500 Gramm benötigt. Hierbei genügt der »normale« Schungit. Er wird in ein Stoffsäckchen gefüllt, das beim Befüllen der Badewanne unter dem Wasserstrahl liegen sollte, sodass das Wasser durch die Steine fließen kann. Du kannst das Bad für etwa 20 Minuten genießen, die Steine verbleiben die ganze Zeit über im Wasser. Anschließend wird das Säckchen herausgenommen und kann beim nächsten Vollbad wieder verwendet werden.

Auch zum Duschen kann Schungit eingesetzt werden: Duschkopf abschrauben, Schungitsteinchen hineingeben, zuschrauben – und fertig.

Auf Seite 74 habe ich dir ein Fußbad mit Schungitsteinchen empfohlen. Weitere Tipps siehe Kapitel 15.

Die richtige Ernährung ist ein Heilmittel

Unsere Ahnen haben sich so ernährt, dass sie keine spezielle Reinigung brauchten. Ihre Nahrung war zu 100 Prozent natürlich, und sie lebten im Einklang mit der Natur. Sie aßen Produkte aus ihrer Region und nach der Saison.

Weißt du, dass alle Produkte innerhalb eines Radius von 100 Kilometern, ausgehend von deinem Wohnsitz, für dich bestimmt sind? Sie tragen die Ur-Informationen in sich, die du brauchst. Es sind die Energien und Informationen, die Kraft und die Nährstoffe, die du benötigst. Du kannst natürlich auch andere Produkte aus anderen Regionen verzehren, aber es sollte nicht mehr als etwa ein Fünftel sein.

Die Nahrung aus der Region ist frischer, lebendiger, wird nicht tagelang irgendwo gelagert und für den langen Transport mit Chemikalien bearbeitet. Auch die Wildkräuter der Wälder und Wiesen in deiner unmittelbaren Region verfügen über alle Mineralstoffe und Vitamine, die du brauchst. Löwenzahn, Brennnessel, Vogelmiere, Spitzwegerich, Schafgarbe wachsen überall und fast immer. Selbst im Winter habe ich mir schon oft frischen Löwenzahn geholt. Die deutschen Wälder sind so reich an Wildfrüchten, sie haben viele gute Inhaltsstoffe. Wir können sie bei schonender Temperatur trocknen und für den Winter aufbewahren. Aus den Kräutern können wir Tees selbst herstellen, was ich dir sehr empfehle. Die Kraft, die dein eigens gesammelter Tee haben wird, ist nicht vergleichbar mit einem gekauften. In ihm sind deine Absicht, deine Liebe und Freude gespeichert.

Wenn du anfängst, dich intuitiv zu ernähren, solltest du dich immer fragen:

- Was braucht mein Körper?
- Wie viel davon braucht er?
- Was bringt mir das?
- Was möchte ich damit erreichen?

Du solltest lernen, nur aus der Liebe heraus zu handeln. Deine Nahrung wird dich ernähren, reinigen, heilen und bewusster machen.

Was kann ich alles essen?

Ich werde oft gefragt, was man denn noch essen kann, wenn Fleisch, Fisch, Milchprodukte und Getreide wegfallen. Ich kann dich beruhigen, es gibt noch genügend Nahrungsmittel.

Natürlich ist es eine Umstellung, doch die Gewöhnung daran geschieht schneller und leichter, als du es dir wahrscheinlich gerade vorstellen kannst.

Es gibt eine so große Auswahl an Gemüse, grünen Blättern, Obst, Sprösslingen, Samen, Nüssen, Gewürzen, die deinen Körper bestens versorgen. Die folgende Liste zeigt dir das Wichtigste:

Lebendiges, strukturiertes Wasser ist für eine gesunde Ernährung Voraussetzung.

Sprösslinge: Hülsenfrucht- und Samen-Sprösslinge sind reich an Energie, Vitaminen und Mineralien. Sie haben die höchste Lebensenergie. Du weißt es bereits: Die ganze Kraft und Information befinden sich im Samen, und wenn er zum Keimen kommt, strebt die höchste Energie danach, neues Leben zu erschaffen. Fast alle benötigten Mikroelemente, Mineralien und Vitamine sind in den Sprossen enthalten. Kommt der Same aus dem Wildwuchs, sind auch Ur-Informationen enthalten.

Früchte und Beeren haben viele Vitamine, enthalten natürlichen Zucker und strukturiertes Wasser. Wenn Früchte und Beeren gegessen werden, nimmt der Körper somit auch lebendiges Wasser zu sich. Sie können viele Reinigungsprozesse im Organismus hervorrufen und somit entgiftend wirken. Denke daran: Unser Organismus kann nur Vitamine aus lebendiger Nahrung aufnehmen.

Wurzeln, grüne Pflanzen und Kräuter beinhalten zahlreiche Mikroelemente, dazu Vitamine, Chlorophyll, ätherische Öle, eine Vielfalt an unterschiedlichen Stoffen und Ballaststoffe. Durch die verschiedenen Inhaltsstoffe werden Gifte und Schlacken gebunden und schnell abtransportiert. Auch die Mineraliendepots füllen sich wieder auf, was aufbauend auf unseren Körper wirkt. Die Ballaststoffe sind gleichzeitig Nahrung für probiotische Bakterien.

Gemüse: Die verschiedenen Sorten Gemüse wirken ähnlich wie Wurzeln und Kräuter. Sie haben viele Ballaststoffe, unterschiedliche Mineralien, Vitamine und Spurenelemente sowie Kohlenhydrate, und zwar in leicht verdaulicher Form. Gemüse sollte den größten Teil der Nahrung ausmachen.

Blattsalate und grüne Blätter enthalten jede Menge gespeicherte Lichtenergie in Form von Chlorophyll. Der grüne Blattfarbstoff sorgt für gesundes, reines Blut, hilft beim Aufbau neuer Blutzellen und stärkt die Zellen insgesamt, denn er enthält jede Menge Mineralstoffe, Spurenelemente, Vitamine und Aminosäuren. Chlorophyll bewirkt eine erhöhte Sauerstoffzufuhr und wirkt entgiftend durch seine antioxidative Wirkung. Es bindet krebserregende Stoffe und hilft bei der Entsorgung von Schwermetallen. Darüber hinaus unterstützt und stärkt es das komplette Verdauungssystem, fördert die Östrogenproduktion und hilft bei verschiedenen Frauenleiden.

Algen enthalten Jod und über 40 Mikro- und Makroelemente in Verbindung mit organischen Stoffen. Wegen der Verschmutzung der Meere und der unterschiedlichen Herstellungs- und Trocknungsverfahren sollte man darauf achten, Algen nur in Rohkostqualität zu verzehren.

Produkte von Bienen: Wegen der Tiere solltest du Bienenprodukte nur vom Imker beziehen, der seine Bienen artgerecht hält und ihnen lediglich einen kleinen Teil vom Honig wegnimmt. Honig hat eine antimikrobielle Wirkung, aber nur, wenn er nicht wärmebehandelt ist. Zudem kann die Herzschlagzahl verringert und verengte Herzkranzgefäße können durch Acetylcholin, das im Honig enthalten ist, erweitert werden. Auch hier gilt: nicht über 40 Grad erhitzen. Honig ist ein Heilmittel, kein Nahrungsmittel!

Knöterichgewächse, Fuchsschwanzgewächse und Hafer: Buchweizen, Amaranth und Hafer sind sehr gesund und beinhalten viel mehr Nährstoffe als Fleisch. In Buchweizen steckt Rutin, das eine stark antioxidative Wirkung aufweist. Er ist reich an Ballaststoffen und Lezithin, die bei der Regulierung des Cholesterinspiegels helfen. Darüber hinaus enthält Buchweizen Nährstoffe für die Leberzellen und trägt somit indirekt zu einer besseren Entgiftung bei. Auch gegen Angstgefühle, Depressionen und geistige Erschöpfung entfaltet Buchweizen mit seinem Gehalt an Eisen, Zink, Magnesium, den Vitaminen des B-Komplexes, Mangan und Selen sowie weiteren gesundheitsfördernden Bestandteilen eine unterstützende Wirkung.

Amaranth ist reich an den Vitaminen B_1 und B_2, Kalzium, Magnesium, Eisen, Kalium, weiteren Mineralstoffen und ungesättigten Fettsäuren.

In Haferflocken ist neben Vitamin B_1 und B_6 Biotin enthalten, das die Nerven stärkt und das Immunsystem unterstützt. Außerdem enthält Hafer den Ballaststoff Beta-Glucan, der antioxidative Eigenschaften besitzt und das Risiko von Allergien mindert. Darüber hinaus sind Haferflocken ein ausgezeichneter Lieferant für Kohlenhydrate, weitere Ballaststoffe und Zink.

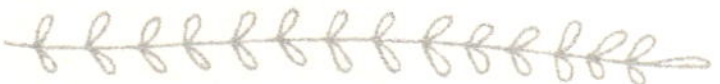

Wenn du bis hierher gelesen hast, weißt du bereits einiges über die Funktionen deines Körpers und insbesondere die Verdauung, über Wasser, die verschiedenen Vitalstoffe in den Nahrungsmitteln, über die geistige Einstellung und bewusste Gedanken. Nun liegt es an dir. Denke daran:

Kein Tag ist wie der andere, kein Mensch ist wie der andere, und jeden Tag benötigt der Körper unterschiedliche Vitalstoffe. Vertraue darauf, dass dein Körper weiß, was er braucht. Höre auf deine Intuition. Auch wenn es anfangs noch ein wenig ungewohnt ist, so wirst du mit der Zeit wissen, was und wie viel davon dein Körper benötigt.

Fasten

An dieser Stelle möchte ich dich gleich um Selbstverantwortung bitten. Du darfst nicht von einem Extrem ins nächste stürzen. Alles sollte langsam geschehen, Schritt für

Schritt – auch die Reinigung deines Körpers durch Fasten. Es gibt keine universelle Methode für alle, denn jeder Mensch ist individuell und einzigartig. Man sollte immer das Alter berücksichtigen, ob – und wenn ja, wie lange schon – Medikamente eingenommen werden, das Geschlecht, die Ernährung, vorangegangene und bestehende Krankheiten und vieles mehr.

Mein Rat: Suche dir einen Arzt oder Heilpraktiker, der naturheilkundlich bzw. ganzheitlich behandelt und dich bei deiner ersten Fastenkur begleitet und unterstützt.

Im sibirischen Teil Russlands liegt der Baikalsee, der älteste Süßwassersee der Erde. An seinem Ufer steht eine Klinik namens Gorjachenskij, wo Langzeitfastende unter die Beobachtung guter Ärzte gestellt werden. Bei vielen der Patienten haben die Behandlungsmöglichkeiten der Schulmedizin versagt, doch durch die Fastenkur in dieser Klinik wurden etliche geheilt. Die Ärzte wissen um die Macht der Selbstheilungsprozesse, die sich während des Fastens am besten entfalten können.

Auch ich bin davon überzeugt, dass den Fastenkuren eine große Zukunft bevorsteht. In Deutschland gibt es ebenfalls Kliniken, in denen Heilfasten angeboten wird. Ich werde immer wieder gefragt, ob es denn wirklich ungefährlich ist, über einen längeren Zeitraum zu fasten.

Sehen wir uns die Evolution des Menschen an. Es ist ziemlich eindeutig, dass unsere Vorfahren nicht ständig einen vollen Kühlschrank hatten. Immer wieder gab und gibt es Zeiten, in denen Menschen eine gewisse Zeit ohne Nahrung auskommen mussten. Auch Tiere fasten übrigens über längere Perioden. Ein schönes Beispiel ist der männliche

Kaiserpinguin in der Antarktis. Er nimmt während der Brutzeit vier Monaten lang keine Nahrung zu sich. Anschließend ist er zwar abgemagert, aber dennoch in einem guten Zustand. Ähnliche Hungerzeiten machen auch andere Tierarten in extremen Regionen der Erde durch, da sie über einen gewissen Zeitraum keine Nahrung zur Verfügung haben. Wenn ihrem Organismus keine Nahrung mehr zugeführt wird, verbraucht er innerhalb von 24 Stunden die zur Verfügung stehenden Proteine, danach werden die Fettreserven herangezogen.

Doch wie sieht es mit dem menschlichen Organismus aus?

Du wirst vielleicht erstaunt sein, aber wir haben genau die gleichen Voraussetzungen wie alle anderen Lebewesen auf der Erde auch.

Jede einzelne Zelle unseres Organismus verfügt über eine DNA, in der alle Informationen gespeichert sind, die wir während unserer Inkarnationen über die gesamte Evolution hinweg angesammelt haben.

Was Forscher erst vor geraumer Zeit herausgefunden haben, ist, dass das Genom eines Menschen sich stetig wandelt – und zwar nicht allein durch krankhafte Mutationen: Die Struktur unserer Erbsubstanz verändert sich. Das lässt sich beispielsweise feststellen, wenn man die menschliche DNA vor bzw. nach dem Fasten betrachtet.

Gerontologen und Zellbiologen erforschen seit einiger Zeit die Auswirkung des Fastens auf das Immunsystem und die DNA. Forscher der Universität in Los Angeles, unter ihnen Dr. Valter Longo,[2] haben in einer Studie herausgefunden, dass der Körper, wenn er fastet, Energie spart. Dabei werden die Immunzellen, die beschädigt sind, recycelt, und die Anzahl weißer Blutkörperchen sinkt. Eine Zelle, die keine Nahrung bekommt, versetzt sich in eine Art Schutzmodus, der Organismus beginnt sich zu reinigen und regeneriert. Wird wieder zu essen begonnen, antwortet der Körper mit der Produktion neuer Blutzellen: So entsteht ein tief erneuertes Immunsystem.

Dieser Mechanismus ist im Grunde ein ganz normales und natürliches Ur-Prinzip. Unser Organismus kann sich viel besser anpassen an Zeiten, in denen er keine Nahrung bekommt, als an Zeiten, in denen mehrmals täglich und vor allem zu viel gegessen wird.

Unsere Ahnen haben viermal im Jahr gefastet, denn sie wussten über die natürlichen Gesetze Bescheid, sie fühlten die Natur und verstanden die Sprache ihres Körpers.

Meine erste Fastenzeit dauerte sieben Tage, meine zweite Fastenzeit ging über einundzwanzig Tage, ich habe nur Wasser getrunken und ab und zu einen Löffel Honig eingenommen. Ich muss sagen, es war eine wunderbare Zeit. Ich wusste damals noch nicht so viel über das Fasten, aber meine innere Stimme führte mich hin zu diesem Prozess. Da ich sowohl auf der physischen wie auch auf der geistigen Ebene nur gute Erfahrungen mit dem Fasten gemacht habe, habe ich für mich regelmäßige Fastenkuren eingeführt. Danach fühle ich mich körperlich bestens, auch meine feinstoffliche Wahrnehmung ist sensibler, und die Gedanken sind ruhiger, die Gedankengeschwindigkeit jedoch schneller.

Viele sprechen über die Gefahren, die beim Fasten auftreten können. Meine Empfindung sagt mir, dies hat auch mit der Angst zu tun, loszulassen und die Wahrheit über sich zu erfahren. Fasten ist für diejenigen gefährlich, die alles in sich hineinmampfen, alles trinken außer Wasser, vielleicht noch Medikamente nehmen, die tägliche Bewegung auf das Zappen der Fernbedienung ihres TV-Geräts beschränken und dann ohne Vorbereitung zu fasten beginnen. Ich habe für mich Folgendes herausgefunden: Bevor gefastet wird, sollte man zwei bis drei Wochen die Ernährung auf vegan umstellen, ausreichend strukturiertes Wasser trinken und für genügend Bewegung sorgen. Das Fasten sollte am besten mit einer Antiparasitenkur einhergehen, denn der Organismus vieler Menschen ist stark übersäuert und bietet somit beste Voraussetzungen für Pilze, Bakterien, Parasiten und Co. Diese können nur in einem sauren Milieu gedeihen. Wird das Milieu basisch, verlassen sie den Körper.

Die Zeit nach dem Fasten ist noch wichtiger als die Zeit davor. Auch sollten alte schädliche Gewohnheiten überdacht und wenn möglich geändert werden, damit die Symptome und Probleme nach dem Fasten nicht gleich wieder zurückkehren.

Wenn ein Tier krank wird, frisst es nicht. Auch bei uns Menschen ist es genetisch so angelegt: Sind wir krank, bleibt der Hunger aus. Man könnte dies ein automatisches Fastensystem nennen, denn sobald der Magen nicht mehr arbeiten muss, beginnt unserer Körper zu entgiften. Spätestens hier sollten wir erkennen, dass Fasten für die Genesung von größter Wichtigkeit ist. Beim Fasten kann es natürlich auch vorkommen, dass einem schwindlig oder schlecht wird, denn die Giftstoffe und Schlacken landen im Blutstrom, bevor sie abgebaut und durch die Nieren abtransportiert werden. Sobald wieder etwas gegessen wird, stoppt der Entgiftungsprozess, und die Geninformation verändert sich.

Wer sich nicht an längeres Fasten herantraut, kann mit zwei bis drei Tagen beginnen. Höre am besten auf deine Intuition und sprich mit einem Arzt oder Heilpraktiker deines Vertrauens, insbesondere, wenn du unter Stoffwechselstörungen wie zum Beispiel Diabetes leidest.

Fastenmethoden

Wasser-Fasten

Hierbei wird nur lebendiges, strukturiertes Wasser getrunken und absolut nichts gegessen. Wasser-Fasten kann man einen oder drei Tage lang bzw. nach eigenem Gefühl machen.

Saft-Fasten

Diese Methode ist wesentlich leichter als Wasser-Fasten und für Menschen geeignet, die noch nie gefastet haben. Auch Kinder können auf diese Weise ihren Organismus entlasten. Ich empfehle drei Tage Saft-Fasten. Dabei kannst du eine eigene Rezeptur herausfinden, die dir am besten schmeckt. Es sollten allerdings nur frisch gepresste Säfte sein.

Grüne Gemüse, grüne Blätter und essbare Kräuter liefern uns das, was wir dringend brauchen, wie Chlorophyll, organische Mineralstoffe, Vitamine, Ballaststoffe, Enzyme, Antioxidanzien, wertvolles Wasser, sekundäre Pflanzenstoffe und bioverfügbare Spurenelemente. Säfte kurbeln den Stoffwechsel an, die Zellen können innerhalb weniger Sekunden alle Vitalstoffe aufnehmen. Grüne Säfte wie Gerstengrassaft, Dinkelsaft, Ur-Weizensaft, Selleriesaft, Spinatsaft, Alfalfa-Saft, Löwenzahnsaft, Petersiliensaft, Fenchelsaft, Gurkensaft usw. sättigen unseren Organismus schnell und versetzen ihn in einen basischen Zustand.

Gemüsesäfte wie Rote-Bete-Saft, Karottensaft, Tomatensaft usw. ernähren uns genau wie die grünen Säfte, doch enthalten sie viel Fruchtzucker. Dadurch kann es zu einer Übersäuerung kommen. Es muss darauf geachtet werden, dass alles im Gleichgewicht bleibt. Also sollte man während des Saft-Fastens nicht nur solche Säfte trinken, sondern auch die grünen (siehe oben).

Fruchtsäfte, wie Apfelsaft, Traubensaft, Zwetschgensaft, Orangensaft, Zitronensaft, Grapefruitsaft, Birkensaft, Wassermelonensaft, Kirschsaft usw., sind ausgezeichnete Lösungsmittel von Giften. Man kann den Organismus daher eine gewisse Zeit allein mit frisch gepressten Fruchtsäften entgiften. Sie wirken wie eine Spülung im Körper, doch wenn zu viele Fruchtsäfte getrunken werden, kann dies zu einer Entmineralisierung führen. Fruchtsäfte sollten untereinander nicht gemischt werden, denn die Enzyme von unterschiedlichen Obstsorten vermischen sich und können von unserem Organismus dann nicht so gut aufgenommen werden.

Von grünen Säften kann so viel getrunken werden, wie man möchte, doch bei Fruchtsäften immer wieder aussetzen!

Beerensäfte, wie Brombeersaft, Walderdbeersaft, Erdbeersaft, Roter und Schwarzer Johannisbeersaft, Himbeersaft, Blaubeersaft, Sanddornsaft, Aroniasaft, Preiselbeersaft usw., enthalten Flavonoide – sekundäre Pflanzenstoffe, die freie Radikale einfangen und vor Infekten schützen können. Die dunklen Schalen der Beeren enthalten Anthocyane;

auch dies sind sekundäre Pflanzenstoffe und Antioxidanzien. Sie schützen die Pflanze vor aggressiver Sonneneinstrahlung, erhöhen die Biophotonendichte und verbessern die Effektivität des Stoffwechsels. Durch Anthocyane verbessert sich beim Menschen die Durchblutung, der Blutdruck normalisiert sich, und die Blutqualität steigt. Die enthaltenen Antioxidanzien wirken unterstützend bei der Entsäuerung des Organismus, sie verhindern Krebs und wirken entgiftend. Die Hautelastizität wird verbessert, und das Immunsystem wie auch die Darmflora werden unterstützt. Anthocyane wirken gegen Entzündungen, Bakterien und Viren, sie liefern Lebensenergie, leiten Schwermetalle aus, verbessern die Sehkraft und tun dem gesamten Organismus gut. Acai-Beeren haben einen besonders hohen Gehalt an Anthocyanen.

Genau wie bei den Fruchtsäften sollten wir die Beerensorten nicht vermischen.

Kräuterfasten

Viele Menschen haben gesundheitliche Probleme, weil sie eine Menge Gifte angesammelt haben. Während des Fastens beginnen sich die Schlacken zu lösen, doch durch einen Mangel an Mineralien und Wasser kann der Organismus sie nicht binden und abtransportieren. Also kreisen sie im Organismus und verursachen Entgiftungserscheinungen, wie Schwäche, Kopfschmerzen, Schwindel, Hautauschlag, zu niedrigen oder zu hohen Blutdruck, Übelkeit oder Aggressivität.

Um die Ausleitungsorgane zu unterstützen, kannst du beim Fasten eine Kräutermischung herstellen, nach dem unten stehenden Rezept zubereiten und trinken. Kräuter sind essbare Pflanzen, aus ihnen kannst du nach dem Fasten Salate machen. Denke aber daran: Nur Wasser kann die Schlacken auflösen und abtransportieren, deshalb sollten während des Fastens 2 bis 3 Liter Wasser getrunken werden.

Wohltuende Mischungen kannst du aus den folgenden Kräutern herstellen: Minze, Fenchel, Melisse, Wegerich, Wermut, Thymian, Süßholz, Wacholder, Ackerschachtelhalm, Bärentraube, Schafgarbe, Hagebutte, Kamille, Rainfarn, Salbei, Brennnessel, Walnussblätter, Baldrianwurzel, Birkenknospen, Johanniskraut, Lindenblüte, Klettenwurzel, Nelke, Löwenzahn, Toloknjankawurzel, Ingwer, Kalmuswurzel, Ivan-Tee, Monarde, Strohblume, Zweizahn, Kreuzdorn, Katzenpfötchen, Haselwurz.

Ein Teil dieser Kräuter hat eine antiparasitäre Wirkung, andere wirken krampflösend. Lass deine Intuition wählen, welche Kräuter für dich förderlich sind.

Zubereitung

2 Esslöffel Kräuter auf 1 Liter Wasser geben. Das Wasser darf nur bis maximal 50 Grad Celsius erhitzt werden. Den Kräutertee über Nacht ziehen lassen. Am nächsten Tag über den Tag verteilt in kleinen Portionen kalt trinken oder je nach Geschmack nochmals leicht erwärmen (maximal 50 Grad).

Ich empfehle dir, den Kräutertee über das Fasten hinaus mindestens 3 Monate lang zu trinken.

Was wollen unsere Essgelüste uns in Wahrheit sagen?

Durch Essen versuchen viele Menschen, eine Störung oder eine Unzufriedenheit auszugleichen. Für kurze Zeit lenken die Geschmackserfahrungen und das Sättigungsgefühl ihre Aufmerksamkeit von der Unzufriedenheit ab. Doch auflösen können sie nichts. Indem du erkennst, welcher Geschmack für welchen Bereich deiner Emotionen verantwortlich ist, kannst du feststellen, wohin du deine Aufmerksamkeit richten solltest. Durch die Aufmerksamkeit und Fokussierung lösen sich die Ursachen. Denn es ist so: Wenn wir unsere Aufmerksamkeit auf die Probleme richten, ohne uns selbst dafür zu verurteilen, und einfach nur hinsehen, sie betrachten und zulassen, wird der Mangel erkannt, und wir können ihn loslassen und uns davon befreien. Die Blockade löst sich, und die Energie kann wieder ungehindert fließen.

Die folgende Aufzählung hilft dir dabei, die Probleme hinter deinen Essgelüsten zu identifizieren.

Süßes: Druck, den man sich selbst macht, Dauerstress, fehlende Entspannung, fehlendes Selbstvertrauen und mangelnde Selbstliebe, Sorge, hohe Erwartungen an sich selbst und andere, Konkurrenz, Unterdrückung, Selbstbewertung, emotionaler Druck, Depression, Angst zu versagen.
Saures: Beleidigungen, Verurteilungen, Pessimismus, Wut, Unterdrückung, fehlende Achtung sich selbst und anderen gegenüber, fehlender Schutz.
Salziges: Empfindlichkeit, Verletzlichkeit, Beleidigung, zu

viel Hast und Eile, Angespanntheit, Ablenkung von sich selbst, von der eigenen Bestimmung.

Bitter: Bitterkeit, Angst, Trauer.

Schärfe: Zorn, Wut, Ärger.

Fettes: Geiz, fehlender Schutz, Angst, verletzt zu werden, Kontrolle, fehlendes Vertrauen in sich selbst, in die eigenen Fähigkeiten.

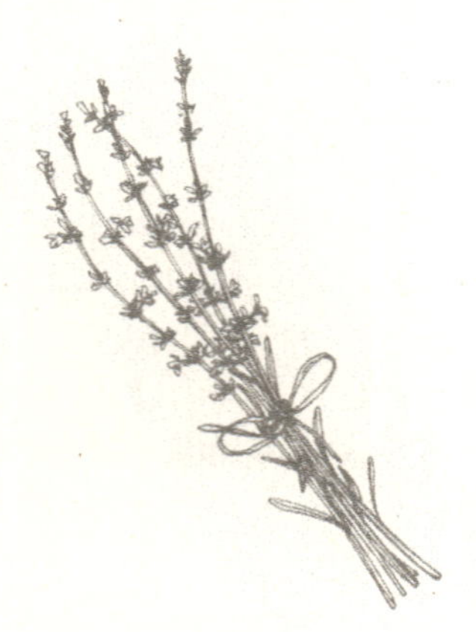

KAPITEL 5
Verschlackung und Übersäuerung des Organismus

In diesem Kapitel wollen wir näher betrachten, was die Ursachen von Verschlackung und Übersäuerung sind, wie sie sich auf die Gesundheit auswirken und was jeder Einzelne dagegen tun kann.

Grundlagen der Verschlackung und Übersäuerung

Einiges hast du bereits in den vergangenen Kapiteln erfahren: Schlacken sind Ablagerungen von Stoffen im Körper, die der Organismus nicht mehr auflösen und entsorgen kann. Sie entstehen überwiegend durch eine Ernährungsweise, die dem Körper schadet: ungesunde »Lebens«mittel, zu viel an Nahrung, unverträgliche Kombinationen, zu geringe Pausen zwischen der Nahrungszufuhr, Getränke während des Essens und zu späte Mahlzeiten tragen maßgeblich dazu bei, dass der Körper die schädlichen Stoffe nicht länger bewältigen und ausleiten kann.

Zugleich ist die Ernährungsweise ein Spiegel dessen, wo wir in unserer Entwicklung stehen: ob wir das Leid von Tieren für die geschmackliche Sinneserfahrung in Kauf nehmen und verdrängen, ob wir die Regeln einer gesunden

Ernährung kennen und für uns selbst ignorieren oder ob wir Schritt für Schritt umsetzen, was uns bewusst wird, und in Harmonie mit der Natur leben. Jeder entscheidet für sich selbst, was er tut. Keiner kann einen Erwachsenen zwingen, bestimmte Nahrungsmittel zu sich zu nehmen, wie tierische Produkte, alkoholische Getränke, Tabak oder Süßigkeiten. All dies führt zu Disharmonie, und der physische Körper übersäuert.

Säuren, die der Organismus durch die Ernährung produziert, sind: tierisches Eiweiß – Harnsäure; Süßes und Fettes – Essigsäure; Kaffee und schwarzer Tee – Tannine. Hinzu kommen Säuren, die durch Sport entstehen, insbesondere durch Muskelkater – Milchsäure; ferner durch Stress, Angst oder Wut – Salzsäure; Schweinefleisch – Schwefelsäure und der größte Teil: unterschiedliche Säuren und Toxine von Parasiten (Bakterien, Pilzen, Viren, Würmern).

Bestimmte Produkte, wie Getränke mit Kohlensäure, Produkte mit chemischen Stoffen oder Fast Food, das fast keine Mineralien enthält, sollten auf jeden Fall gemieden werden, damit der Säure-Basen-Haushalt ins Gleichgewicht kommen kann.

Wir haben immer die Wahl und suchen uns aus unterschiedlichen Möglichkeiten das aus, was wir erfahren möchten. Dies betrifft unsere berufliche Tätigkeit, unseren Freundes- und Wirkungskreis, unsere Beziehungen und eben auch unsere Ernährung. Die Resultate unserer Handlungen erfahren wir an uns selbst und auch im emotionalen Körper, denn durch die Gefühle spürt man Veränderungen.

Wir bekommen ständig zu hören, dass Fleisch für uns

lebenswichtig ist, doch es gibt immer mehr Kinder, Jugendliche und auch Erwachsene, die plötzlich kein Fleisch oder gar keine tierischen Produkte mehr essen wollen, einfach so, ohne erkennbaren Grund. Mitunter können sie nicht erklären, wieso sie diese Entscheidung getroffen haben – offenbar aus einem Gefühl heraus, das so stark ist und ihnen genügt, ihre Ernährungsweise zu ändern. Sie brauchen nicht einmal den Beweis, dass eine Ernährung ohne Fleisch, ohne tierische Produkte für sie gesünder wäre. Es gibt mittlerweile viele Familien, in denen sich nur die Kinder vegetarisch oder vegan ernähren, die Eltern jedoch alles essen.

In meiner Kindheit mochte ich kein Fleisch und auch keine Kuhmilch, selbst warme Mahlzeiten waren für mich oft eine Qual. Wenn ich von der Schule nach Hause kam und meine Mutter arbeitete, konnte es passieren, dass ich den Topf mit Suppe oder das Boeuf Stroganoff nahm und einfach die Toilette hinunterspülte. Später, wenn meine Mutter nach Hause kam und dachte, dass ich alles aufgegessen hätte, war sie zufrieden, und ich hatte meine Ruhe. Auch beim Frühstück stopfte ich, sobald meine Mutter aus der Küche gegangen war, das meiste, was auf meinem Teller lag, in irgendwelche leeren Gläser oder Dosen und versteckte diese hinter dem Heizkörper. Bis ich eines Tages vergaß, die Gläser auszuleeren, und meine »Sammlung« entdeckt wurde. Das war ein richtiger Skandal. Ich wollte vieles nicht essen und erst recht nicht so viel davon, wurde aber regelrecht dazu gezwungen. Vielen Kindern ergeht es ebenso, sie müssen essen, was auf den Tisch kommt, der Teller wird leer gegessen.

Ich halte es für wichtig, unseren Kindern selbst die Wahl zu lassen, was und wann sie essen wollen. Natürlich sollte man sie von Anfang an mit natürlichen Lebensmitteln vertraut machen, mit Obst, Gemüse, Wildkräutern, Samen, Nüssen in reicher Auswahl, und die industriellen Nahrungsprodukte einfach nicht kaufen. Das Kind gewöhnt sich somit früh an die Schätze der Natur und nimmt sich intuitiv das, was es im jeweiligen Augenblick braucht. Es fühlt die Resonanz zwischen den Bedürfnissen seines Organismus und den Bestandteilen der Lebensmittel. Genau wie die Wildtiere: Sie handeln immer intuitiv, essen nur das, was ihr inneres Gefühl ihnen zeigt, und davon, so viel sie wollen. Wildtiere haben nicht so viele unterschiedliche Krankheiten, nur unsere Haustiere bekommen die gleichen Krankheiten wie wir auch, von Arthrose über Krebs und Nierenproblemen bis hin zu Zöliakie. Dabei ist es ganz einfach, der Intuition zu folgen, seinen gesunden Menschenverstand einzuschalten und vor allem die Natur zu beobachten. Dann merkt man, was man braucht und wovon man die Finger lassen sollte.

Die meisten Menschen leben nicht mehr ihrer Art gerecht im Einklang mit den kosmischen Gesetzen und ihrer Bestimmung. Sie haben sich von der Natur entfernt, obwohl jeder von uns ein Teil dieser Natur ist. Stell dir die Erde als unsere stillende Mutter vor. Sie erschafft für uns in reicher Fülle alles, was wir brauchen, und zwar in der Form, in der wir es verwerten können. Wir müssen die Früchte der Erde nicht verändern, sondern nur in Dankbarkeit annehmen und genießen. Eigentlich war es nicht vorgesehen, dass die Menschen den größten Teil ihres Lebens mit Geldverdienen verbringen müssen, um davon Nahrung zu kaufen. Die Erde könnte uns alle mit Leichtigkeit ernähren, doch dies

gelingt ihr immer weniger, je mehr wir sie zerstören und misshandeln. Mutter Erde fühlt alles, und sie verzeiht alles, doch es gibt gewisse Grenzen.
Im menschlichen Organismus leben Milliarden von Zellen, sie alle haben ihre eigene Bestimmung, und doch leben sie für ein gemeinsames Ziel – einen harmonischen menschlichen Organismus. Das ist unsere Ur-Programmierung, sie wird in jeder Zelle hinterlegt und in der DNA abgespeichert.

Demnach hat alles seine Bestimmung und seine eigene Aufgabe, alles ist miteinander verbunden, und eine Zelle ist abhängig von der anderen. Es kann das eine nicht ohne das andere funktionieren, alles ergibt eine Symbiose. Und wenn eine Zelle erschöpft ist und ihre Aufgaben erfüllt hat, wird sie ausgetauscht gegen eine neue. Sämtliche natürlichen Vorgänge laufen gleichmäßig ab, wie eine Welle im Ozean, und unterliegen gewissen kosmischen Zyklen, Höhen und Tiefen. Der Austausch der Zellen geschieht so sanft, dass der Organismus es kaum bemerkt. Der physische Körper des Menschen befindet sich ständig in einem Austauschprozess, oder anders ausgedrückt, im Erneuerungsprozess.

Auf der Erde leben knapp siebeneinhalb Milliarden Menschen, und im Menschen leben Milliarden Zellen, die ihre eigene Bestimmung und Aufgabe haben. Alle sind in einer gewissen Art und Weise miteinander verbunden und voneinander abhängig. Wenn sie ihre Aufgabe erfüllt haben, gehen sie in eine andere Form von Energie über – sie sterben. Ihren Platz nehmen neue Zellen bzw. neu inkarnierte Menschen ein, und der ewige Kreislauf setzt sich fort. Doch gibt es Menschen, die ihren Bestimmungen und Aufgaben nicht nachkommen, sie kämpfen gegen sich selbst und Mutter Erde, sie missachten sich und die Natur um sie herum. Sie zerstören sie durch Chemie, unnötigen Konsum, tragen durch unüberlegtes Handeln und den Verzehr von Fleisch dazu bei, dass die Tiere unerträgliches Leid, Qualen und Angst erleiden.

Auf der feinstofflichen Ebene kannst du es so sehen, dass Mutter Erde liebevoll für ihre Kinder sorgt, aber irgendwann entscheidet sie sich dazu, die anderen Kinder zu schützen und diese Menschen zu isolieren, die weit von ihrem Lebensplan abgekommen sind und ihrer Aufgabe, in Harmonie und Gleichklang zu wirken, nicht nachkommen. So, wie eine entartete Zelle von unserem Organismus isoliert wird, um die anderen Zellen zu schützen, macht Mutter Erde es mit Menschen, die sich schädlich verhalten. Sie lässt keine höheren Frequenzen durch sie fließen, reinigt sie nicht mehr, und sie verschmutzen und ersticken in ihrem eigenen Müll, hervorgerufen durch ihre Gedanken und Handlungen. Der Körper erneuert sich nicht mehr, altert schnell und zerfällt. Nicht nur eine falsche Ernährung ist dafür verantwortlich, wenn Menschen Energie verlieren, sondern auch negative Gefühle, Gedanken und Taten.

Genauso, wie unsere Zellen dafür sorgen, dass unser Organismus in Harmonie bleibt, müssen auch wir alles dafür tun, damit Mutter Erde in Harmonie bleibt. Ohne die Pflanzenvielfalt, ohne die artenreiche Tierwelt, ohne die immense Vielfalt an Insekten können wir nicht überleben.

Wenn wir uns alle darum bemühen, diesen wundervollen Planeten Erde und alle darauf lebenden Geschöpfe zu respektieren, werden wir gemeinsam in Harmonie und Einklang leben können und uns kontinuierlich entwickeln.

Es gibt eigentlich keine Grenze zwischen der Natur und uns Menschen, die meisten haben es nur verlernt, dies wahrzunehmen. Der feinstoffliche Körper erstreckt sich bis zu 20 Kilometer weit, und ganz gleich, wo ich mich befinde, bin ich ständig mit diesem Feld der Erde verbunden. Ich fühle alles, was in diesem Radius von 20 Kilometern geschieht, und das Ganze fühlt mich, auch meine Absichten. Ich wirke immer und überall auf alles bewusst oder unbewusst ein, auch auf den eigenen physischen Körper. Ein übersäuerter oder verschlackter Organismus lebt nicht mehr nach den göttlichen Prinzipien. Er zerstört sich selbst durch Mangel an Selbstliebe.

Wie verschlackt der Körper?

Rein chemisch gesehen bedeutet die Verschlackung des Organismus die Umwandlung von Säure in Salz durch Mineralien, die im Organismus abgelagert werden. Dies ist keine Umwandlung in neutrale Salze, sondern in schädliche Schlacken. Durch den Stoffwechselprozess, die Verdauung, Stress, selbstzerstörerische Gedanken und Ähnliches entstehen freie Radikale und Säuren, die der Organismus neutralisieren und ausleiten muss. Dies gelingt ihm im Zustand der Verschlackung jedoch nicht ausreichend, da die Nieren und die Haut bereits belastet sind.

Unsere Organsysteme und der ganze Organismus entstehen aus dem Element Wasser mit seinen verschiedenen Mikroelementen und Mineralien. Das Milieu im menschlichen Organismus sollte einen leicht basischen (alkalischen) Wert haben, nur dann kann alles harmonisch funktionieren.

Allerdings kippt der Säure-Basen-Haushalt häufig in den sauren Bereich. Um dies ausbalancieren zu können, braucht der Organismus Wasser und Mineralien wie zum Beispiel Kalzium, Bor, Schwefel, Magnesium, Silizium, Zink, Selen, Eisen. Durch die Bindung von Kalzium und unterschiedliche Säuren entstehen folgende Stoffe: Aus Harnsäure und Kalzium entsteht Kalziumurat, aus Oxalsäure und Kalzium Oxalurat, aus Schwefelsäure und Kalzium Schwefelurat und so weiter. Die neutralen Salze verlassen unseren Organismus über die Nieren, die Haut und den Darm. Sie werden im Körper nur angesammelt bei bestimmten Bedingungen wie Wasser-, Mineralien- und Mikromineralienmangel.

Die energiereichen Mikroelemente nehmen wir normalerweise über pflanzliche Nahrung auf. Wir dürfen sie nur nicht durch chemische und thermische Verarbeitung zerstören, sonst verlieren sie ihr energetisches Potenzial. Die Pflanzen müssen aus der Permakultur kommen oder, noch besser, Wildpflanzen sein. Pflanzen aus Monokultur haben kaum Mikroelemente, denn die Erde wurde bereits ausgebeutet. Die Monokultur misshandelt die Natur, nützt sie aus und gibt ihr nichts zurück. (Siehe auch Kapitel 4.)

Deine Nahrung aber soll lebendig sein. Lebendige Nahrung unterstützt das Leben, tote Nahrung den Tod.

Kinder sammeln Toxine und Schlacken in ihrem Fettgewebe, und der Körper versucht durch Temperaturerhöhung die Giftstoffe und Ablagerungen zu verbrennen. Leider versuchen besorgte Mütter mit unterschiedlichen Methoden die Temperatur zu senken – weil sie es nicht besser wissen. Doch durch die Gabe von Medikamenten gegen das heilsame Fieber läuft parallel die nächste Verschlackung durch

Chemie und Gifte. Der Organismus wollte die Toxine und Schlacken abbauen, aber er wurde unterbrochen und noch dazu weiter belastet.

In der ersten Phase der Verschlackung, die im Fettgewebe stattfindet, plagen den Menschen Symptome wie Stimmungsschwankungen, Verdauungsstörungen, Essattacken oder Appetitlosigkeit.

Die nächste Phase der Verschlackung findet im Bindegewebe statt, das mit der Zeit zur wahren Mülldeponie wird. Die Symptome werden präsenter, die Stimmungsschwankungen auch. Auf der Zunge bildet sich ein Belag, Füße und Hände sind oft kalt, es kommt zu Mandelentzündung, Kopfschmerz, Migräne, Fußschweiß und Haarverlust. Schwitzende Füße und ein unangenehmer Geruch sind meist ein Zeichen für die Vergiftung durch übermäßigen Verzehr von tierischem Eiweiß und Schweinefleisch. Hier wird die Schwefelsäure über die Füße ausgeleitet.

Über Ablagerungen auf der Zunge, Mandelentzündung und den Fußschweiß versucht der Organismus zu entschlacken. Sind die Nieren überlastet, übernimmt die Haut die Aufgabe, und es kann zu Schweißausbrüchen kommen. Dauern diese über eine längere Zeit an, deutet dies auf Grieß oder Steine in den Nieren hin. Diese Ablagerungen stören die normale Funktion der Nieren.

Nach all den größtenteils vergeblichen Versuchen lagert der Organismus die Schlacken im Körper ab, weil ihm nichts anderes mehr übrig bleibt.

Der Organismus schützt das Gehirn vor Harnsäure, denn das würde die gesamte Hirnfunktion stören und zum Tod führen. Aber wenn die Nieren und die Haut es nicht schaffen, die ganzen Schlacken abzutransportieren, sucht sich der Organismus das nächste Lager: Knochen und Knorpel. Ab diesen Moment spürt man die Salze bei jeder Bewegung in Form von Schmerz. Ab dem fünfzigsten Lebensjahr, wenn ein Mensch Schmerzen in den Gelenken oder der Wirbelsäule hat, wird dies oft als normale Abnützung bezeichnet. Doch die Zellen des Skeletts erneuern sich nach rund zehn Jahren, also kann die Ursache nicht in den Knochen liegen. Es sind die abgelagerten Salze – nichts anderes. Für den Wiederaufbau der Knochen wird Bor benötigt, denn er sorgt dafür, dass Kalzium in den Knochen aufgenommen wird.

Test: Bin ich verschlackt?

Betrachte zunächst dein äußeres Erscheinungsbild von Haaren, Haut, Fuß- und Fingernägeln, Zähnen, Zahnfleisch. Wie beurteilst du ihren Zustand? Erkennst du Störungen?

Anschließend frage dich, ob du unter den folgenden Symptomen leidest:

- Kribbeln in den Gliedern
- Tränensäcke unter den Augen (besonders frühmorgens)
- Hautprobleme (Rötungen, Pickel und Ähnliches)
- Schleimhautprobleme
- Wasseransammlungen im Bindegewebe
- Muttermale
- Übergewicht, Untergewicht
- Angst, Sorgen, Stress

- Kopfschmerzen
- Müdigkeit und Schmerzen
- Frühmorgens verstopfte Nase, Husten, Niesen
- Schleim in der Leber, Nieren, Darm, Probleme mit dem Stuhlgang (Durchfall, Verstopfung)
- Stauungen, Myome, Zysten, Zellulite, Fettablagerungen
- Lungenprobleme (Schleim und Eiter)
- Gefäßprobleme
- Blasenentzündung
- Sehkraftprobleme, weiße Pickel unter den Augen und Augenlidern
- Probleme mit den Gelenken, Knorpel, Muskeln, Knochen, Sehnen, Bändern
- Blutanämie, Blutverdickung
- Lymphsystem-Erkrankungen
- Parkinson, Lähmungserscheinungen, Leberzirrhose, Infarkt
- Vermehrung von Viren, Pilzen, Bakterien
- Verunreinigung des Zwischenzellwassers, was sich durch Anämie, Alterungsprozesse, Energiemangel, Müdigkeit bemerkbar macht
- Krebs.

Jedes einzelne Symptom ist ein Hinweis auf Blockaden, hervorgerufen durch Verschlackungen. Je mehr von diesen Symptomen wahrgenommen werden, desto verschlackter ist der Körper. Wenn die Verschlackung ihren Anfang nimmt, ist dies für viele eher unscheinbar, wie eine gewöhnliche Müdigkeit am Mittag, welche sich aber mit der Zeit in chronische

Müdigkeit verwandelt. Immer wieder kommender und gehender Kopfschmerz, Stimmungsschwankungen und Schmerz im Körper sind ein deutlicher Hinweis auf weitere Verschlackungen. Bei jedem Menschen zeigen sich die Symptome der Verschlackung unterschiedlich. Manche haben Störungen in ihrem Nervensystem und erfahren dabei zum Beispiel Depressionen. Andere bekommen Schwierigkeiten mit ihrem Bewegungsapparat in Form von Gelenkschmerzen, Problemen mit der Wirbelsäule, Sehnenverkürzungen, Knochenabbau. Weitere erfahren diese Verschlackung durch Probleme in den Organen, wie zum Beispiel Leber, Galle, Nieren. Und als Letztes sind diejenigen betroffen, die Krankheiten in Form von Krebs erleben. Alle Disharmonien im Menschen sind ein Warnsignal unserer Seele, die uns wieder auf den richtigen Weg bringen will.

Folgen der Verschlackung und Übersäuerung

Der Mensch trägt in seiner DNA die Information der Unsterblichkeit; wenn aber der Organismus sehr stark verschlackt und vergiftet ist, bleibt ihm nichts anderes übrig, als den Menschen zu zwingen, sich zu reinigen, und zwar durch sogenannte Krankheiten. Wenn Reinigungsprozesse in Gang gesetzt werden durch Durchfall, Fieber und Ähnliches und diese Prozesse von den Betroffenen unterstützt werden, erholt sich der Körper meist schnell. Es gibt Menschen, die gesund leben; wenn sie etwas Schlechtes essen, bekommen sie sofort Durchfall, einen Hautausschlag, Husten oder müssen ständig niesen. Anderen wiederum macht es nichts aus. Bei Ersteren reinigt sich der Organismus sofort, und bei Letzteren wird aus Wasser- und Mineralienmangel alles in den Organen deponiert.

Wenn von einer Verschlackung des Organismus oder auch der Übersäuerung gesprochen wird, sollte klargestellt werden, dass es sich dabei im Grunde um das Gleiche handelt, nur von unterschiedlichen Blickwinkeln aus betrachtet: Verschlackungen führen dazu, dass dem Körper wichtige Mineralien entzogen werden. Durch die Verschlackung und den entstandenen Mineralienmangel gerät der Körper in die Übersäuerung. Dadurch wird Bakterien, Viren, Pilzen und anderen Parasiten Tür und Tor geöffnet.

Übersäuerung führt zu Mineralienraub aus dem Organismus – mit entsprechenden Symptomen:

- Chrommangel – Diabetes, Konzentrationsschwierigkeiten, Lernprobleme, Nervosität, Gereiztheit und Verwirrtheit, Depressionen, Gewichtsverlust, verminderte Leistungsfähigkeit, Muskelschwäche, vermehrtes Wasserlassen
- Jodmangel – Probleme mit der Schilddrüse, bei Neugeborenen geistige Schäden, Schwerhörigkeit und Wachstumsstörungen, Totgeburten, Schlafstörungen, Konzentrationsstörungen, ständige Müdigkeit, Verdauungsprobleme, Haarausfall
- Kobaltmangel – Anämie, Appetitlosigkeit, Verdauungsstörungen, Durchfall oder Verstopfung, Bauchschmerzen, Blutarmut, Blutungen
- Zinkmangel – Haarausfall, Hautprobleme, Wachstumsstörungen, Blutarmut, geschwächte Abwehrfunktion

- Kupfer- und Eisenmangel – Schwächung des Immunsystems, Knorpel- und Knochenprobleme, Mangel an roten Blutkörperchen, Bindegewebsprobleme
- Bormangel – Pilze im Körper, Hautprobleme (Psoriasis usw.), Hyperaktivität der Nebenschilddrüsen, Arthrose, Osteoporose, hormonale Störungen (Zirbeldrüse, Eierstöcke und Nebennieren), Nierensteine
- Magnesiummangel – Nervensystem, Muskelkontraktionen und Muskelkrämpfe, Immunsystem, Herzrhythmusstörungen
- Kaliummangel – Erschöpfung, Konzentrationsprobleme, Nervosität, Appetitlosigkeit, Verdauungsprobleme, Kopfschmerzen, Schwindel, Beschwerden beim Wasserlassen
- Phosphormangel – generelle Schwäche, Osteoporose, Arthritis, schlechte Zähne, Parodontose, Karies, Appetitverlust, Müdigkeit, Gelenkschmerzen, Verwirrung, hohe Anfälligkeit für Infektionen, Knochenbrüche, Muskelschwäche
- Selenmangel – Immunsystem, Herzschwäche, Herzinfarkte
- Natriummangel – Blutdruckprobleme (niedriger Blutdruck), Herzinfarkte, Nierenbeschwerden, Erkrankungen des Hypothalamus, übermäßiges Schwitzen und Erbrechen
- Manganmangel – Jodmangel, Appetitlosigkeit, Gewichtsverlust, anfällig für Infektionen, Erkrankungen des Nervensystems, Krämpfe
- Kalziummangel – Knochenbrüche, Karies, Muskelkrämpfe

- Eisenmangel – Erschöpfung, Atemnot bei Anstrengung wegen Blutarmut
- Molybdänmangel – Gelenkschmerzen, Durchfall
- Chloridmangel – Atemprobleme, Herzfunktionsstörungen, Muskelkrämpfe.

An dieser Stelle möchte ich nochmals auf das Zedernöl hinweisen. Es ist eine der besten Quellen für Mikro- und Makroelemente.

Denke bitte daran, dass wir die Mineralien über die Nahrung aufnehmen sollen. Wenn du dich entscheidest, Mikro- und Makroelemente in Form von funktionalen Lebensmitteln einzunehmen, dann immer zu den Mahlzeiten.

Die meisten Menschen verstehen unter »Krankheit« nur die Symptome. Diese werden behandelt, die wahre Ursache der Krankheit aber wird nicht hinterfragt. Die gesamte Medizinbranche ist auf die Behandlung von Symptomen ausgerichtet. Für fast alles gibt es die passende Tablette, selbst bei Fieber, das ja auftritt, um die Krankheit zu heilen. Schmerzen? Kein Problem, hier ist eine Tablette. Nierenprobleme? Hier ist die passende Tablette. Bluthochdruck? Noch eine Tablette.

Schmerzen werden medikamentös unterdrückt, und für den Moment mag die Tablette ja auch helfen, doch auf Dauer gesehen schadet sie und bringt weitere Organe in Disharmonie. Und es sind nicht nur die Toxine in der Tablette selbst, auch die Nebenwirkungen haben es in sich. Doch das Leid vieler Menschen ist so hoch, dass sie trotz der manchmal gravierenden Nebenwirkungen die Arzneimittel einnehmen.

Es gibt Alternativen zu den chemisch hergestellten Arzneimitteln auf pflanzlicher Basis, wie Kräuter zum Beispiel. Sie haben weniger Nebenwirkungen als chemische Stoffe, weil unser Organismus mit organischen Stoffen wesentlich besser umgehen kann. Bei chemischen Stoffen reagiert der Organismus nicht sofort, weil er sie in seinem Programm nicht gleich erkennt, es sind keine natürlichen Substanzen.

So vergiftet sich der Mensch allmählich durch die Aufnahme kleiner Dosen von chemischen Stoffen, sie lagern sich im Organismus ab, und je länger wir solche Medikamente einnehmen, desto größer wird der Schaden.

Die chemischen Stoffe werden zunächst dort abgelagert, wo sie am wenigsten Schaden anrichten können. Hände, Beine, Fettgewebe, Knochen und Bindegewebe sowie die wichtigeren Organe werden anfangs verschont. Auch Schwermetalle lagern sich im Körper ab, viele davon in unserem Nervensystem.

Die Lebensmittelindustrie hat zu einem großen Teil dafür gesorgt, dass es zu einer Vergiftung des Körpers gekommen ist. Allein schon das Wort »Industrie« deutet auf künstlich hergestellte Stoffe hin. Sie erzeugt neue Produkte, die absolut nichts mit »Lebens«mitteln zu tun haben, angereichert mit Geschmacksverstärkern, Suchtstoffen, Farbstoffen, Konservierungsmitteln und vielem mehr. Solche Produkte sind allenfalls ungesunde, krank machende Füllstoffe, mehr nicht. Bedingt durch zugesetzte Geschmacksverstärker, schmecken sie den Konsumenten, und durch die zugefügten Suchtmittel verlangt man nach immer mehr davon. Der Mensch isst nicht, weil er Energie braucht, sondern weil es ihm schmeckt, er wird süchtig gemacht. Die Portionen vergrößern sich, es wird ununterbrochen etwas genascht, gegessen oder irgendein Süßgetränk getrunken. So schaukelt sich das Gewicht einhergehend mit den körperlichen Gebrechen in die Höhe.

Je mehr künstliche Produkte verzehrt werden, desto mehr verschlackt der Organismus, wird krank und altert schneller. Was dann geschieht, habe ich bereits angedeutet: Es kommt noch ein bisschen mehr Chemie dazu, und zwar in Tablettenform. Selbst bei Zahnproblemen werden wir mit Quecksilber vergiftet, es wird gebohrt, was das Zeug hält, und mit Amalgam oder Kunststoffen gefüllt. Warum die Zähne Löcher aufweisen oder Karies vorliegt, wird wenn, dann nur oberflächlich thematisiert. Dass der Mensch vielleicht daraufhin untersucht wird, ob er übersäuert ist und deshalb einen Mineralienmangel aufweist oder ob eine Schwermetallvergiftung vorliegt – Fehlanzeige.

Wir vergiften uns immer mehr durch unser unnatürliches Verhalten. Es beginnt bei der Ernährung und endet bei der Medizin. Dadurch verändert sich die Funktion unseres Organismus, und unser Bewusstsein wird unterdrückt. Auch die Zirbeldrüse degeneriert meiner Meinung nach deshalb immer mehr.

Ich kann es nicht oft genug sagen: Wir müssen wieder zurück zu uns selbst finden, zur Natur, müssen unserer Intuition vertrauen, die Verantwortung für uns selbst übernehmen! Willst du Heilung, so muss der Selbstheilungsprozess eingeschaltet werden durch deine Gedanken, Gefühle und Taten, die du darauf folgen lässt.

Ich möchte dir an dieser Stelle ein Beispiel nennen. Meine

Schwester war an Multipler Sklerose erkrankt, und im Krankenhaus sagte man zu ihr, dass sie Kortison nehmen müsse. Kortison ist ein Hormon, und die Reaktion des Organismus darauf ist massiv. Die anderen Frauen, die mit meiner Schwester auf derselben Station lagen, hatten nach der Gabe von Kortison Schmerzen am ganzen Körper, Wasseransammlungen und keine Kraft mehr. Einige dieser Patientinnen traf meine Schwester nach ein paar Jahren und konnte sie kaum wiedererkennen. Aus den jungen schönen Frauen waren schwache, kranke, behinderte alte Frauen geworden.

Meine Schwester aber ging einen anderen Weg. Sie entschloss sich, gesund zu sein. Sie entgiftete, bekam ein Kind und ist eine glückliche Mutter. Sie hat die Verantwortung für sich selbst übernommen, ist ihr eigener Heiler.

Damals wurde versucht, meiner Schwester Angst zu machen, sie blieb jedoch bei ihrer Entscheidung und verfolgte ihr Ziel, gesund zu sein, mit all ihrer Kraft und der liebevollen Unterstützung ihrer Familie.

Krankheiten sind eigentlich eine Hilfe für uns, sie kommen aus der geistigen Welt und zeigen sich hier in physischer Form, denn unsere innere Stimme hat nicht wahrgenommen oder überhört, was unsere Seele uns mitteilen wollte. Also musste eine andere Möglichkeit gefunden werden, um uns zu zeigen, dass wir von unserem Weg abgekommen sind. Durch Krankheiten reinigt sich der Organismus nicht nur von Schlacken, er kommuniziert auch mit uns.

Durch unsere Körperöffnungen kommen Schlacken und Verunreinigungen an die Oberfläche, und auch über die Haut treten sie nach außen. Wenn jemand Psoriasis, Neurodermitis oder eine eitrige Hautentzündung bekommt, heißt das, dass die Nieren nicht mehr fähig sind, alles auszufiltern und auszuleiten. Der Darm ist mit altem Kot verstopft, und die Haut übernimmt die Ausleitungsfunktion.

Schlacken stehen auch für den emotionalen Charakter und können durch Angst, Selbstverurteilung, Wut oder Abneigung verursacht sein. Dies schwächt nicht nur die Nieren und den Darm, sondern auch die Organe, die das Äußere mit dem Inneren verbinden. Man kann es nicht mehr verstecken und unterdrücken, die Emotionen zeigen sich auf der Oberfläche der Haut. Deswegen macht es keinen Sinn, irgendeine Salbe auf die befallenen Stellen aufzutragen und zu hoffen, dass das Problem sich auflöst. Die meisten Hautprobleme kommen von innen heraus, also müssen wir auch von innen heraus etwas dagegen tun.

Meiner Meinung nach gibt es keine Hautkrankheiten, es sind lediglich Reaktionen der Haut auf abgestorbene Pilze und Zeichen der Übersäuerung der Haut durch ausgeleitete Harnsäure. Wenn dann auf die Haut diverse Cremes und Öle geschmiert werden, werden die Poren verschlossen. Doch das Gegenteil sollte der Fall sein, die Poren müssen offen bleiben, das Blut sollte dünnflüssiger werden, um in die Kapillaren und Kanäle zu gelangen und den Organismus von Schlacken befreien zu können.

In Russland werden verschiedene Methoden angewandt wie Schröpfen, Honigmassage und Dynamische Massage. Damit wird die Lymphe angeregt, wieder in Fluss zu kommen, verstopfte Kapillaren regenerieren sich, die Urinsäure wird ausgeleitet und der Stoffwechselprozess angeregt.

Verschlackung kann besonders auch im weiblichen Körper negative Folgen nach sich ziehen. Viele Frauen können keine Kinder bekommen. Dies ist in einigen Fällen darauf zurückzuführen, dass ein geschwächter Körper kein gesundes Kind auf die Welt bringen kann. Das Baby übernimmt im Mutterleib bis zu 60 Prozent der angesammelten Toxine und Schlacken. Deswegen wirken viele Mütter während oder nach der Schwangerschaft oft jünger. Aber die Babys müssen mit diesen Toxinen und Schlacken nach der Geburt kämpfen. Meine Empfehlung an alle Frauen und Männer, die sich ein Kind wünschen: bitte zuvor richtig entgiften und entschlacken. In der Schwangerschaft und während der Stillzeit darf keine Reinigung durchgeführt werden.

Die sogenannten Wechseljahre bei Frauen sind ein natürlicher Schutzmechanismus der Natur. Es gibt genügend Menschen, die sich nach einer systematischen Reinigung von ihrer Menopause oder ihrer Unfruchtbarkeit verabschiedet haben. Die Menstruation und die Fruchtbarkeit sind miteinander verbunden. Die Menstruation ist ein natürlicher Reinigungsprozess des Organismus und dient der Vorbereitung zur Befruchtung, um neues Leben zu erschaffen. Probleme während der Menstruation wie Schmerzen, Krämpfe, Unregelmäßigkeiten oder eine ausbleibende Blutung deuten auf eine Disharmonie und die Verschlackung des Organismus hin. Die Natur selektiert und wählt die stärksten Organismen, um die Population zu erhalten. Wenn ein Lebewesen schwach und krank ist, wird es nicht fähig sein, starken, gesunden Nachwuchs hervorzubringen. Von schwachen und verschlackten Organismen kann ein Neugeborenes nicht viel aufnehmen, aus diesem Grund können nicht nur Erkrankungen bei Neugeborenen entstehen, sondern auch verschiedene durch Toxine verursachte Behinderungen.

Frauen, die bewusst leben, können auch noch in hohem Alter Kinder bekommen. Ihr Organismus erhält hochwertige Rohstoffe, und wenn es nötig ist, reinigt er sich.

Wenn die Ursache für Unfruchtbarkeit verstanden wird, kann Veränderung stattfinden. Denn durch das Verstehen kommen auch die richtigen Handlungen: eine systematische, ganzheitliche Reinigung, eine bewusste Lebensführung und das Übernehmen von Eigenverantwortung.

Nach eineinhalb Jahren Reinigung hat sich der Organismus ziemlich tief gereinigt, und nach rund sieben Jahren regeneriert er sich. Die Menstruation kehrt zurück, dabei es ist egal, wie alt die Frau ist. Die Haare beginnen wieder zu wachsen, der Organismus verjüngt sich.

Übersäuerung und Haarausfall

Es gibt viele Fragen zum Thema Haarausfall: Wieso verlieren manche Männer ihre Haare schon in jungen Jahren? Welche Bedeutung haben die Haare, und warum verlieren wir sie? Wie kann man den Haarausfall bremsen? Wie können die Haare wieder aufgebaut werden?

Die Kopfhaut, so könnte man sagen, ist unsere Notrufzentrale. Wenn der Organismus übersäuert und verschlackt ist, beginnt der Haarausfall. Wasser- und Mineralienmangel, Stress und selbstzerstörerische Gedanken sind allesamt mitverantwortlich. Für das Überleben des Organismus werden dringend Mineralien gebraucht und aus den Reserven entnommen, die nicht lebensnotwendig sind, wie Haare, Knochen, Zähne, Haut.

Diesen Prozess kann man nur stoppen oder neutralisieren, wenn der Körper systematisch von Schwermetallen und anderen Schadstoffen entgiftet wird und gleichzeitig die Mineraliendepots aufgefüllt werden.

Solange die Depots voll sind, fühlen wir uns gesund und vital, haben eine schöne Haut, volles Haar, feste Fingernägel und natürlich ausreichend Mineralien wie Kalzium, Natrium, Magnesium, Zink, Eisen.

Der Organismus verliert die Mineralien, weil er damit die Säuren in Salze umwandelt. Diese Salze wiederum sind die sogenannten Schlacken.

Normalerweise bekommt der Organismus genügend Mineralien aus der Nahrung und greift nicht auf seine körpereigenen Depots zurück. Doch wenn keine oder nur eine unzureichende Versorgung der Mineralien durch die Nahrung gewährleistet ist, diese wegen Störungen des Verdauungssystems nicht aufgenommen werden können oder der Organismus von Bakterien, Viren, Pilzen und Parasiten befallen ist, die sehr starke Toxine produzieren, ist die Kopfhaut das erste Depot, welches geleert wird, und die Haare fallen aus.

Unsere Nahrung, ja selbst Bio-Produkte enthalten immer weniger Mineralien. In der heutigen Zeit ist es daher zum Teil sinnvoll, auf funktionale Lebensmittel zurückzugreifen – es sei denn, du kannst dich zu mindestens 50 Prozent mit Produkten aus der Permakultur und Wildwuchs ernähren, dann wirst du mit ausreichend Mineralien versorgt.

Männer verlieren ihre Haare früher als Frauen, weil sie

keine Menstruationszyklen haben, denn durch diese entsäuert und befreit sich der weibliche Organismus von Schlacken und Giften. Frauen bekommen Haarausfall im höheren Alter, wenn die Menstruationszyklen ausbleiben (siehe oben).

Tipps gegen Verschlackung und Übersäuerung

Folgendes empfehle ich dir: Produkte vermeiden, die den Organismus übersäuern. Vermeiden von Medikamenten, chemischen Stoffen, Rauchen, Alkohol und Kaffee. Vermeiden von übermäßigen sportlichen Anstrengungen. Vermeiden von Zucker, zuckerhaltigen Produkten und Zuckerersatzstoffen. Oft besteht Zuckerersatz aus giftigen Stoffen wie Aspartam, dieses wird auch unter vielen anderen Namen deklariert. Systematisches Antiparasitenprogramm regelmäßig ausführen. Vermeidung von Stress. Systematische Körperreinigung und Entgiftung. Auffüllung der Mineraliendepots. Einmal in der Woche eine Sauna besuchen und basische Bäder nehmen. Zwei bis drei Liter strukturiertes Wasser pro Tag trinken.

Nach der Körperreinigung können Entgiftungssymptome auftreten, wie Pickel an den Stellen, wo sich Schlacken angesammelt haben. Die Reinigung kann auch zu Schnupfen führen, und es können Kopfschmerzen oder Schmerzen in der Region auftreten, wo sich die Säuren angesammelt haben. Das ist eigentlich ein gutes Zeichen, denn der Organismus leitet die Schlacken aus, also freue dich und sei dankbar. Um den Reinigungsprozess zu unterstützen, kannst du mehr Wasser trinken und den Körper schröpfen und massieren.

Auch basische Bäder helfen – ich empfehle ein Natron-, Schungit-, Schwefel-, Magnesium- oder Skipidar-Bad (siehe Seite 170 ff.).

Stress und Verschlackung

Unser Körper reagiert auf Stress durch die Ausschüttung von Hormonen (siehe Kapitel 4) sowie durch chemische Reaktionen im Säurebereich. Durch Stress kommt es zu Verspannungen tief in den Muskeln. Das wiederum führt zu einer Ansammlung von Milchsäure. Stress wirkt sich auch auf die Atmung aus: Wer unter Druck steht, Angst hat und angespannt ist, atmet flacher und im oberen Brustkorb, wodurch der Körper nur unzureichend mit Sauerstoff versorgt wird. Verstärkt sich der Stress, atmet man schneller, und die Körperchemie gerät durcheinander. Es ist zu wenig Kohlendioxid vorhanden, und der Körper kommt in ein Ungleichgewicht. Das wirkt sich auf das Verdauungssystem aus. Stress kann den Verdauungsprozess einfach stoppen. Jeder unterbrochene Prozess aber ist wie ein Stau und führt zu einer erneuten Übersäuerung.

Stress blockiert auch die Arbeit der Gallenblase und ihrer Gefäße, der alkalische Gallensaft mit einem pH-Wert von 8 bis 8,8 kann nicht in den Darm abfließen. Das Säure-Basen-Verhältnis gerät aus dem Gleichgewicht.

Stress ist demnach wie ein Säureangriff auf das Gleichgewicht, die Harmonie im physischen Körper.

Wassermangel und Verschlackung

Ein weiterer Punkt, der verantwortlich für das Verschlacken ist, ist der Wassermangel.

Vergleichen wir uns einmal mit einem Aquarium: Es braucht eine regelmäßige Reinigung und frisches Wasser. Wenn es über einen längeren Zeitraum diese Pflege nicht bekommt, beginnt alles im Aquarium zu stinken und zu faulen, und die Fische sterben. Mit unserem Organismus verhält es sich ebenso, wir brauchen eine regelmäßige systematische Reinigung und eine bewusste Lebenseinstellung.

Die meisten trinken viel zu wenig Wasser – damit meine ich reines, strukturiertes Wasser. Stattdessen werden Kaffee, Alkohol oder Limonade konsumiert. Diejenigen, die es besser machen wollen, wählen häufig Wasser mit Kohlensäure, was die gute Absicht wieder zerstört, denn kohlensäurehaltige Getränke führen ebenso wie Kaffee, Alkohol und Limonaden zur Übersäuerung.

Reines, strukturiertes Wasser und Mineralien unterstützen den Organismus darin, die Schlacken in Salze umzuwandeln und auszuleiten. Pro Tag sollten deshalb 2 bis 3 Liter Wasser getrunken werden. Wasser ist ein sehr gutes Lösungsmittel, alle Salze lösen sich mit der Zeit im Wasser auf, es muss nur genügend davon getrunken werden. Es ist wie mit einer Zuckerdose – geben wir genügend Wasser hinein, löst sich der Zucker auf. So ist es auch im Organismus.

Du weißt bereits, wie sich die Schlacken im Körper ansammeln. Die Salze lagern sich im gesamten Organismus ab: zuerst in den feinen Kapillaren, wodurch die Durchblutung in den Fingern und Füßen gestört wird. Du merkst es daran, dass deine Hände und Füße oft kalt sind. Später lagern sich die Schlacken auch in den Organen ab und beeinträchtigen ihre Funktion: in den Nieren als Nierengrieß und -steine, in der Gallenblase als Gallengrieß und -steine. Es gilt also vor allem in der Reinigungszeit genügend Wasser zu trinken, damit die Salze nicht im Blutkreislaufsystem kreisen und sich an anderen Stellen wieder ablagern.

Störfelder und Verschlackung

Unterschiedliche Störungen aus allen Richtungen treffen den Menschen, lenken seine Aufmerksamkeit von ihm selbst ab und greifen seine Energie an. Massive energetische Beeinträchtigungen entstehen durch elektromagnetische Strahlungen wie Mobilfunk-Sendemasten, WLAN, Mikrowellen, Haushaltsgeräte und vieles mehr. All dies arbeitet auf bestimmten Frequenzen, die den menschlichen Körper beeinflussen und ihm gesundheitlich schaden. Selbst wenn du die Geräte nicht hast oder nicht benutzt, so haben deine Nachbarn sie, und die Energie kennt keine Wände, sie durchdringt fast alles.

Der Elektrosmog und all die anderen Störfelder haben auch ihre Bestimmung. Durch die Informationen, die wir über die Medien bekommen und die uns sagen, was alles gut oder schädlich ist, geben wir unsere eigene Bewertung darüber ab und entscheiden nicht länger selbstverantwortlich, was gut oder schlecht für uns ist. Millionen von Menschen handeln so. Dadurch entstehen Felder, und je nachdem, mit welchen Informationen sie durch die Gedankenkraft der Menschen programmiert sind, beeinflussen sie uns negativ oder positiv. Wenn ein einzelner Mensch gegen dieses Kollektiv an Gedanken antreten will, so muss er schon sehr, sehr weit in seiner geistigen Entwicklung und Gedankenkraft sein.

In meiner Wahrnehmung fühle ich, dass derartige Inhalte nur eine Illusion sind. Die ganzen Informationen darüber, was angeblich »gut« oder »schlecht« ist, bekommt der Mensch so lange, bis er wirklich weiß, wer er ist. Sobald er sich selbst erkennt, kann ihn keine Fehlinformation von außen mehr manipulieren.

Ein großartiges Hilfsmittel gegen Störungen solcher Art ist der kohlenstoffreiche Heilstein Schungit (siehe Kapitel 15). Wenn du das Gefühl hast, dass deine Gedanken zerstreut sind, dass du leicht manipulierbar bist oder dich energetisch etwas stört, kann Schungit hilfreich sein.

Er ist einzigartig, denn er nimmt keine fremden Energien an. Er transformiert alle Informationen und Energien in die Ur-Form – in Harmonie und Ur-Liebe. Er bringt den Raum, in dem er sich befindet, in eine höhere Frequenz. Auch erhöht er die Frequenz des Menschen, der daraufhin seine Energie wieder aufbaut, sie vermehrt und somit von Störfeldern geschützt wird. Dabei vergrößert der Schungit immer alles, was ist, auch alles, was in dir momentan aktuell ist: Liebe oder Ängste. Dadurch kannst du es erkennen und verändern, wenn du das möchtest.

Je reiner dein physischer Körper wird, je reiner und klarer deine Gedanken sind, umso weniger wirst du solche Störungen empfinden. Du wirst auf den höheren Frequenzen unerreichbar, unsichtbar sein für alles, was niedriger schwingt. Doch erst einmal musst du es schaffen, aus der jetzigen Zone herauszukommen. Durch das Erkennen, wer wir wirklich sind, und dementsprechendes Handeln kann und wird uns nichts und niemand mehr beeinflussen. Schungit kann dabei helfen, die beeinflussenden Störfelder umzuwandeln, sodass jeder seinen eigenen Gedanken und Gefühlen nachgehen kann. Im Wald kannst du dich wieder entspannen, abschalten, beruhigen. Jedes Mal, wenn ich in den Wald gehe, erhalte ich die Bestätigung: Den besten Schutz bekommen wir von der Natur, wenn wir nicht schädigend in sie eingegriffen haben. Ob es nun Lebensmittel, Heilpflanzen, Quellwasser oder Heilsteine wie der Schungit sind: Der Mensch kann viele materielle Dinge erschaffen, aber sie werden immer in ihrer Wirkungsdauer oder Wirkungsweise begrenzt sein.

Das vollkomme, ganzheitliche Werk, wie die Natur es ist, kann der Mensch nur durch sein Herz erschaffen und niemals allein mit dem Verstand. Es gibt mittlerweile Technologien, die der Mensch erschaffen hat, jedoch nicht nur mit seinem Verstand, sondern auch mit dem Herzen. Diese Technologien basieren auf der sogenannten freien Raumenergie, die unerschöpflich im gesamten Kosmos angezapft werden kann. Jedoch muss man diese Energie mit reinen Absichten und fester Überzeugung nutzen wollen; auch muss man seine eigene Bestimmung verstanden haben, um sie für sich nutzen zu können. Bewusstheit und bewusstes Handeln in Ur-Liebe sind die Grundvoraussetzungen, diese Technologie mit freier Raumenergie betreiben zu können. Sobald jemand nur mit seinem Verstand oder rein aus Profitgier und der Absicht herangeht, andere in Abhängigkeit zu bringen, wird diese Technologie nicht funktionieren.

Wir sind mächtige Schöpfer, und je mehr sich die Schwingungsfrequenz der Erde erhöht und je mehr Menschen bewusster werden, umso schneller wird sich unsere Gedankenkraft manifestieren.

Du bist dein eigener Heiler, Gott ist in dir, es ist wahr! Du kannst alles erschaffen oder auch zerstören, wenn du dich dafür entscheidest. Wir alle haben eine Wahl!

Ich kann dir nur empfehlen, die Schätze der Natur mit Dankbarkeit zu nutzen – dafür sind sie hier, sie wollen, dass du sie annimmst. Denke dabei an das Gesetz der goldenen Mitte. Du darfst so viel nehmen, wie du jetzt brauchst; mehr wird dich belasten oder zerstören.

Wenn du Störfeldern ausgesetzt bist, sollte sich die innere Fokussierung auf die Stelle richten, an der die Störfelder auf dich treffen. Wirst du beispielsweise in den Po gepikst, dann kannst du »Au« sagen, deine Hand schützend auf den Po legen oder dich verteidigen.

Wenn solche Störungen nur einmal auftreten und nur aus einer Richtung kommen, wird es kein Problem sein, damit umzugehen. Kommen sie aber ununterbrochen und von allen Seiten, dann befindet sich deine Konzentration nicht mehr in deiner Mitte, sondern sie zerstreut sich und versucht ihre Aufmerksamkeit auf all die Stellen zu richten, an denen sie angegriffen wird. Die Resonanz und die Reaktionen deines Körpers entstehen, wenn du auf der physischen Ebene bereits verschlackt bist. Dann reagiert der Körper auf die niedrig schwingenden Frequenzen der Störfelder, die auch aus Emotionen wie Angst, Stress usw. entstehen. In einem solchen Zustand verschlackt der Körper noch mehr, denn

Gleiches zieht Gleiches an. Die Parasiten vermehren sich und produzieren Toxine; dadurch entstehen Symptome unterschiedlicher Krankheiten, Unvollkommenheit, Depressionen, Verlust von Lebenssinn, Druck von anderen und vieles mehr. Der Mensch reagiert mit allem, was ihm zur Verfügung steht, und wie bereits gesagt, ziehen unreine Körper noch mehr solcher Resonanzen an. Als Ergebnis haben wir einen gravierenden Energiemangel in allen Bereichen.

Säure-Basen-Haushalt und basische Bäder

Früher haben die Menschen ihre Körper mit Naturseife gewaschen, und das Wasser aus dem Wasserhahn war nicht so belastet mit chemischen Stoffen wie jetzt. Ich kann mich noch an eine Zeit erinnern, als Birkenteerseife benutzt wurde, sie ist sehr basisch und wurde gegen Bakterien, Pilze und Parasiten verwendet. Diese Seife war praktisch in jedem russischen Haushalt zu finden.

Vor etwa 30 bis 40 Jahren waren die Körper der Menschen basischer als jetzt. Dann kam die Zeit, in der immer mehr Nahrung industriell hergestellt wurde, mit jeder Menge an chemischen Zusatzstoffen. Chemisch hergestellte Putz- und Pflegemittel für die Körperhygiene zogen in den Haushalt ein. Durch die Industrialisierung werden die Luft und das Wasser zusätzlich mit Schwermetallen belastet.

Wir reinigen unser Geschirr mit Spülmittel, bestehend aus purer Chemie, und danach essen wir von diesem Teller, auf dem eine gewisse Menge an Chemie haften bleibt. Dies ist nur eine von vielen Quellen von Giftstoffen, die in den menschlichen Organismus gelangen. Es kann deshalb passieren, weil die wenigsten überlegen, was sie tun. Sie haben ihre Eigenverantwortung abgegeben. Niemand zwingt uns, etwas Derartiges zu kaufen und zu benutzen, das tun wir freiwillig.

Für die Körperpflege und im Haushalt sollten wir nur solche Mittel verwenden, die wir ohne jedes Gesundheitsrisiko essen können, wie Natron und strukturiertes Wasser.

Nimm ein Shampoo aus dem Supermarkt zur Hand und lies auf der Rückseite, welche Inhaltsstoffe es enthält. Frage dich selbst, ob du das trinken willst und kannst, ohne dabei gesundheitlichen Schaden zu nehmen. Deine Magen- und deine Hautzellen unterscheiden sich nicht voneinander. Jede Zelle betreibt einen Stoff- und Energieaustausch mit der Umwelt, daher sollten wir verstärkt darauf achten, womit wir in Kontakt kommen.

Basische Bäder unterstützen den Körper darin, Säuren über die Haut auszuscheiden. Die Arbeit der Talgdrüsen, die unsere Haut mit Fett versorgen, wird unterstützt, um einer Austrocknung vorzubeugen. Das Wasser wird basisch bei einen pH-Wert von 8 bis 10; es neutralisiert Pilze und unterstützt den Abbau von Altersflecken.

Im Folgenden habe ich ein paar Rezepte für basische Bäder zusammengestellt (weitere Bäder findest du in Kapitel 15). Suche für dich das stimmigste heraus oder probiere sie alle aus.

Russisches-Soda-Bad

Ein Wort zu russischem Soda (Natriumhydrogenkarbonat, »Natron«): Es gibt chemisches Natron und Natriumhydrogencarbonat, in Deutschland erhältlich unter dem

Namen Kaiser Natron. Ersteres wird in der Industrie angewendet und ist für unsere Zwecke nicht geeignet. Damit kann man sich sogar vergiften.

Wenn ich im Folgenden über russisches Soda oder Natron spreche, ist damit ausschließlich Natriumhydrogenkarbonat ($NaHCO_3$) gemeint, ein vielseitiges Hausmittel, das auch in der Volksmedizin angewendet wird.

Für ein Russisches-Soda-Bad brauchst du 500 Gramm Natron (Natriumhydrogenkarbonat), das du dem Badewasser hinzugibst. Das Wasser sollte bis zu 40 Grad Celsius warm sein. Nicht länger als 20 Minuten in der Badewanne bleiben, denn sonst könnten ausgestoßene Toxine aus der Haut wieder durch die Poren aufgenommen werden. Solch ein Bad kannst du 2- bis 3-mal in der Woche nehmen.

Skipidar-Bad (Terpentin)

Ein Skipidar-Bad nach Doktor Zalmatov wird in Russland zu Recht sehr geschätzt. Es wirkt sich positiv auf die Blutmikrozirkulation aus, es dringt sehr tief in die Haut, das Lymph- und Kreislaufsystem. Durch die im Terpentin enthaltenen Harze und ätherischen Öl lösen sich Schlacken und Blockaden in den Kapillaren, sodass sich die Blutzirkulation verbessert. Das Skipidar-Bad wirkt antiseptisch, antibakteriell und tötet Pilze ab. Die Lymphe kommt wieder in Fluss, und Erreger und Toxine werden ausgeschieden.

Es gibt gelbes und weißes Skipidar. Das gelbe ist für die Menschen mit erhöhtem Blutdruck gedacht und das weiße für Menschen mit zu niedrigem Blutdruck. Bei normalem Blutdruck wird das weiße und gelbe Skipidar im Verhältnis eins zu eins vermischt.

Für ein Bad wird eine Menge von 2 bis 4 Verschlusskappen benötigt. Das Wasser sollte etwa 40 Grad Celsius warm sein; während des Badens sollte immer ein kleiner Strahl von heißem Wasser einlaufen. Nach 20 Minuten tauchst du vor dem Verlassen der Badewanne mit dem ganzen Körper bis zum Hals in das Wasser ein. Nach dem Bad die Haut nicht abtrocknen, sondern einziehen lassen. Anschließend kuschle dich in dein Bett, decke dich zu und komm ins Schwitzen. Dusche am nächsten Morgen gründlich, um die Toxine abzuwaschen.

Dieses Bad kannst du jeden zweiten Tag nehmen. Es ist nicht für Schwangere und Stillende geeignet, denn während dieser Zeit dürfen keine Entgiftungskuren oder Ähnliches durchgeführt werden.

Senf- und Natronbad

Hierfür werden 500 Gramm russisches Soda und 200 Gramm Senfpulver benötigt. Die Zubereitung des Bades und die Badedauer entsprechen dem Russischen-Soda-Bad (siehe oben). Senf und Natron wirken basisch, antibakteriell und antiparasitär (siehe auch Kapitel 15).

Salzbad

Für ein Salzbad kann Himalaja- oder auch normales Steinsalz verwendet werden. Für eine Badewanne voll werden 1 bis 2 Kilogramm benötigt. Das Wasser sollte etwa 40 Grad Celsius warm sein, und die Badedauer sollte rund 20 Minuten betragen. Das Salzbad wirkt entgiftend und reinigend und kann 2-mal pro Woche erfolgen.

Reinheit und Harmonie

All diejenigen, die sich eine Veränderung wünschen, müssen verstehen, dass der Körper wie ein Luxusgefährt ist: Er braucht unsere Aufmerksamkeit und Pflege. Solange die Menschen feste Nahrung anstelle von Lichtnahrung zu sich nehmen, müssen sie dafür sorgen, dass ein regelmäßiger Generalputz stattfindet. Je öfter wir Fastentage in unseren Alltag integrieren, bewusster essen und unseren Körper systematisch reinigen, umso länger wird er jung und vital bleiben und desto höher wird die Schwingung des Menschen sein. Die meiste Energie verbrauchen wir für die Verdauung und die Gedanken.

Achtest du darauf, wirst du eine deutliche Verbesserung bemerken.

Denke immer daran: Du erschaffst dich selbst, durch deine Gedanken, Gefühle und Handlungen – sei dir dessen bewusst!

Verinnerliche die folgenden Zeilen:

> *Es gibt und geschieht das, woran du glaubst, wovon du in deiner Ganzheit überzeugt bist! Keine Toxine, Schlacken oder Parasiten wollen in uns bleiben. Unser natürlicher Ur-Zustand ist absolute Reinheit und Harmonie. Erlaube dir jetzt, genauso zu sein, wie die Natur es vorgesehen hat. Du bist Gottes Ebenbild, ein Teil von Gott ist in dir, du bist vollkommen. Nimm die Göttlichkeit in dir mit jeder einzelnen Zelle wahr.*

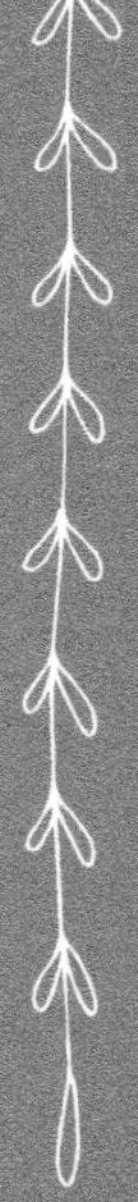

ÜBUNG

Auflösung von festgehaltener Energie in Form von Schlacken

Setz dich bequem und aufrecht hin. Nun schließe die Augen. Entspanne dich und atme ruhig ein uns aus. Fühle dabei, wie deine Füße schwer und schwerer werden. Danach werden deine Arme schwer, und schließlich wird dein ganzer Körper schwer. Du fühlst deinen Körper, er ist schwer und zieht dich nach unten wie ein Stein. Nimm wahr, wie deine Organe und alle deine Zellen schwer und schwerer werden. Diese Schwere kommt von den unterschiedlichen Stoffen, die du selbst festhältst. Bis jetzt wolltest du sie nicht loslassen. Du fühlst intuitiv, wie deine innere Stimme zu dir spricht. Sie sagt dir, das sind die Ängste, die dich festhalten. Angst, weiterzugehen. Angst, zu verlieren, es nicht zu schaffen. Angst, einfach nur zu sein.

Und gleichzeitig zeigt dir deine innere Stimme die andere Seite. Du siehst dich auf einer grünen Wiese stehen. Dein Körper ist jung, leicht und wunderschön. Du fühlst jetzt, was du auf dieser Wiese in diesem Körper fühlst. Freude steigt in jeder deiner Zellen auf, es ist leicht, so leicht, ganz leicht … du möchtest springen, rennen, singen und laut lachen. Du fühlst dich so leicht wie der Wind, so warm wie die Sonne, so riesig wie der Kosmos und so bewusst wie die Erde. Du spürst Glückseligkeit und Freiheit. Du spürst Mut und Kraft, alles tun zu können, was du möchtest.

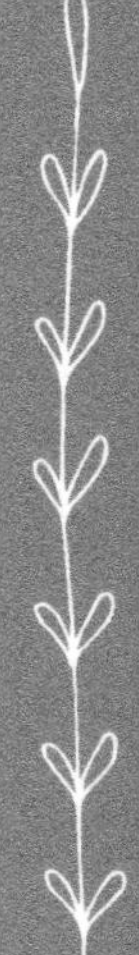

Jetzt siehst du dich zweimal: einmal voller Angst und einmal voller Vertrauen und Ur-Liebe.

Nun öffnet sich über euch beiden ein riesiger Kanal des Lichts und der Ur-Liebe. Deine beiden Körper stehen direkt in diesem Kanal. Das Licht und die Ur-Liebe fließen hier sehr schnell, durch das kristallklare Licht reinigt sich alles und wird umgewandelt in kristalline Klarheit. Du siehst, wie sich alles auflöst, was noch nicht in Reinheit und Ur-Liebe ist. Dann siehst du, wie die beiden Hälften von dir miteinander verschmelzen, sie werden eins, ein ganzheitliches Wesen, voller Ur-Liebe, Klarheit und Licht. Du weißt, du bist ein göttliches Wesen, dein Körper ist vollkommen.

Komme nun zurück in dein Herz und bedanke dich bei dir. Sage: »Ich danke mir. Ich liebe mich und vertraue mir.«

Öffne die Augen und genieße einfach das Sein!

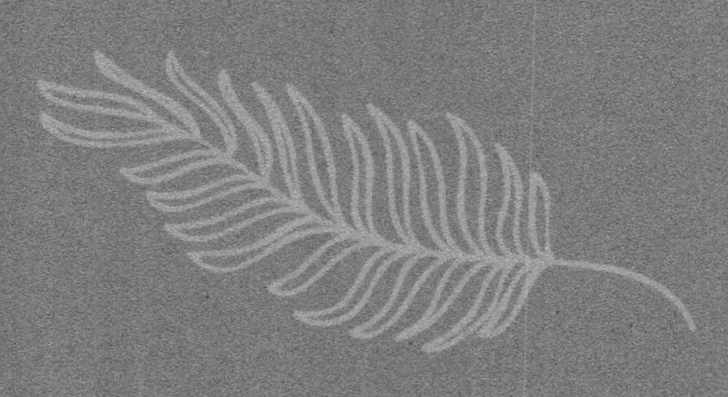

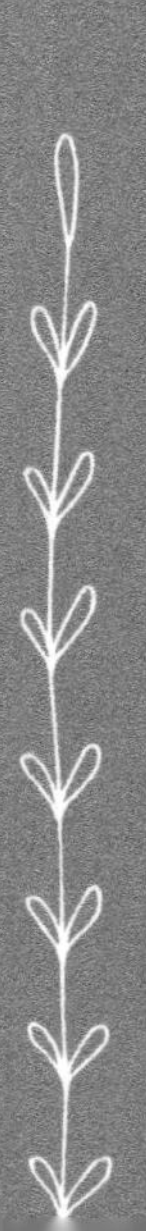

Gesundheitstest

Gesundheit beflügelt die Seele. Beantworte einfach für dich selbst folgende Fragen:

- Bis du zufrieden mit dir selbst?
- Bist du im Einklang mit der Natur?
- Fühlst du dich verbunden mit dir selbst, der Natur und deinen Mitmenschen?
- Fühlst du dich in deinem Körper wohl, oder möchtest du etwas verändern, verbessern?
- Genießt du das Leben, Mitmenschen, Tiere, dich selbst? Du beklagst dich nicht über das Leben, über die Menschen, Situationen?
- Du bist frei von Symptomen (Krankheiten), die dir Sorgen und Angst machen, vielleicht chronische Schmerzen, Süchte oder Stimmungstiefs?
- Stehst du frühmorgens rechtzeitig um 5 oder 6 Uhr auf, und gehst du um 22 oder 23 Uhr zu Bett?
- Bist du immer gut gelaunt?
- Deine Denkweise ist sehr schnell?
- Dein Leben ist in Fluss, alles geschieht leicht und fast wie durch Zufall?
- Deine Ernährung ist lebendig, frisch und gesund?
- Nimmst du keine Medikamente, Gifte, Drogen, Alkohol, Zigaretten?
- Führst du ein ausgewogenes Leben, arbeitest nicht zu viel, hast keinen Stress?
- Lässt du alles fließen, alles ist im Gleichgewicht – Geben und Nehmen?

- Fühlst du dich wohl, und andere fühlen sich wohl in deiner Nähe?
- Bist du gerne alleine und kannst sehr gut mit dir selbst Zeit verbringen?
- Du brauchst nichts? Du verstehst, dass du in dir bereits alles hast?
- Stehst du in sehr gutem Kontakt zu deiner inneren Stimme – deiner Intuition – und verlässt dich darauf?
- Akzeptierst du alle anderen Menschen, so, wie sie sind, denn sie haben ihre eigene Wahrheit? Du weißt: Es gibt so viele Wahrheiten, wie es Menschen gibt.

Wenn du alle diese Fragen mit »Ja« beantwortet hast, kannst du dieses Buch beiseitelegen. Du hast dich bereits entdeckt. Wenn du aber die eine oder andere Frage mit Nein oder Vielleicht beantwortest, gibt es für dich etwas zu tun. Diese Aufgabe ist deine persönliche Erfahrung. Du kannst erfahren, wie sich dein physischer Körper nach der ganzheitlichen Reinigung anfühlt (siehe Kapitel 10 bis 14). Du kannst selbst erfahren, wie es ist, jeden Tag in einem physischen Körper aufzuwachen, der gesund und vital ist und sich dabei noch verjüngt. Du kannst selbst erfahren, wie man durch einen gesunden physischen Körper und Verstand bewusst alles im eigenen Leben steuert und erschaffen kann. Du kannst erfahren, wie es ist, die eigenen Fehler und Erfolge zu meistern und stolz auf sich selbst zu sein. Du bist Energie. Du kannst alles durch dich selbst bewirken und umwandeln, in Liebe und Harmonie. Du kannst alle deine Fähigkeiten, auch die, über die du dir noch nicht bewusst bist, nützen, und dein Leben in ein leidenschaftliches Sein umwandeln.

Das alles kannst DU. Und wenn du es willst, dann kannst du endlich damit beginnen.

Der erste Schritt ist immer der schwierigste, weil er gegen deine alten Gewohnheiten und Muster ankämpfen muss. Aber du schaffst es. Wenn du etwas willst, sehr stark willst, und dafür etwas tust, wird es dir gelingen.

Die Natur ist auf deiner Seite, ich bin auf deiner Seite, deine Seele ist auf deiner Seite, das Universum, Gott, der Schöpfer oder wie auch immer du ihn nennen willst, ist auf deiner Seite. Nur eins kann dir dabei im Weg stehen: dein Ego. Doch selbst das Ego ist eine Erschaffung von Gott und ist zu deinem Wohl. Das höchste Gut, das du hier auf Erden erfahren kannst, ist, dich selbst zu erkennen.

Und wie?

Früher hast du immer erst an etwas gedacht, danach hast du darüber gesprochen und vielleicht irgendwann etwas in diese Richtung unternommen. Um alles zu verändern, brauchst du Energie. Sehr viel Energie fließt schon in den Gedanken und in den Wörtern; die meisten Menschen haben dann keine Energie mehr für Handlungen. Sie wissen viel, aber leben dieses Wissen nicht. Leben aber bedeutet eine ständige Veränderung der Energie, daraus resultieren persönliche Erfahrungen.

Wenn du eine Idee hast oder einen brennenden Wunsch oder einen spontanen Gedanken, dann sprich nicht darüber, denke nicht weiter nach, sondern setze ihn um. Handle.

Durch solche Handlungen verwandelst du deine Gedankenmuster und erschaffst für dich ein ganz neues Potenzial. Du gehst in eine neue Richtung. Du transformierst die alten Gedankenmuster nur dann, wenn du permanent neue

Dinge tust und sofort handelst. Du gibst den alten Denkweisen keine Chance, wieder die alten Dogmen hervorzuholen. Und das macht dich gesund, denn es führt dich zu dir selbst.

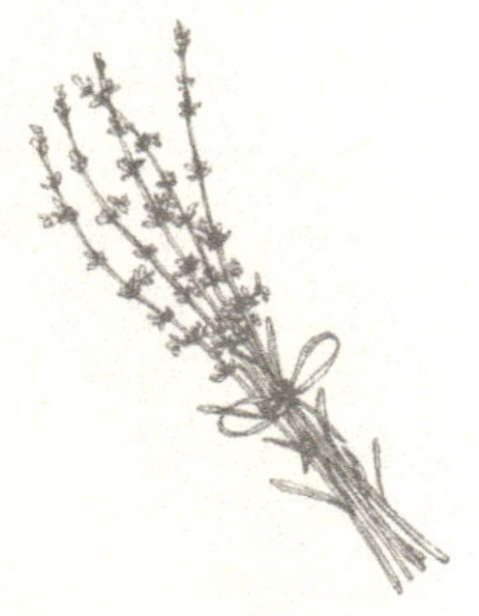

KAPITEL 6

Parasiten – die unterschätzte Gefahr

Im und auf dem menschlichen Körper leben zahlreiche Kleinstlebewesen, die in ihrer Gesamtheit Mikrobiom genannt werden und die immens wichtig für unsere Gesundheit sind.

So wie Mutter Erde im Gleichgewicht mit der Natur und ihren Lebewesen leben sollte, verhält es sich auch mit uns Menschen und dem Mikrobiom. Eine ungesunde Lebensweise aber stört die Harmonie. Durch Übersäuerung, Verschlackung des Körpers, schädliche Haut»pflege«produkte, Wassermangel und eine ungesunde Ernährung mit zu viel Nahrungsangebot, zu wenig Essenspausen, falschen Nahrungsmittelkombinationen und thermisch oder gar chemisch veränderter Nahrung gerät das Gleichgewicht der Mikroorganismen in Gefahr. Hinzu kommen Stress, Störfelder und Medikamente, die dieses »Ökosystem« in unserem Körper schwächen. Dann versagt das Schutzsystem unseres Körpers, und schädliche Parasiten können in unseren Körper eindringen.

Parasiten sind sogenannte Schmarotzer, das heißt, sie leben auf Kosten des Körpers ihres Wirts, entziehen ihm Nährstoffe, zerstören Zellen und schädigen seine Systeme. Neben schädlichen Bakterien gehören auch Viren zu den

Parasiten, die sich in menschlichen Zellen vermehren. Manche Virenarten, wie Herpes, können jahrzehntelang im menschlichen Körper leben. Sie werden zwar meist vom Immunsystem in Schach gehalten, doch bei einer Immunschwäche oder Erkrankung können sie sich vermehren, und die Infektion flammt wieder auf.

Auch Pilze können ein Problem darstellen, wenn sich das Säure-Basen-Gleichgewicht des Körpers verschiebt. Pilze machen einen großen Teil der Biomasse der Erde aus, sodass wir ständig mit ihnen in Kontakt kommen. In der Natur zersetzen Pilze totes organisches Material und bilden Humus. Ist der Körper eines Menschen geschwächt, können Pilze Mundhöhle, Rachenraum, Darm, Vagina, Haut und Nägel, aber auch die Lunge befallen oder allergische Reaktionen auslösen.

Hinzu kommt der Parasitenbefall durch Würmer, eine zunehmende Erkrankung auch in der westlichen Welt, die meist verdrängt wird. Darüber unten mehr.

Gleiches zieht Gleiches an

Meiner Wahrnehmung zufolge sind Parasiten dafür geschaffen, die Abfallprodukte unseres Körpers zu fressen oder, wenn der Organismus stirbt, ihm dabei zu helfen, zu zerfallen. Ist der Mensch bedingt durch seine Ernährung, seine Gedanken, sein Handeln in einer sehr niedrigen Schwingung, ist dies gleichbedeutend mit Zerfall, und dabei wollen die Parasiten helfen. Sie arbeiten sozusagen in diesem Frequenzbereich. Leider wird heutzutage die Schwingung von vielen Menschen so niedrig gehalten, dass sie durch ihre

Ignoranz diese Parasiten anziehen. Und sind die Parasiten einmal im Körper, machen sie sich an die Arbeit. Schuld daran ist die Übersäuerung durch falsche Ernährung, Stress, Drogen, Medikamente, Mangel an Wasser und Bewegung. Hervorgerufen wird dies durch die Abneigung gegenüber sich selbst, der eigenen Bestimmung, den Fähigkeiten und Gaben.

Sobald ein Mensch in die Resonanz von Angst, Neid, Verurteilung und Bewertung verfällt, schwingt er in einer bestimmten Frequenz; diese geht einher mit ähnlich schwingenden Frequenzen, die dann angezogen werden. Hier herrscht das Prinzip: Gleiches zieht Gleiches an. Die meisten Menschen bemerken es gar nicht mehr, da sie häufig in einer Mangelbeziehung zu sich selbst und zu anderen Lebewesen stehen. Die Gier, immer mehr haben zu wollen, festzuhalten, nur auf den eigenen Vorteil bedacht zu sein, alle als Konkurrenten zu sehen, wird schon unseren Kindern zu Hause, im Kindergarten, in Schulen und der Uni beigebracht. Weiterer Schaden entsteht durch die Medien und den übermäßigen Konsum. Sie zerstören die wahren Werte – menschliche und göttliche Werte wie Liebe, Güte, Zufriedenheit, Vertrauen. Nur der Wert der materiellen Welt wird gelehrt, ständig heißt es, du brauchst Sicherheit, Stabilität und Zuverlässigkeit. Doch brauchen wir das wirklich?

Sicherheit ist Abgrenzung. Stabilität ist der Versuch, mit Gewalt gewisse Dinge in ihrer Form zu erhalten. Zuverlässigkeit ist eine Form von Erwartungen oder Zwang. Das alles ist das Gegenteil von Freiheit, Individualität, Spontaneität, Kreativität. Ein Mensch kann sich unter solchen Umständen nicht wirklich erfahren, er funktioniert nur.

Wir sind Energiewesen, die nach den universellen Gesetzen wirken sollen; wenn dies nicht geschieht, wird uns das in der Form von Disharmonie deutlich gezeigt. Disharmonie bedeutet den Verlust von Gesundheit, Freude, Glückseligkeit, auch den Verlust von materiellen Dingen, Verlust von lieben Menschen, Befall von Parasiten. Durch falsche, anerzogene Dogmen werden wir unserer wahren Bestimmung beraubt.

Leben bedeutet Bewegung, Veränderung, Ungewissheit, dennoch absolut volles Vertrauen auf Gott, auf die eigene Göttlichkeit und in sich selbst.

Parasiten werden immer in unseren Organismus gelangen. Wir benötigen sie zum Teil auch, aber sie dürfen nicht überhandnehmen.

Unser Organismus kann Parasiten mithilfe des Immunsystems kontrollieren, doch sollten wir dieses nicht schwächen, sondern durch eine gesunde Lebensweise unterstützen. Denn ein geschwächtes Immunsystem wird sich sehr schwertun, uns zu schützen.

Unterstützen kannst du das Immunsystem durch positive Gedanken, lebendige Nahrung, sauberes Wasser, einen respektvollen Umgang mit der Natur und anderen Lebewesen. Wenn du dich wieder als einen Teil der Natur siehst, wird die Natur dir helfen und dich nicht mehr als Feind bekämpfen.

Das basische Milieu und die Parasiten

Die Kleinstlebewesen des Mikrobioms führen mit uns eine natürliche Symbiose, solange das Milieu in unserem Körper alkalisch bleibt. Wenn jedoch der Körper übersäuert, können sich insbesondere die schädlichen Mikroorganismen vermehren. Nach und nach übernehmen sie die Regie über den Körper. Sie produzieren Toxine und manipulieren uns, all die Nahrungsmittel zu uns zu nehmen, die *sie* zum Leben benötigen. Oft verhält es sich so, dass nicht *wir* Süßigkeiten essen wollen, sondern die Parasiten. Neben Zuckerhaltigem lieben sie je nach Art Kohlenhydrate, Fleisch, Käse, Hefe, Brot und andere Getreideprodukte.

In diesem Zusammenhang sollten wir uns daran erinnern, dass das Verhältnis von Mikroorganismen zu Körperzellen in einem gesunden Körper nach neuesten Forschungen rund 1,3 zu 1 beträgt. Das heißt, »wir« sind längst nicht in der Überzahl. Und wenn Bakterien unkontrolliert wachsen, verschiebt sich auch dieses Gleichgewicht immer mehr.

Bakterien und Pilze ernähren sich von den gleichen Stoffen wie unser Gehirn. Beim Verzehr von Nahrungsmitteln mit einem hohen Gehalt an Zucker werden die Parasiten gefüttert und können sich unkontrollierbar vermehren. Je mehr Süßes wir zu uns nehmen, umso mehr Parasiten können gefüttert werden, und der Organismus wird weiter übersäuert. Pilze können sich zudem selbst schützen, indem sie ihre eigene Säure herstellen, um das Milieu sauer zu halten. Je mehr Pilze ein Mensch hat, desto mehr übersäuert er.

Durch die unkontrollierte Vermehrung von Parasiten im Organismus und ihren Verbrauch von Nährstoffen bekommt das Gehirn nicht genug lebenswichtige Stoffe. Aus diesem Grund sendet es Impulse aus und erzeugt in uns das Verlangen nach den notwendigen Nährstoffen. So baut sich ein regelrechter Suchtkreis auf.

Die Parasiten im Körper führen zu einer Senkung von Kalzium und Magnesium im Organismus, dies wiederum führt zu einer Senkung der Zellenergie, und die Folge sind Müdigkeit und Kraftlosigkeit. Die geistige Klarheit geht verloren, man wird depressiv, freie Radikale wirken negativ auf das Gewebe ein, und ein frühzeitiger Alterungsprozess beginnt.

Bakterien

Bakterien sind einzellige Lebewesen. Forscher sprechen von rund 100 Billionen von Bakterien, die insbesondere die Haut, den Mundraum und den Darm besiedeln. Einige Arten ernähren sich von Schweiß und schützen die Haut; andere unterstützen das Verdauungssystem, bauen Ballaststoffe ab, synthetisieren lebenswichtige Vitamine, bekämpfen Entzündungen und halten schädliche Bakterien in Schach. Wachsen Bakterien unkontrolliert, können sie Beschwerden verursachen und sich auf andere Körperbereiche ausbreiten, so zum Beispiel die Coli-Bakterien aus dem Darm, die in die Blase wandern und dort Entzündungen hervorrufen. Bakterien produzieren durch ihre Stoffwechselprozesse auch Abfallprodukte und vergiften damit unseren Organismus – besonders, wenn das Gleichgewicht gestört ist.

Gerät das Gleichgewicht der Bakterienpopulationen durcheinander, können schädliche Bakterien nicht länger wirkungsvoll abgewehrt werden.

Streptokokken sind Teil unseres natürlichen Mikrobioms, doch wenn sie nicht vom Immunsystem in Schach gehalten werden, können sie und ihre Unterarten schwerwiegende Erkrankungen bis hin zu Nierenversagen mit verursachen.

Mandelentzündungen, die ebenfalls durch Streptokokken und andere Erreger hervorgerufen werden, können im späteren Verlauf Rheuma nach sich ziehen und zu Problemen in den Nieren, der Leber, dem Herzen, Lymphsystem, der Haut, den Nerven und Gelenken führen.

Zu den bakteriellen Parasiten gehören auch die Chlamydien, die häufig für Geschlechtskrankheiten verantwortlich sind und zahlreiche Beschwerden im Uro-Genital-Trakt bis hin zu Unfruchtbarkeit verursachen, im späteren Verlauf aber auch Gelenkentzündungen oder Augen- und Lymphprobleme auslösen.

Unsere Helfer im Kampf gegen schädliche Bakterien sind die Lymphozyten. Sie werden im Knochenmark gebildet und darauf trainiert, bestimmte Erreger zu erkennen und auszuschalten. Sie zirkulieren im Blut und den Lymphbahnen. Daher ist es wichtig, das Lymphsystem zu unterstützen (siehe auch Kapitel 13).

Gegen schädliche Bakterien empfehle ich: kolloidales Silber, Knoblauch, ätherisches Öl aus Zedernnadeln, Zedernharz, Zedernnussöl mit Harz, Birkenrinde, Birkenteer, Neem, Vitamin C, Wasserstoffperoxid, MMS-Tropfen, Bor, Zeolith (siehe unten).

Um das Lymphsystem zu unterstützen, rate ich zu ausreichender Bewegung, wedrussischer Dynamischer Massage, wedrussischer Honigmassage, wedrussischer Schröpfmethode (siehe Seite 280), Sauna, ausreichend strukturiertem

Wasser, pro Tag 10 Minuten Trampolin und 10 Minuten Springseil springen, Skipidar-Bad nach Dr. Zalmatov (siehe Seite 172 ff.) und einem freien, gesunden Darm.

Pilze

Pilze sind richtige Überlebenskünstler und können Jahrzehnte als Sporen unter widrigsten Umständen überleben; sobald die Umgebung für sie förderlich ist, wachsen und vermehren sie sich.

Es gibt über 50 Arten von Pilzen, die dem Menschen schaden können. Die krank machenden Pilze lassen sich in drei Gruppen einteilen: Schimmelpilze, Hefepilze und Dermatophyten.

Pilze brauchen bestimmte Voraussetzungen, um zu wachsen und sich zu vermehren, wie Wärme und ein feuchtes, saures Milieu. Pilze können wie bereits angedeutet selbst Säure produzieren und den menschlichen Organismus weiter übersäuern. Genau aus diesem Grund ist es sehr schwer, den Säure-Basen-Haushalt unter Kontrolle zu bekommen, sobald ein Organismus von Pilzen befallen ist.

Pilze sind nahezu überall. Sie können über die Atemluft in die Lungen und über die Haut oder Schleimhaut in den Körper dringen. Ist das Immunsystem geschwächt und finden die Pilze ein für sie ideales Milieu vor, vermehren sie sich und ernähren sich von den Mineraliendepots und anderen Nährstoffen im menschlichen Körper. Sie haben nicht die Absicht, dem Menschen zu schaden, er ist ihre Nahrungsquelle und ihr Zuhause, sie wollen nur leben. Wie es dem Menschen dabei geht, interessiert die Pilze nicht. Ich möchte dich an dieser Stelle darauf aufmerksam machen, dass viele Menschen genauso wenig Interesse zeigen, ob Tiere gequält werden, die Natur zerstört oder anderen Menschen Leid zugefügt wird. Sie interessieren sich nicht dafür, machen sich keine Gedanken darüber. Meiner Ansicht nach ist das Gesetz der Resonanz am Wirken, wenn ein Mensch von Pilzen befallen wird – eine bestimmte Schwingungsebene, Gleiches zieht Gleiches an.

Auch in der Liste der Nahrungsmittelzusätze sind Pilze zu finden. Industriehefe wird für das Keltern von Wein, Bierbrauen, Getreide- und Fleischprodukte und vieles mehr verwendet; sie sorgt dafür, dass der Organismus in einem sauren Milieu gehalten wird. Dies wiederum begünstigt die Ausbreitung von Pilzen. Für die Industrie ist Hefe günstig und profitabel, nach der Gesundheit fragt hier niemand. Die meisten Verbraucher stellen sich allerdings auch nicht die Frage, ob die ganzen industriell erzeugten Produkte gut für sie sind. Viele Menschen essen sowieso nicht das, was sie benötigen, sondern das, was die Pilze verlangen. Sie können nämlich durch Rezeptoren in unserem Nervensystem ein Verlangen nach Süßem, Bier oder Getreideprodukten auslösen – genau wie Bakterien. Du nimmst dann nicht das zu dir, was dein Organismus verlangt, sondern was die Pilze wollen.

Symptome von Pilzinfektionen

Nervensystem: reagiert mit Unruhe, Sorgen, Depression, Müdigkeit.

Verdauungssystem: aufgeblähter Bauch, Blähungen, Durchfall, Verstopfung, Juckreiz am Anus.

Haut: schuppiges Hautbild, juckende Haut, rote Hautflecken, belegte Zunge, Neurodermitis, Psoriasis, kleine Bläschen.
Urogenitalsystem: bei Frauen weiße Ausleitungen, bei Männern häufigere Urinausleitung. Partner stecken sich gegenseitig an.
Atmungssystem: verstopfte Nase, Bronchitis, Asthma.
Bewegungsapparat: Gelenk- und Gliederschmerzen.

Candida

Jeder Mensch hat Candida-Pilze im Darm und in den Schleimhäuten. Wenn der Säure-Basen-Haushalt gestört, der Körper übersäuert und geschwächt ist, kann sich der Candida-Pilz übermäßig vermehren. Dann breitet er sich auf den Schleimhäuten aus und wird über das Blut in weiter entfernte Organe transportiert, die ebenfalls befallen werden können. Durch die Vermehrung von Candida verschlackt der Organismus und vergiftet sich immer weiter. Mithilfe von selbst produzierter Säure können Candida-Pilze die Darmschleimhaut durchdringen, so entstehen winzige Löcher in der Darmwand. Durch diese Löcher gelangen Toxine und Säuren in den Organismus und verursachen allergische Reaktionen, wie Nahrungsmittelallergien.

Schwarzer Schimmelpilz

Der schwarze Schimmelpilz ist der aggressivste Pilz, den wir kennen. Er frisst andere Pilzarten, um seine eigene Population zu vergrößern, und kann in den extremsten Umgebungen überleben. So wurde der Schwarze Schimmelpilz im Atomreaktor in Tschernobyl und im Weltall auf der

Raumstation Mir vorgefunden. Viele Bäder und Kellerräume sind vom Schwarzen Schimmelpilz befallen. Doch er kann nicht nur der Bausubstanz, sondern auch dem Menschen gefährlich werden. Durch die Sporen gelangt er in den menschlichen Körper und kann die unterschiedlichsten Symptome auslösen, von brennenden Augen über Atem- und Magen-Darm-Beschwerden, Kopf- und Gelenkschmerzen bis hin zu neurologischen Störungen.

Doch auch gegen diesen Pilz ist eine Pflanze gewachsen, und zwar die Wilde Bergamotte (Monarda fistulosa). Diese Pflanze wird in Russland bereits seit Jahrhunderten erfolgreich im Kampf gegen den Schwarzschimmel eingesetzt. Für die innerliche Anwendung empfehle ich täglich 3 bis 5 Tropfen ätherisches Öl der Monarda, am besten mit einem Teelöffel Zedernöl, für einen Monat lang. Dies sollte man unbedingt einnehmen, wenn man zum Beispiel in einem Gebäude war, das mit Schwarzschimmel befallen war. Natürlich darf den Parasiten, in diesem Fall dem Schwarzschimmel, kein saures Milieu geboten werden. Die Ernährung muss überwiegend basisch sein.

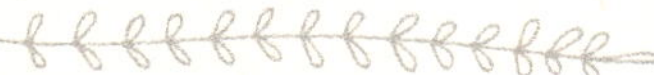

Hautkrankheiten wie Psoriasis oder Neurodermitis werden durch einen Pilzbefall hervorgerufen. Heilen kannst du solche Krankheiten nur durch das eigene Immunsystem mit einer systematischen Reinigung, ein Antiparasitenprogramm und Schwermetalle-Entgiftungsprogramm. Das alles muss systematisch geschehen, gleichzeitig und über einen längeren Zeitraum hinweg (siehe Kapitel 10 bis 14). Danach – und nicht vorher – kann eine Fastenkur durchgeführt werden, denn wird eine Fastenkur zu früh begonnen, könnten die Parasiten die Leber angreifen. Jedoch sollte immer mit einer Darmreinigung begonnen werden. Diese sollte rein prophylaktisch zwei- bis dreimal im Jahr vorgenommen werden, denn aus dem Darm sollte immer alles leicht ausgeleitet werden können.

Quallenförmige Parasiten

Die russische Ärztin Dr. Lidia Vasiljevna Kozmina forschte über zwanzig Jahre lang an Parasiten und kam zu erstaunlichen Ergebnissen. Trichomonaden (Geißeltierchen), Chlamydien und Mykoplasmen (Bakterien) sind ein und derselbe Organismus, nur in unterschiedlichen Entwicklungsphasen. Sie bilden die Form einer Qualle. Dieser »Quallen« bewegen sich im menschlichen Organismus und vermehren sich durch Millionen von Sporen, die über das Blut in jedes Organ gelangen können.

Solche Parasiten haben Ärzte bereits im Herzen, in der Lunge, in der Leber und im Gehirn entdeckt. Dr. Kozmina ist der Meinung, dass Krebszellen nicht aus mutierten menschlichen Zellen entstehen, sondern aus den Zellen der Fruchtkörper dieser quallenförmigen Organismen, die bereits alle Entwicklungsstadien hinter sich haben. Um diese Parasiten auszuleiten, helfen Fasten und zusätzliche Hilfsmittel wie Birkenteer, bittere Kräuter und Zedernharz (siehe Kapitel 12 und 15).

Helminthen

Laut der Weltgesundheitsorganisation (WHO) stecken sich Jahr für Jahr über zehn Millionen Menschen durch Parasiten an. Im Lauf der Evolution haben die Parasiten gelernt, ihr eigenes Aussehen so zu verändern, dass sie vom Immunsystem des Menschen nicht erkannt und deshalb auch nicht bekämpft werden.

So vermehren sie sich ungehindert immer weiter im menschlichen Organismus. 95 Prozent der Infizierten vermuten der WHO zufolge nicht einmal, dass sie einen Parasitenbefall haben. Da Parasiten wie Helminthen (Würmer) und Pilze in den meisten Fällen nicht als Ursache für die Entwicklung einer Krankheit angesehen werden, wird erst gar nicht nach ihnen gesucht. Patienten werden oft mehrere Jahre unterschiedlichen Behandlungen unterzogen, ohne dass an der richtigen Stelle angesetzt wird. Abgespanntheit, chronische Müdigkeit, Depressionen, Schlaflosigkeit, Erkältungserkrankungen, Asthma, Allergien, Hauterkrankungen, Unfruchtbarkeit und auch Krebs sind indirekte Symptome für Helminthen.

Fälschlicherweise nehmen die meisten Menschen an, einen Wurmbefall gäbe es nur bei Tieren oder in den Tropen bzw. bei mangelhafter Hygiene.

Meine Ahnen nutzten genau wie andere Urvölker die Kraft der Pflanzen, um den Organismus von Würmern und Pilzen zu befreien und ihn vorsorglich dagegen zu schützen. Sie trockneten Kräuter, zerkleinerten sie und nahmen die Mischung in Pulverform mindestens 21 Tage lang ein, um ein Schlüpfen der Larven aus den Eiern zu verhindern. (Das Rezept für die Kräutermischung und die Anwendung findest du auf Seite 261.)

Die Zahl der jährlichen Todesfälle durch Parasiten geht in die Millionen. In Russland gibt es viel mehr Informationen, Forschungseinrichtungen und gut ausgebildete Fachkräfte, was Parasitenbefall anbelangt. In meiner Kindheit mussten wir in der Schule nach den Sommerferien einen Arztbericht vorlegen, dass wir auf Parasiten untersucht worden waren. Meine Tochter hat die Schule in Deutschland bereits beendet, und wir mussten sie noch nie auf Parasiten testen lassen. Und das hängt nicht mit Hygienestandards zusammen, sie sind in beiden Ländern gleich hoch.

Einige Symptome, die auf den Befall von Würmern hinweisen:

- Zähneknirschen in der Nacht während des Schlafs
- beim Schlaf fließt Speichel aus den Mund
- die Hände werden im Schlaf aneinandergerieben
- die Haut juckt, vor allem am Anus
- Gelenkschmerzen
- grundlose Müdigkeit.

Wenn ein Organismus von Helminthen befallen ist, betrifft es absolut alle Systeme, Organe und Zellen, insbesondere das Verdauungssystem, die Leber, das Nervensystem und das Ausleitungssystem.

Speichel ist ein Teil des Lymphsystems, das sehr gut zur Entgiftung beiträgt, deshalb kann der Speichelfluss in der

Nacht auf Helminthen wie den Madenwurm, Bandwurm, Spulwurm oder Fadenwurm im Organismus hindeuten.

Für das Wachstum, die Entwicklung und Reproduktion brauchen die Parasiten Nährstoffe, und zwar Mikroelemente. Die gleichen Stoffe benötigen aber auch unsere Zellen. So kommt es zu einem Kampf um die Nährstoffe zwischen Parasiten und den körpereigenen Zellen. Dort, wo die Helminthen eingedrungen sind und das Gewebe verletzt wurde, können weitere Parasiten, wie Bakterien, Viren und Pilze, eindringen. Auch sie ernähren sich wie die Helminthen durch Mikroelemente und andere Stoffe aus unserem Organismus. Bekommen die menschlichen Zellen nicht genügend Nährstoffe, führt dies zu Anämie und Zellsterben.

Im menschlichen Organismus verlaufen alle biochemischen Prozesse unter der Mitwirkung von Mikroelementen. Herrscht bei diesem Prozess keine Ausgewogenheit, sondern ein Mangel, wird dieses Gleichgewicht empfindlich gestört und kann Niedergeschlagenheit und die Unfähigkeit der Wahrnehmung vieler Mechanismen auslösen. Die Gesundheit und eben auch die Wahrnehmung verschlechtern sich. Durch das Ansammeln von Toxinen in den Organen und im Gewebe werden Emotionen festgehalten. Es kommt zu Stauungen sowohl im Organismus als auch in der seelischen Selbstentwicklung. Auch werden durch einen Mangel an Mikroelementen die Schwermetalle in ihrer toxischen Wirkung nicht neutralisiert. Durch eine chronische Vergiftung des Körpers kommt es zur Schwächung des Immunsystems, zu psychischer Instabilität sowie unterschiedlichen allergischen Reaktionen.

Durch den Mangel an Mikroelementen, wie Zink, Mangan, Silizium, Kalzium, Magnesium, Chrom, Jod, Kupfer, um einige zu nennen, können die meisten Krankheiten eingeordnet werden. Ein solcher Mangel wird nicht allein durch eine Mangelernährung und Verschlackung verursacht, sondern eben auch durch Parasiten.

Das Zuführen von Mikroelementen in Form von funktionaler Nahrung während der Reinigungsphase ist hilfreich für den Körper. Sobald der Körper weitgehend von Parasiten befreit und das Immunsystem wieder stark ist, sollten nur lebendige Lebensmittel in Form von Gemüse, Obst, Kräutern, Samen, Sprösslingen, Rohkostölen usw. verzehrt werden. Sie enthalten auch alle Mikroelemente, die der Körper benötigt.

Silizium ist eine hervorragende Energiequelle und sollte in Verbindung mit basischen Mineralien eingenommen werden, und zwar über Zedernnüsse, Zedernnussöl und über funktionelle Lebensmittel, zum Beispiel Bambussilizium.

Wildkräuter sollten jeden Tag mit auf dem Speiseplan stehen, sie unterstützen das Immunsystem und beugen einem Parasitenbefall vor. Auch sollten wir uns die Frage stellen, wen wir ernähren wollen – unsere Zellen oder die Parasiten? Die Zellen brauchen Bitterstoffe, Gerbstoffe, Chlorophyll, strukturiertes Wasser, viel Bewegung, Sonne, doch die Parasiten mögen das nicht. Das Verlangen nach bestimmten Nahrungsmitteln ist oft eine Manipulation durch Bakterien, Pilze und Helminthen. So wie wir von außen manipuliert werden, so geschieht es auch in unserem Innersten.

Dennoch solltest du dich wegen der ganzen Parasiten nicht verrückt machen. Es wird lediglich etwas Wissen benötigt, um die Parasiten in Zaum zu halten und eine Vermehrung zu vermeiden. Auch gibt es einige Naturprodukte, die dabei unterstützend wirken.

Wenn du fühlst, dass dein Körper befallen ist, warte nicht, bis eine Krankheit ausbricht. Zu den natürlichen antiparasitär wirkenden Heilmitteln zählen kolloidales Silber, Chlorophyll, Zedernnussöl mit Harz und verschiedene Kräuter, mit denen du dein Immunsystem unterstützen kannst. Kolloidales Silber tötet alle Bakterien und Würmer, Chlorophyll ist höchste gespeicherte Sonnenlichtenergie, es erhöht die Körperschwingung, und Zedernnussöl mit Harz wirkt antiseptisch, antibakteriell, regeneriert die Zellen und unterstützt die Zirbeldrüse. Kräutermischungen unterstützen die Organsysteme und enthalten unterschiedliche Nährstoffe, die Parasiten nicht mögen. (Siehe Kapitel 12.)

Auch der geistige Aspekt will berücksichtigt werden. Überlege: Was hast du nicht wahrgenommen? Was willst du nicht annehmen? Wovor hast du Angst?

Spulwürmer

Spulwürmer leben im Darm. Sie können die Darmwand durchbeißen und innere Organe, wie zum Beispiel Leber, Herz, Lunge, befallen. Sie vermehren sich und übersäuern den ganzen Organismus. Spulwürmer ernähren sich von Blut, weshalb ein Befall zu Anämie führen kann. Auch können die Spulwürmer in den Magen eindringen und über die Speiseröhre in den Rachen gelangen. Dabei entstehen Wucherungen wie Polypen oder Halsentzündungen. Beim

Eindringen der Larven in die Leber, Bauchspeicheldrüse oder das Gehirn kommt es zu schweren Vergiftungen, die weitere Komplikationen wie bakterielle Infektionen nach sich ziehen.

Leberegel

Der Leberegel ist ein Saugwurm, der die Gallengänge des Menschen befällt, was zu Entzündungen und eventuell sogar einer Entfernung der Gallenblase führen kann. Die Larvenform des Leberegels kann allergische Reaktionen der Haut hervorrufen. Symptome für eine zunehmende Vergiftung des Körpers wegen Leberegel-Befall sind erhöhte Körpertemperatur, Erbrechen, Durchfall, Schmerzen im Bauch und im rechten Unterrippenbereich, in Muskeln und Gelenken. Durch die Schädigung der Gallengänge, ausgelöst durch die Saugnäpfe, kleinen Stacheln und die Ansammlung großer Mengen von Larven, wird der Abfluss der Galle und des Sekrets der Bauchspeicheldrüse verlangsamt. Neben den erwähnten Entzündungen des gesamten Gallenkanals kann es zu akuter oder chronischer Pankreatitis, eitriger Cholangitis oder einer Leberzirrhose kommen.

Oft verläuft die Vermehrung dieser Parasiten aber auch eine ganze Weile unbemerkt. Symptome wie Verstopfungen und Schmerzen unter der rechten Rippe werden auf falsche Nahrung geschoben. Mit der Zeit zeigen sich weitere Symptome wie Schlaflosigkeit, häufiger Stimmungswechsel, zunehmende Gereiztheit, Schwindelgefühl und Kopfschmerzen.

Von Würmern verursachte Krankheiten

Nicht nur Spulwürmer und Leberegel, sondern auch andere Eingeweidewürmer und weitere Parasiten können für folgende Krankheiten verantwortlich sein:

Anämie, Kreislaufstörungen, Allergien, Arthritis, Psoriasis, Neurodermitis, Ekzeme, Unfruchtbarkeit, Schlaflosigkeit, Muskel- und Gelenkschmerzen, Hepatitis, Hämorrhoiden, Impotenz, Schwächung des Immunsystems, Schlaganfall, Übergewicht, Nervenerkrankungen, Papillome, Aids, Lebererkrankungen, Prostatitis, Multiple Sklerose.

Typische Symptome bei Männern, die mit Würmern infiziert sind: Prostatitis, Adenom, Blasenentzündung, Nierengrieß und -steine, Impotenz, Nervenprobleme.

Typische Symptome bei Frauen: weiße Ausscheidungen aus der Vagina, Entzündung der Eierstöcke, Schmerzen während der Menstruation, Müdigkeit, Störungen im Menstruationsrhythmus, Nebennierenentzündung, Blasen- und Nierenprobleme.

Sehr dicke Menschen sind oftmals vom breiten Bandwurm und Rinderbandwurm befallen. Diese Parasiten können durch thermisch schlecht verarbeiteten Fisch, Fleisch oder Schmalz aufgenommen werden. Man nimmt an Gewicht zu, und die Haut verfärbt sich rötlich. Die Abfallprodukte der Parasiten sammeln sich in der Region des Kopfes, das Gesicht wird rund und wirkt wie aufgeblasen. Manche Menschen verändern ihren Charakter und werden aggressiv. Sie haben ein schwaches Immunsystem, Allergien und hormonale Störungen.

Besonders gefährlich können Parasiten für Kinder werden, sie verursachen physische oder geistige Entwicklungs- und

Gedächtnisprobleme und führen dazu, dass das Kind ein Spätentwickler wird.

Bereits Neugeborene können sich bei der Geburt mit Parasiten infizieren. Dabei kann die gesamte Schleimhaut des Organismus geschädigt werden. Betroffen sind Augen, Mund, Nase, Perineum. Natürlich leidet auch die Haut darunter. Nach der Infizierung mit Parasiten verbreiten sie sich sehr schnell. Mit drei bis acht Monaten hat das Baby eine erschöpfte Bauchspeicheldrüse, was dann oft zu Blutkrankheiten führt.

Wichtige Maßnahmen gegen Parasiten

Ein umfassendes Antiparasitenprogramm geht immer mit der Ausleitung von Schwermetallen einher. In Kapitel 9 und 12 findest du eine genaue Anleitung.

Um einer Infizierung durch Parasiten vorzubeugen, empfehle ich, die Hände öfter zu waschen, vor allem nach der Berührung von Geld, Türgriffen (insbesondere Toiletten), Handgriffen in öffentlichen Verkehrsmitteln usw.

Offene Nahrungsmittel können mit Bakterien sowie Eiern oder Sporen unterschiedlicher Parasiten befallen sein. Hier gilt: gründlich abwaschen oder erhitzen. Obst, Gemüse, Beeren kann man in Natron-Wasser legen: 1 bis 2 Teelöffel Natron (Natriumhydrogenkarbonat) auf 4 bis 5 Liter Wasser geben und für 15 Minuten einweichen.

Insekten, wie zum Beispiel Fliegen, können Bakterien, Pilzsporen und Eier von Würmern übertragen. Auch hier kann man die Nahrung mit NatronWasser abwaschen, das wird die Eier und Sporen von Parasiten beseitigen. Nach dem Baden in Seen oder Flüssen mit sauberem Wasser abduschen, denn es können Larven der Parasiten beim Aufenthalt im offenen Gewässer über die Haut oder Schleimhaut in den Organismus eindringen. Verschmutztes Trinkwasser überträgt jede Menge Parasiten, daher empfehle ich eine Umkehrosmoseanlage und die Zubereitung des Wassers mit Edelschungit (siehe Seite 122 ff.). Beim Kontakt mit Haustieren die Hände waschen; sie können Larven, Eier und Sporen, die sich in ihrem Fell befinden, auf den Menschen übertragen. Wenn sie sich in der Wohnung schütteln, werden die Erreger mit dem Staub überall verteilt, und wir atmen sie dann ein. Wenn die Tiere Wasser trinken und fressen, verbreiten sie durch den feuchten Atem Parasiten – ein größerer Hund bis zu einem Radius von fünf Metern, Katzen bis zu drei Metern. Die Parasiten gelangen damit auch in unsere Atemluft. Darum sollte man Haustiere öfter entwurmen und Kindern beibringen, sich die Hände zu waschen, wenn sie mit den Tieren gespielt haben.

Im Allgemeinen reichen die üblichen Hygienemaßnahmen und ein gesundes Immunsystem aus, um uns vor unkontrolliertem Parasitenbefall zu schützen.

Die erste Abwehrkraft ist die Schleimhaut. Alle Körperöffnungen werden durch die Schleimhaut geschützt. Wenn diese jedoch verletzt oder zerstört ist, wie zum Beispiel durch zu heiße Getränke oder die falsche Nahrung, können Parasiten eindringen. Vielen Menschen ist nicht bewusst, dass durch zu heiße Getränke oder Nahrung die Schleimhaut verletzt wird und bis zu drei Tage benötigt, um sich zu regenerieren. In dieser Zeit können die Parasiten durch die Körperöffnungen gelangen. Das Immunsystem ist dagegen gerüstet, wenn dies ab und zu passiert, doch die meisten Menschen trinken und essen täglich heiße Nahrungsmittel.

Die zweite Abwehrkraft ist der Magensaft. Mit der Nahrung dringen viele Parasiten in den Körper. Wenn die Schleimhaut im Mund und Speichel sie nicht aufgehalten hat, dann werden sie im Magen vernichtet. Der pH-Wert des Magensafts sollte immer zwischen 1 und 1,5 liegen. Die Säure vernichtet alle Sporen, Larven, Eier von Parasiten usw., damit sie nicht in den Darm vordringen können. Doch durch ständiges Essen und Trinken während der Mahlzeiten werden die Verdauungssäfte im Magen verdünnt (siehe Kapitel 4). Denke daran: 30 Minuten vor dem Essen sollte nichts mehr getrunken werden und frühestens eine Stunde nach dem Essen. Zwischen den Mahlzeiten sollten mindestens vier bis fünf Stunden liegen. In dieser Zeit produziert der Magen die Verdauungssäfte. Doch wenn ständig Nahrung aufgenommen wird, sinken die Menge und die Konzentration der Verdauungssäfte.

Ganze schwarze und weiße Pfefferkörner kann man 20 Minuten vor dem Essen schlucken. Sie erhöhen die Konzentration des Magensafts.

Denke daran: Du isst nur, um deinen Körper mit einer gewissen Menge Energie zu versorgen, die er für gewisse Prozesse braucht. Dein Körper und mit ihm alle Organe haben immer eine aktive Phase und eine Ruhephase. Sorge dafür, dass dein Magen auch seine Ruhephasen erhält, damit es nicht zu Störungen im Organismus kommt. Zwei Mahlzeiten am Tag reichen aus. Zwischendurch sollte nichts gegessen werden. Eine Mahlzeit ist für mich auch ein Apfel. Alles, was du verdauen musst, ist eine Mahlzeit.

Noch ein Wort zu Krebs

- Gesunde Zellen benötigen eine basische Umgebung.
- In einem alkalischen Milieu befindet sich mehr Sauerstoff als in einem sauren Milieu.
- Krebszellen sterben in einem basischen Milieu, gesunde Zellen sterben in einem sauren Milieu.
- Parasiten können in einem basischen Milieu nicht leben.

Dies haben bereits viele Ärzte und Wissenschaftler bestätigt. Auch sind sie sich einig, dass die Heilung von Krebs in einem basischen Milieu beginnt. Da die Zahl der Krebserkrankungen weiter zunimmt, empfehle ich jedem, der Übersäuerung und Verschlackung des Körpers entgegenzuwirken und das basische Milieu wiederherzustellen (siehe hierzu auch Kapitel 5).

Selbsttests auf Parasiten

Die folgenden Tests helfen dir zu erkennen, ob du möglicherweise von Parasiten in Form von Würmern oder Pilzen befallen bist. Wenn du unter den betreffenden Beschwerden leidest, wende dich bitte an einen Arzt oder Heilpraktiker deines Vertrauens.

Selbsttest auf Würmer

Notiere dir, welche der folgenden Symptome auf dich zutreffen.

- Hautprobleme: Akne, Pusteln, eitrige Pickel
- grobe Haut
- Leberflecke
- in jungen Jahren Falten
- Papillome
- Risse an den Fersen
- brüchige Fingernägel
- Schnarchen
- häufige Erkältungen
- Zähneknirschen in der Nacht
- Schweißausbrüche
- Wasserbläschen auf dem Körper
- ständiger Hunger oder Appetitlosigkeit
- Depressionen
- Magen-Darm-Probleme
- Gewichtsprobleme und Stoffwechselstörungen
- Gelenkschmerz
- chronische Müdigkeit
- Störung des Immunsystems
- Allergien
- Anämie
- Empfindlichkeit bei Wetterveränderung
- Schlafstörungen.

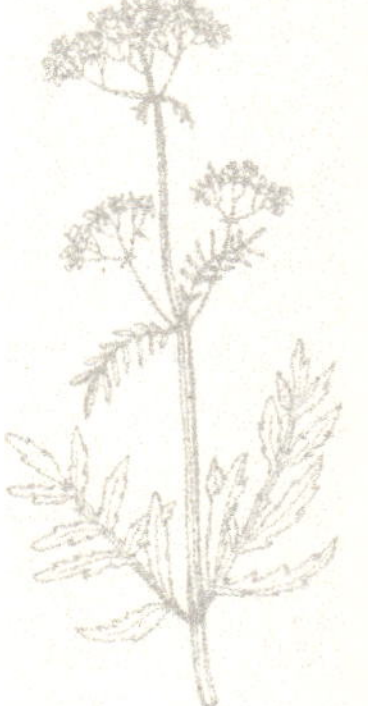

Frauen

- Weiße Ausleitungen aus der Vagina
- Entzündung der Eierstöcke
- Störungen des Menstruationsrhythmus und Schmerzen
- Probleme mit der Gebärmutter

- Blasenentzündung
- Nierenprobleme.

Männer

- Prostataprobleme
- Prostatakrebs
- Impotenz.

Jedes einzelne Symptom kann ein Hinweis auf Würmer im Körper sein. Je mehr von diesen Symptomen wahrgenommen werden, desto mehr deutet es auf einen Wurmbefall hin. In Russland sagt man, dass alle Krankheiten mit Parasiten zu tun haben.

Selbsttest auf Pilze

Spüre hin, welche der folgenden Symptome auf dich zutreffen.

- Schuppen (Kopfhaut, Haut)
- Hautveränderungen: schuppige wachsende Flächen, Rötungen, juckende Haut und Ähnliches
- Neurodermitis, Psoriasis
- juckendes Gefühl in unterschiedlichen Organen
- Ausscheidungen einer weißen Masse
- Lebervergrößerung
- Übergewicht oder Untergewicht
- Muttermale, Leberflecken
- Veränderungen des Nagels (weiße Streifen, Flecken, Verdickungen, weiße bis bräunliche Verfärbungen)
- Blasenschmerz und -entzündung

- Ödeme unter den Augen
- belegte Zunge
- Depressionen
- Gelenkschmerzen
- Allergien
- graue Haare in jungen Jahren
- überempfindliches Nervensystem
- Mundgeruch
- aufgeblähter Bauch, Gase
- häufiger Harndrang (Männer)
- Schmerz bei Urinausleitung (Frauen)
- verstopfte Nase.

Wie beim Wurmbefall gilt: Je mehr Symptome du bei dir findest, umso wahrscheinlicher liegt ein überhöhter Pilzbefall im Organismus vor.

Um wirksam gegen Parasiten vorzugehen, ist es wichtig, ihnen die Lebensbedingungen zu erschweren, sodass sie sich nicht weiter übermäßig vermehren können. Dazu zählt immer eine Darmreinigung, eine Ausleitung von Schwermetallen und anderen Giften und die Entschlackung und Entsäuerung des Körpers. All dies findest du im 40-Tage-Programm in Kapitel 9 bis 15. Eine basische Ernährung hilft dem Körper, ein gesundes Säure-Basen-Gleichgewicht wiederherzustellen (siehe Kapitel 4 und 5).

Vitamin C wirkt stärkend auf das Immunsystem. Es ist enthalten in einheimischem Gemüse (im rohen Zustand), grünen Säften, frischen Beeren, Orangen, Hagebutte, Spirulina, Acerola, Baobab-Pulver.

Bei uns in Russland ist Birkenteer ein altbekanntes

Volksmittel, er ist bekannt für seine antiseptische und antibakterielle Wirkung und hilft gegen viele Parasiten. Meine Großmutter nahm Birkenteer immer einmal im Jahr 30 Tage lang mit Zedernnussöl ein. Vom Birkenteer nahm sie am ersten Tag 1 Tropfen, am zweiten Tag 2 Tropfen und jeden weiteren Tag einen Tropfen mehr bis zum fünfzehnten Tag, dann jeden Tag 1 Tropfen weniger.

Als Baum steht die Birke energetisch für die Nieren und somit für das Ausleitungssystem und die Entgiftung.

In den Kapiteln 12 und 15 findest du mein Antiparasitenprogramm sowie weitere wichtige Maßnahmen, um dich von Parasiten zu reinigen und ihnen vorzubeugen.

KAPITEL 7
Schmerzen

Wir alle kennen emotionalen und physischen Schmerz. Schmerz kann ein Warnsignal des Körpers sein. Viel zu oft versuchen wir, ihn wegzudrücken, nehmen Tabletten, um ihn nicht zu spüren, und vergiften unseren Körper damit nur noch mehr. Dabei ist es wichtig, die feinstoffliche Ebene von Schmerz nicht außer Acht zu lassen. Denn hier begegnen wir der Ursache für Schmerz und lernen schließlich, ihn als Verbündeten in unserem inneren Wachstumsprozess zu sehen.

Was ist Schmerz?

Auf der feinstofflichen Ebene bedeutet Schmerz immer Selbstverurteilung, sich selbst nicht so annehmen, wie man ist. Dadurch werden die Gedanken unbewusst auf negative Gefühle fokussiert. Diese Gedanken bauen ein Feld auf. Durch die ständige Fokussierung auf die negativen Emotionen wird das Feld immer stärker. Die Energie in diesem Feld, das sich weiter ausdehnt, zieht wiederum genau die gleichen negativen Energien an.

Menschen, die solche Felder aufrechterhalten, wissen in den meisten Fällen gar nicht, was sie tun und wie ihnen geschieht. Negative Felder bedeuten Disharmonie. Daraus resultieren Misserfolg, Leid, Depression und noch mehr Schmerz. Dies alles geschieht jedoch nur, um einen Erkenntnisprozess anzuregen und neue Gedankenmuster und die daraus entstehenden Felder zu erzeugen. Denn jeder ist perfekt, ist ein Schöpfer, ein Teil Gottes, und jede Seele strebt nach Liebe, Einheit, Harmonie. Der Schmerz ist dazu da, um dich wieder auf den richtigen Weg zu bringen. Durch deine Gedankenkraft kannst du alles erzeugen. Sobald du das erkannt hast, verschwindet der Schmerz.

Auf der physischen Ebene ist der Schmerz der Führer und Helfer, er sorgt dafür, dass du deinen Körper nicht vollends zerstörst. Durch den Schmerz schränken wir unsere Bewegung ein. Nimm zum Beispiel die Wirbelsäule. Wenn eine Bandscheibe verrutscht ist, könnte das Rückenmark verletzt werden, und durch den Druck des Wirbels könnte es zu einer Lähmung kommen. Der schlaue Organismus aber meldet sich beim kleinsten Verrutschen der Bandscheibe mit starkem Schmerz. Wenn dieser Schmerz durch Spritzen oder Medikamente unterdrückt wird, ist die Ursache aber noch nicht behoben und kann zu weiteren Beschwerden führen.

Der Schmerz taucht nicht ohne Grund auf. Es sollte immer die Ursache herausgefunden werden, statt Schmerzen einfach abzuschalten. Sie sind oft die einzige Möglichkeit, die der Organismus hat, um uns zu sagen, dass wir einen anderen Weg einschlagen sollen. Der Organismus ist aus seinem normalen Rhythmus gekommen, er versteht nicht, was er tun soll, wenn der Mensch mit unterschiedlichen Mitteln wie Chemie, Medizin oder sonstigen Giften gegen ihn ankämpft.

Die meisten Organe und Organsysteme sind ohne Schmerzempfinden. Die Absicht dahinter ist, dass wir uns in den Verlauf der Heilung nicht einmischen. Der Organismus ist perfekt und selbst regulierend erschaffen worden. Unsere eigentliche Aufgabe besteht darin, ihn in seiner Tätigkeit nicht zu stören, sondern zu unterstützen. Wir sollen ihm Flüssigkeit und Nahrung geben und ihn ausruhen lassen. Mehr braucht der Organismus nicht. Er verlangt nicht, dass ein Organ entfernt wird oder er mit Chemie vollgepumpt wird. Er braucht nur dann deine Hilfe, wenn er es nicht mehr schafft, die ganzen angesammelten Schadstoffe und den ununterbrochenen Nachschub von Giften und Schlacken abzutransportieren.

Die Symptome, die wir Menschen wahrnehmen, werden leider oft missverstanden und daher unterdrückt. Der Organismus bekämpft Erreger, indem die Körpertemperatur ansteigt. Bei Schnupfen und Husten werden Schadstoffe oder Fremdpartikel aus dem Körper befördert. Auch Durchfall ist ein Reinigungsprozess des Darms. Bei einem Hautausschlag reinigt sich der Organismus. Der Körper braucht nur unser Verständnis und unsere Unterstützung durch richtiges Handeln. Wir sollten die selbst regulierenden Heilprozesse nicht durch Unkenntnis mithilfe von Tabletten und falschen Therapien unterbrechen.

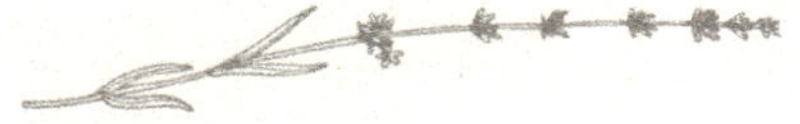

Ein Beispiel: Bei Hautausschlag in Form von Neurodermitis bekämpft der Organismus die Pilze, die sich in ihm ausgebreitet haben und die Organe besiedeln. Er versucht, die Pilze abzutransportieren und über dem kürzesten Weg zu entsorgen. Die Pilze werden im Organismus in der Lymphe angesammelt und dann über Haut, Darm, Vagina, Mandeln, Mund und Nase ausgeschieden. Da hilft es nicht, wenn eine Salbe auf die Haut aufgetragen wird, im Gegenteil, sie verstopft noch die Poren. Eine Darmreinigung, Nahrungsumstellung, Verzicht auf Süßes und ein Übermaß an Kohlenhydraten würden effektiv helfen, um den Pilzen die Nahrung zu entziehen und den Körper wieder ins Gleichgewicht zu bringen.

Wenn man Schmerzen im Darm spürt, so liegt dies an den Gärungsprozessen, die durch Fäulnisbakterien und Parasiten Blähungen verursachen. In diesem Fall ist der Schmerz ein Zeichen dafür, seine Ernährung zu überdenken und umzustellen. Schon in der Babynahrung ist meist viel zu viel Zucker, die Hauptnahrung der Parasiten und Fäulnisbakterien (siehe Kapitel 4 bis 6).

Schmerzen werden sehr oft auch durch Faszien hervorgerufen, da sie viele Nervenenden enthalten. Die Faszien sind feine bindegewebsartige Häute, die äußerst elastisch sind; sie sorgen normalerweise für Beweglichkeit und Leistungsfähigkeit. Die Faszien können sich zusammenziehen oder verkrampfen und Risse bekommen, was dann zu Schmerzen führt. Nicht selten werden diese Schmerzen fälschlicherweise als Störung des Stützapparates interpretiert.

Der ganze Körper ist von Faszien durchzogen. Sie können aber auch verkleben, wodurch Muskeln verhärten. In der Folge kann es im ganzen Körper zu Verspannungen und Schmerzen kommen. Um Schmerzen insbesondere in der Schulter, im Rücken oder Nacken zu vermeiden, sollten regelmäßige Dehn- und Streckübungen ausgeführt werden, der Körper sollte entspannen, denn Faszien reagieren auf Stress und Hormone, und es muss ausreichend Wasser getrunken werden.

Faszien-Test

Lege deine rechte Hand auf die Körperregion, die du testen möchtest. Drücke nun leicht auf diese Stelle und bewege deine Hand nach vorne, so weit, wie die Haut es zulässt. Danach gehe wieder in die Ausgangsposition. Jetzt das Gleiche rückwärts und wieder in die Ausgangsposition und anschließend nach links und dann nach rechts.

Der Bewegungsfreiraum der Haut in alle vier Richtungen ist bei entspannten Faszien gleich groß, bei verspannten ist dies nicht der Fall.

Faszien verspannen sich durch Stress, Sorge, Angst und mangelhaftes Selbstvertrauen. Um Faszien zu entspannen, helfen Massagen, wie die Dynamische und die Honigmassage, Sauna, Banja (russisches Dampfbad), warme Bäder und Entspannungsübungen.

Wenn du deine Faszien, Bänder, Sehnen und deine Wirbelsäule gut ausgerichtet hast, übernimmt der Organismus den Rest. Doch ohne regelmäßiges Training, wie angemessene Bewegung, Spaziergänge, Trampolinspringen, kannst du deinen Körper nicht in einer harmonischen Form erhalten.

Was kannst du noch tun?

Denke nach, was du gemacht hast, das nicht der Liebe und der Harmonie entsprochen hat. Sei ehrlich zu dir selbst. Nicht deine Eltern oder andere Autoritätspersonen sind dafür verantwortlich. Absolut alles in deinem Leben dient dir als Möglichkeit, dich zu erfahren.

Betrachte dich und dein Leben. Du hast dich jetzt so erfahren – gefällt es dir? Wenn nicht, dann erfahre dich so, wie du es dir für dich wünschst. Denke immer daran, dass du dich vor deinem wahren Selbst nirgendwo verstecken kannst. Wenn du Dinge getan hast, von denen du nicht mit Stolz sprechen kannst, erreichen sie dich früher oder später wieder. Du wirst die Früchte, die du gesät hast, ernten. Beim Schmerz ist es ebenso, auch er ist die Frucht, die du gesät hast.

Emotionaler Schmerz ist komplexer als der physische. Doch das Prinzip dahinter ist das Gleiche: Nur mittels Erkenntnis und Annehmen durch deine Selbstliebe kannst du ihn transformieren.

KAPITEL 8
Vom Stress zur Heilung

Jedes Problem und damit auch alle Symptome oder Krankheiten haben ihre Wurzel in der mentalen Ebene. Durch alte Muster und festgehaltene Emotionen erschafft der Mensch neue Emotionen und Realitäten, und die Harmonie und Liebe, die einst waren, weichen immer mehr der Angst und dem Zweifel.

Stress als Wegweiser

Stress ist ein hochinteressanter Aspekt in unserem Leben und weit mehr als nur eine Reaktion des Körpers auf eine reelle oder vorgestellte Gefahr. Durch Stress versucht der Verstand den Menschen in Form von Gedanken ganz fern von seinem inneren wahren Sein, der Ruhe und Ausgeglichenheit zu halten. Ununterbrochen bombardieren die Gedanken einen mit neuen Aufgaben, Themen, Ideen und Wiederholungen. Es brummt richtig in den Köpfen der Menschen, und sie kommen nicht zur Ruhe. Dadurch entsteht ein regelrechter energetischer Druck im Kopf, der sich im ganzen Körper, in den Organen und Zellen ausbreitet. Später entsteht dieser energetische Druck im unmittelbaren Umfeld, der sich dann auf ein größeres Umfeld ausdehnt. So wird die Energie bis auf mehrere Kilometer in diese Resonanz gebracht, und die Anspannung verbreitet sich. Durch die Gedanken entstehen Programme und Muster oder die sogenannte Matrix. Diese Programme oder Energiemuster werden immer wieder abgespielt. Bei allem, was der Mensch erlebt oder was ihm widerfährt, wurden durch seine Gedanken, Worte und Taten die Grundvoraussetzungen dafür geschaffen. Es wird im Großen und Ganzen immer wieder das Gleiche erlebt, nur in unterschiedlichen Variationen. Die meisten denken, dass sie etwas Neues erleben, aber durch die Gewohnheiten dieser Muster und Programme entspricht dies nicht der Wahrheit. Stattdessen drehen die meisten Menschen sich in einem geschlossenen Kreis, bis sie etwas völlig Neues machen. Das Neue geht durchaus auch mit Angst oder Befürchtungen einher. Manchmal wagen Menschen auch etwas, von dem sie glauben, es nicht zu können, aber sie probieren es und können sich so neu erfahren, beschreiten neue Wege – Wege der Entwicklung.

Mit der Ernährung ist es das Gleiche. Seit Generationen ernähren sich die Menschen von tierischen Produkten, und sie zerstören ihre Nahrung zu einem großen Teil durch Erhitzen. Sie haben es so seit ihrer Kindheit erfahren und sind der Ansicht, dass sie sich genauso ernähren müssten, wie es ihre Eltern getan haben. Der Kreis schließt sich wieder, und die Entwicklung bleibt auf der Strecke. Viele befinden sich in Gewohnheiten, in Mustern, welche sie beherrschen und manipulieren. Sie essen nicht mehr, was der Körper braucht, sondern was die Programme ihnen suggerieren. Der größte Teil der Menschheit fragt leider nicht nach dem Sinn und dem Ergebnis dessen, was er da macht. Und das, obwohl die meisten krank sind, sich alt und gebrechlich fühlen oder Depressionen bzw. Dauerstress haben. Viele sind auch noch davon überzeugt, das müsse so sein. Es ist schon seltsam, welch schlechten Vorbildern Menschen folgen. Die Natur zeigt uns indessen ganz andere Bilder. Die frei lebenden Wildtiere haben keine sogenannten Volkskrankheiten oder Dauerstress, wie ihn die Menschen haben. Sie gehen ihre Wege und sind im Einklang mit der Natur. Der Mensch jedoch vertritt die Meinung bzw. glaubt durch sein Ego und seine unterdrückten Gefühle, dass er in der industrialisierten Welt sehr große Fortschritte gemacht hat.

Sehen wir uns einmal an, welche sogenannten Fortschritte das sind.

Viele Menschen stehen unter Stress, die meisten haben wie erwähnt irgendwelche Krankheiten, ständig kommen neue Krankheiten hinzu, die meisten Menschen haben keine Zeit, das zu genießen, was vor ihrer Nase ist, der Kontakt mit der Natur ist kaum vorhanden, sehr viele sind unglücklich, abgeschirmt und isoliert von wahren Beziehungen. Viele Kinder kommen mit Allergien auf die Welt, die Unfruchtbarkeit bei den Menschen steigt. Immer mehr leiden an Demenz, wobei das Alter, in dem eine Demenz ausbricht, immer weiter nach vorne rückt. Hinzu kommt die hohe Zahl von Menschen, die an Übergewicht leiden. Dem könnte ich noch viel hinzufügen, doch ich glaube, das muss gar nicht sein. Denn so können wir nicht mehr weitermachen. Das ist keine förderliche Entwicklung, sondern viel eher eine Degeneration.

Der Mensch kommt auf die Erde, um sich zu entwickeln, sich zu erinnern, bewusst zu schöpfen und Liebe zu verbreiten.

Wir aber machen das Gegenteil, wir leben gegen unsere eigentliche Natur, gegen unseren Seelenwunsch.

Sobald wir unseren Seelenwünschen nachgehen – egal, was sie uns bringen – und in Liebe und Harmonie bleiben, werden wir uns aufs Neue erfahren. Wir können uns weiterentwickeln. Jeder von uns braucht seine persönlichen Erfahrungen, individuelle Herausforderungen, ein einzigartiges Umfeld. Wir sollten uns viel mehr auf die Gegenwart besinnen und nicht im Voraus entscheiden, was wir morgen brauchen, sondern spüren, was jetzt wichtig ist. Mit der Ernährung verhält es sich ähnlich. Wir haben bereits in Kapitel 4 darüber gesprochen, dass die Art der Ernährung spiegelt, wo man gerade steht. Das bezieht sich nach meiner Wahrnehmung auch auf die Schwingungsebene, denn alles ist Energie.

Die Gedanken von Menschen, die tierische Produkte essen, sind öfter von Zweifel und Angst behaftet, sie schwingen zwischen 30 und 18 Hz. Vegetarier und Veganer, die sich bereits die Frage stellen, wie es den Tieren geht, wenn sie misshandelt werden, und der Natur, wenn sie ausgebeutet wird, schwingen in der Frequenz zwischen von 18 und 8 Hz. Menschen, die sich von Rohkost ernähren, sich und andere so respektieren, wie sie sind, und mit der Natur im Einklang leben, schwingen in Frequenzen zwischen 8 und 4 Hz. Dann gibt es Menschen, die durch ihr geistiges Wachstum bereits so weit fortgeschritten sind, dass sie keine feste Nahrung zu sich nehmen müssen. Sie nützen eine andere Art von Energie, sie schwingen im Bereich zwischen 4 und 0,4 Hz.

Dies soll nur ein Hinweis darauf sein, dass sich durch ein bewusstes Leben die menschliche Ernährung verändert, dadurch wiederum die Gefühle und die Muster, die gesamte Matrix. Dieser Prozess geschieht, wenn der Mensch auf sein Innerstes hört, wenn er in sich geht und zur Natur zurückkehrt, seiner wahren Bestimmung folgt; wenn er die Natur respektiert und dankbar ist für ihre Schätze, die sie ihm bietet, und nicht länger glaubt, dass ihm alles gehört und er das Recht hat, ihr alles zu entreißen. Wenn Mutter Erde nur wollte, so hätte sie schon längst alle Menschen von ihr hinweggefegt, doch sie liebt sie und wartet geduldig auf unser Erwachen.

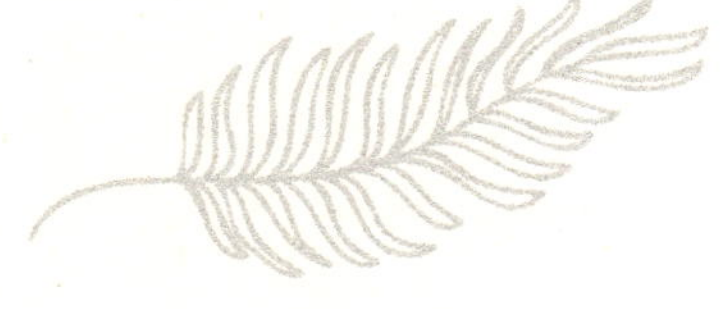

Wer kennt nicht das Gefühl, wenn er im Wald spazieren geht, dass sich allmählich Erleichterung und Entspannung im ganzen Körper und im Kopf einstellen? Die Natur erhöht unsere Frequenzen und harmonisiert uns, bringt uns in den Ur-Zustand. Jeder fühlt sich im Wald irgendwie, als wäre er nach Hause gekommen. In diesem Moment ist der Mensch eins mit der Natur und auch mit sich selbst. Er spürt sich wieder, empfindet Freude und eine gewisse Faszination gegenüber der Natur. Er sieht die Schönheit und Einzigartigkeit, er nimmt den Moment wahr. Er ist geerdet und befindet sich in der Gegenwart, in seinem Körper, der Kopf ist klar und frei, kreative Gedanken steigen auf, und ein Gefühl der inneren Ruhe und Gelassenheit kehrt zurück. Er möchte länger an diesem Ort verweilen.

Sobald der Mensch jedoch nach Hause kommt, in die Stadt, in seinen rechteckigen Betonbunker, mit dem ganzen Lärm, den Abgasen von Fahrzeugen und Industrie, trifft er wieder auf die alten Informationsfelder und Schwingungen. Die Anspannung in Kopf und Körper kehrt zurück, und der Alltag hat ihn wieder – und somit auch der Stress. In diesem nicht gerade förderlichen Umfeld muss die tägliche, oft monotone Arbeit verrichtet werden. Das alles sind Gewohnheiten oder Programme, die in uns ablaufen, die jedoch jeder mit einer Portion Willenskraft innerhalb von 40 Tagen verändern kann – wenn er bereit ist, den ersten Schritt zu tun (siehe Kapitel 9 bis 14).

Stress entsteht dann, wenn der Mensch mit seiner Fokussierung und Aufmerksamkeit aus sich herausgeht und seine innere Mitte verlässt. Er reagiert auf Informationen in den Mainstream-Medien und seiner Umwelt, die er ständig mit seinen eigenen alten Erfahrungen verbindet. Statt Kommunikation und Austausch gibt es nur Reaktion. Immer wieder werden die altbekannten Programme abgerufen und mit dem verglichen, was gerade geschieht. Folglich sind die Reaktionen immer die gleichen.

Wer jedoch in sich ist, reagiert nicht, sondern er beobachtet. Er nimmt alles auf, was auf ihn zukommt, er hört, sieht, fühlt, doch er bewertet es nicht, in keiner Weise.

Es gibt nur Energie. Diese Energie verändert sich ständig und fließt ununterbrochen in Spiralform und in unterschiedlicher Geschwindigkeit, was auch als Frequenzen bezeichnet werden kann. Jeden Tag, jede Minute, jede Sekunde verändern wir uns, und das Gleiche geschieht mit allem, was ist. Dein Partner ist heute anders als gestern. Du bist jetzt anders als gestern, als vor einer Minute. Durch unsere Gedanken erschaffen wir uns in jeder Sekunde neu. So geschieht es mit allem, mit der Natur, mit Mutter Erde, mit dem gesamten Kosmos.

Wer nicht bewusst denkt und fühlt, erschafft mit seinen Gedanken und Taten die Dinge unbewusst und aus dem ständigen Stress heraus – Dinge, die er durch seine Umwelt und die Medien wahrnimmt und durch seine Gedankenwelt und sein Handeln letztendlich manifestiert.

Du solltest aber bewusst mit Freude und Liebe schöpfen, dann werden die alten Muster, Programme und Gefühle gelöscht. Die bewussten Gedanken sollen im Einklang mit der Natur und zum Wohle aller sein.

Sobald der Mensch gegen seine Natur lebt, entsteht Stress. Unter dem energetischen Druck funktionieren die Zellen nicht mehr nach ihrem Ur-Programm, sondern tun, was die alten Muster und Gewohnheiten aufzeigen. Sie sind voll im Stress mit sich und ihrer Umgebung und gehen in Resonanz mit ebensolchen Menschen. Auf diese Weise geraten sie ständig in für sie unliebsame Situationen.

Kleinkinder hingegen leben ihr Ur-Programm, sie betrachten alles neu und lassen sich so leicht begeistern. Inspiration und Ideen fließen ständig zu ihnen, sie haben Spaß an dem, was sie tun.

Hast auch du Spaß an dem, was du tagein, tagaus tust? Bist du richtig glücklich? Wie viel Freude hast du an dem, was du tust? Stell dir diese Fragen, und beantworte sie ehrlich.

Wenn wir Arbeiten verrichten, die wir nicht mit Liebe und Leidenschaft ausüben, endet es früher oder später immer in Stress. Dieser Stress kann als eine Art Abneigung gegen sich selbst gesehen werden: Die eigenen Seelenwünsche werden unterdrückt, es ist ein Kampf gegen sich selbst. Lieblose Handlungen, Zwang, Unterdrückung sind Stress. Stress ist gewissermaßen das verlorene Maß an Ordnung, an Vertrauen und Glauben, und das alles in Bezug zu sich selbst.

Der Mensch respektiert sich nicht mehr, zwingt sich durch Gewalt, Dinge zu machen, die ihm keine Freude bereiten, er unterdrückt seine Intuition, seine Gefühle und ist dabei auch noch überzeugt davon, dass die anderen besser sind und mehr wissen. Er glaubt nicht mehr an sich, seine Fähigkeiten, sein Können, sein Wissen. Ihm wurde schließlich nie gesagt, was er wirklich ist, wie mächtig er ist. Auf diese Weise ist der Stress ein Wegweiser: Er zeigt uns, wann wir uns selbst verlassen. Wer im Stress ist, ist aufgefordert, zurück zu sich zu finden, in die Harmonie.

Doch was braucht der Mensch, um in Harmonie zu sein und ein erfülltes, glückliches Leben zu führen?

Zu sich zurückfinden

Die Arbeit an sich selbst, die seelische Reinigung und geistiges Erwachen sind ein wichtiger Prozess auf dem Weg zu sich selbst (siehe Kapitel 10). Zuerst einmal müssen wir in uns sein, den eigenen Körper fühlen, um wahrzunehmen, wie alles auf uns wirkt. So sind wir auch in der Gegenwart. So bist du in dir, im Hier und Jetzt. In diesem Prozess richten sich 80 Prozent deiner Aufmerksamkeit auf dein harmonisches Inneres, 10 Prozent richten sich auf dein harmonisches Äußeres, und die restlichen 10 Prozent auf das, was du gerade tust.

Die Kommunikation und der Austausch mit der Natur sind essenziell wichtig. Verbringe an sonnigen Tagen so viel Zeit wie möglich draußen. Lebe nach den Rhythmen der Natur (siehe Seite 78 ff.). Schütze die Natur, respektiere und schätze sie. Natur, das sind wir.

Wir sind Schöpfer, und genau so sollen wir mit uns umgehen. Wir brauchen eine lebendige Nahrung und reines, strukturiertes Wasser. Sorge für eine Reinigung von innen und natürlich von außen, und das alles ohne Chemie.

Bewusste schöpferische Gedanken fällen keine Urteile, alles darf sein. Habe Respekt gegenüber dir und deinen Mitmenschen. Gehe nicht ins Mitleid, auch wenn es um ein Mitglied deiner Familie geht – jeder hat eine freie Wahl.

Ich empfehle schöpferische Worte, bei sich zu bleiben und über sich selbst in schöpferischer Form zu sprechen. Bleibe dabei in der Gegenwart. Erinnerungen holen nur alt eingespielte Programme zurück. Gebrauche liebevolle Worte, damit sich die Liebe entfalten kann.

Nimm alles an, was kommt, denn was zu uns kommt, haben wir vorher erschaffen, ob bewusst oder unbewusst, spielt dabei keine Rolle mehr. Wenn wir es annehmen, holen wir unsere Energie zurück und lassen sie in uns neu fließen. Wenn wir etwas nicht annehmen, geht Energie verloren, und Mangel entsteht.

Mache alles aus Liebe. Tue alles nur so lange, wie es dir Freude macht. Rechtzeitig aufzuhören ist das goldene Mittelmaß, dann, wenn sich noch alles in Harmonie befindet und nicht im Stress.

Sei immer ehrlich zu dir selbst. Die erste Wahrheit lautet: Du bist vollkommen und perfekt. Du bist als ein ganzheitlicher, harmonischer und mit Liebe ausgestatteter Mensch geschaffen worden.

Ver- und beurteile dich selbst nicht.

Vertraue in dich, und sei dir deiner eigenen Genialität und Vollkommenheit bewusst. Du weißt bereits alles, du musst dich nur trauen, dich zu hören, dich zu fühlen, dich zu erinnern.

Du kannst dich immer Folgendes fragen, um zu fühlen, ob etwas richtig für dich ist:

- Wie viel Liebe steckt in dem, was ich gerade mache oder machen möchte?

Wenn du lernst, alles aus der Liebe zu dir selbst heraus zu tun, existiert kein Stress, nur Harmonie.

- Was ist Wahrheit?

Wahrheit ist für mich eine Art von Energie, die sich immer wieder verändern kann. Du hast bestimmt vor Jahren eine andere Meinung über viele Dinge in deinem Leben gehabt als heute. Deine damaligen Wahrheiten über die Dinge in deinem Leben unterscheiden sich teils von deinen Anschauungen heute. Deswegen sollten wir andere Menschen auch nicht verurteilen. Es gibt kein Richtig oder Falsch, wir können es nur anders machen, unterschiedliche Aspekte der Wahrheit erfahren und daran wachsen.

Heilung

Wenn du wieder in dir bist und aus der Liebe heraus denkst und handelst, wird Heilung geschehen. Aber was ist Heilung?

- Heilung gibt dem Organismus alles, was er braucht, und schließt alles aus, was er nicht braucht.
- Heilung ist die Wiederherstellung aller physischen Gleichgewichte im Organismus.
- Heilung bedeutet, ein energetisches Gleichgewicht herzustellen.
- Heilung geschieht durch die Auflösung von Ursachen.
- Heilung ist Harmonie in Körper, Geist und Seele. Durch die Absicht geschieht der Selbstheilungsprozess – durch Wissen, Vertrauen und Glauben an sich selbst.

Selbstheilung ist ein ganz natürlicher Prozess.

Du kannst vor der Wahrheit davonrennen, aber sie holt dich wieder ein, und genauso geschieht es mit den verschiedensten Symptomen, sie holen dich wieder ein. Gelingt es dir, ein Symptom auszuschalten, kommt das nächste; schaltest du es ebenfalls aus, kommt ein drittes, und dieses wird stärker sein als das erste und das zweite. Nur wenn die Ursache gefunden und aufgelöst wird, werden keine Symptome mehr auftreten. Die Ursache liegt immer im feinstofflichen Bereich.

KAPITEL 9
Reinigung auf allen Ebenen

Eine Reinigung auf allen Ebenen, gefolgt von einem Neuanfang – wie klingt das für dich?

In diesem Kapitel möchte ich dir einen ersten Überblick über das systematische und ganzheitliche Reinigungsprogramm aus meiner Heimat geben, damit du weißt, was dich erwartet. Du wirst feststellen, dass es gar nicht so schwer ist, das 40-Tage-Programm durchzuhalten, wenn man einmal verstanden hat, warum man wie vorgehen muss. Detaillierte Informationen zu den einzelnen Programmen, Anwendungen und weitere Tipps findest du in den nachfolgenden Kapiteln.

Wedrussische Heilgeheimnisse

Unser Organismus ist ein selbst regulierendes, absolut vollkommenes System, das nach den Universalen Gesetzen wirkt. Alle Symptome, die als Krankheiten bezeichnet werden, sind nicht die wahren Ursachen für eine Disharmonie in diesem System. Die Ursache kannst du erkennen, wenn du dich als ganzheitliches Wesen wahrnimmst und genauso behandelst. Du bist Körper, Geist und Seele, alles in einem. Wenn man versucht, nur den physischen Körper ins Gleichgewicht zu bringen, wird immer etwas fehlen, nämlich Geist und Seele. Und wenn man nur die Symptome beseitigt, wird man niemals gesund werden, denn solange die Ursache noch vorhanden ist, verschieben sich die Symptome, verschwinden jedoch niemals ganz.

Unser Organismus braucht eine ganzheitliche Behandlung, ganzheitliche Reinigung, ganzheitliche Wahrnehmung. Wenn du bis hierher gelesen hast, weißt du bereits, dass alle Organe miteinander verbunden sind, und wenn ein Organ leidet, leiden die anderen mit.

Der physische Körper sollte als ein wunderschönes Gefäß betrachtet werden, das in regelmäßigen Abständen eine Generalreinigung benötigt. Dieses Gefäß wird von uns vollständig gereinigt und anschließend mit all den Stoffen aufgefüllt, die es zur Energiegewinnung benötigt. Wir reinigen uns auf allen Ebenen gleichzeitig und systematisch, sodass keine Nebenwirkungen auftreten können. Unsere Organe werden geleert und in einen stabilen Zustand gebracht, um ihre Aufgaben ausführen zu können. Damit wird genügend Energie für eine Regeneration und Verjüngung vorhanden sein.

Den Körper systematisch zu reinigen bedeutet, die richtige Reihenfolge einzuhalten. Bevor wir Nieren, Leber und Lymphe reinigen können, ist als Erstes der Darm an der Reihe. Für die Darmreinigung verwenden wir Rizinusöl, denn es reinigt das komplette Verdauungssystem. Das Rizinusöl sollte Rohkostqualität haben und aus biologischem Anbau stammen. Viele Rizinusöle werden bei der Produktion erhitzt, und trotzdem werden sie als kalt gepresst deklariert; auch sind viele Produkte mit Glyzerin verdünnt. Rizinusöl, das mit Glyzerin verdünnt wurde, schadet jedoch der Leber, also Hände weg davon!

Die Darmreinigung mit Rizinusöl hat in Russland eine lange Tradition. Meine Großmutter sagte immer, dass dieses Öl die Schlacken umhüllt, aufweicht und sie dann ausgeschieden werden können. Mit den Parasiten geschieht das Gleiche. Das Öl wirkt antiseptisch, antibakteriell und entzündungshemmend, und es sorgt für Elastizität in allen Gefäßen. Da jedoch viele Menschen verhärteten Kot in ihrem Darm haben, reicht eine einmalige Darmreinigung oft nicht aus.

Wichtig bei einer inneren Reinigung ist, dass darauf geachtet wird, in welchem Zustand der Organismus sich befindet. Manche Menschen haben noch nie eine Reinigung gemacht und ihr ganzes Leben lang Gifte und Schwermetalle angesammelt. Die Reaktionen auf die Reinigung können unterschiedlich sein. Sobald alles im Organismus in die Phase der Reinigung kommt, werden alle Symptome an die Oberfläche treten; es kann auch zeitweilig zur Verschlechterung von Krankheiten und Symptomen kommen. Hier ist es wichtig, Ruhe zu bewahren und zu verstehen, was gerade passiert: Schwermetalle, Arzneimittelrückstände, Hormone, Impfstoffe, unterschiedliche chemische Giftstoffe durch Deodorants, Körperpflegeprodukte, Nahrungs- und Genussmittel und vieles mehr sitzen zum Teil fest in Leber, Lungen, Bindegewebe, Nerven, Gehirn. Bevor diese Gifte ausgeleitet werden, kommt es zuerst zu einer Freisetzung dieser Gifte; sie befinden sich zunächst im Blutkreislauf, der sie zu den Ausscheidungsorganen befördert. Solange diese Gifte im Körper zirkulieren, kann es daher zu einer Verschlechterung kommen, deshalb muss genügend Wasser getrunken werden, um diese Gifte schnell auszuscheiden. In dieser Zeit muss natürlich auch darauf geachtet werden, welche

Nahrungsmittel verzehrt werden: Ich empfehle überwiegend basisch, vegan, viel Rohkost (siehe Kapitel 4).

Systematisch vorzugehen bedeutet auch zu verstehen, was der Organismus gerade braucht, um ihn in diesem Moment zu unterstützen. Denke daran: Du hast dich in diese Situation gebracht, in der du gerade bist, und nur du kannst dich selbst da herausbringen.

Jeder sollte diesen Prozess verstehen. Kein Lebensmittel, kein Medikament oder sonstiges Produkt heilt uns, wir selbst tun es! Durch unsere Absicht, unsere Überzeugung und den Glauben an uns, an unser wahres Potenzial. Alle Produkte, alle Lebensmittel, die wir bei diesem Prozess verwenden, haben eine bestimmte Schwingung. Man könnte auch sagen, sie haben eine bestimmte Aufgabe, nämlich uns zu unterstützen und uns bei unseren Absichten zu helfen. Durch verschiedene Pflanzen und Naturprodukte werden heilsame Schwingungen unterstützt, die uns wieder in Harmonie bringen. Wenn wir in Harmonie kommen, können wir uns nicht mehr selbst Schaden zufügen oder uns gar vergiften. Alles kann uns beeinflussen, sowohl positiv als auch negativ. Die ganzheitliche Reinigung hilft dir dabei, es zu fühlen.

Unsere Ahnen wussten noch, wenn ein Reinigungsprozess auf der physischen Ebene geschehen sollte. Mit der Gedankenkraft beginnt die Heilung, mit der Absicht, ins Handeln zu kommen, wird die Heilung unterstützt. Wichtig ist auch immer ein zuvor gesprochenes Dankgebet für die Heilung. Du musst selbst überzeugt von deiner Heilung sein, du musst es fühlen und in dieser Energie sein. Das ist die eigentliche Heilung.

Das ganze Programm dieser fünfdimensionalen Heilung wird durch deine Gedankenkraft aufgebaut.

Alle Handlungen und die Reinigung werden auf der physischen Ebene für Unterstützung sorgen. Aber die Heilung selbst geschieht in deiner Seele, in deinem Geist.

Im seelischen Bereich werden viele Emotionen festgehalten, sie alle sind mit Erinnerungen verbunden, mit Emotionen und Geschmäckern. Erinnerungen und Reaktionen darauf können bereits bei der Darmreinigung an die Oberfläche gelangen. Dazu gehören auch Emotionen, die versuchen werden, dich zurückzuholen: durch dein Selbstmitleid, Selbstverurteilung, Beurteilung anderer, Angst vor Veränderungen, Angst, verletzt zu werden. Wenn du weiter leiden möchtest, kannst du dieses Buch gleich zuklappen. Ansonsten frage dich: Wie real sind diese Ängste? Was bringen dir das Selbstmitleid und die Selbstverurteilung? Geht es dir dadurch besser oder schlechter? Wem schadest du, wenn du es immer wieder machst? Dir selbst? Ist es das wert, diese Gedanken und Gefühle in dein Leben zu investieren?

Wenn du etwas verändern willst, dann schließe die Augen und fühle. Sende deine Ur-Liebe in diese Erinnerung, in diese Emotion. Sende Dankbarkeit dafür aus, dass sie dich aufgeweckt hat aus tiefem Schlaf. Schicke ihr mehr Licht, Ur-Liebe und Dankbarkeit. Die Emotion ist deine Freundin, dein Freund, die dir jetzt hilft, deine Ganzheit in dir zu finden. Schicke ihr noch mehr Licht und Ur-Liebe, und beobachte dabei, wie sie sich in Licht umwandelt. Ein warmes, entspannendes Gefühl breitet sich in deinem ganzen Körper aus. Beobachte, wie deine Schmerzen sich auflösen.

Durch Handlungen, die du aus der Ur-Liebe heraus in deinem Alltag ausführst, wirst du in den nächsten 40 Tagen ein neues Programm in deinen Geist und deine Seele schreiben.

40-Tage-Programm nach wedrussischem Wissen

Die fünfdimensionale, systematische und ganzheitliche Reinigung wird mindestens 40 Tage lang durchgeführt (siehe Tabelle auf Seite 235 ff.). In diesen 40 Tagen überspielst du deine alten Programme und gestaltest deinen Tag bewusst.

Gleich vom ersten Tag an geschieht eine Reinigung auf der seelischen Ebene. Durch das Loslassen von festgehaltenen Emotionen, durch die Arbeit mit deiner Willenskraft und deinen Gedanken und nicht zuletzt durch deine Handlungen unterstützt du die Reinigung auf allen Ebenen und bringst dich in die Ganzheit.

Du beginnst damit, dir jeden Tag bewusst Zeit für eine Verabredung mit dir selbst zu nehmen. Gleichzeitig fängst du mit der Darmreinigung, der Ausleitung von Schwermetallen und dem Antiparasitenprogramm an. Der gesamte Organismus wird komplett entleert und mit neuer Energie aufgefüllt. Dabei sind Konsequenz und Disziplin sehr wichtig – und natürlich die eigene Überzeugung. Selbst kleine Ausrutscher bedeuten, dass du wieder von vorne anfangen musst und dass das, was du schon erreicht hast, verloren geht. Die Absicht, Heiler oder Zerstörer zu sein, liegt nur bei dir, es ist deine freie Wahl. »Ein bisschen kann doch nicht schaden« – dieser Spruch kann deine Überzeugung zerstören. Denke daran: Deine Handlungen bestätigen deine

Absichten. Es spielt keine Rolle, wie groß die Taten sind, sondern wie treu und ehrlich du zu dir selbst bist. Also bleibe stark und ehrlich.

Ich weiß, dass jeder Mensch alles schaffen kann, wenn er es will. Jeder hat Durchhaltekraft und Durchsetzungskraft und die Kraft, sich zu beweisen. Auch wenn schwierige Momente kommen, glaube an dich und sei stark. Du wirst belohnt werden.

Überblick

1. bis 3. Woche

In der ersten Woche wird wie gesagt mit der Darmreinigung begonnen (siehe Kapitel 11). Diese sollte insgesamt 6-mal wiederholt werden, 2-mal pro Woche, also drei Wochen lang. Durch diese Reinigungen weichen die verhärteten Kotsteine auf und lösen sich. Danach können sie aus dem Darm abtransportiert werden. Nach diesen drei Wochen verlassen den Darm mehrere Kilogramm Kot.

Durch das Rizinusöl werden kleine Wunden und Verletzungen im Dünndarm und Dickdarm umhüllt. Es enthält Stoffe, die dem Darm Elastizität verschaffen und ihn desinfizieren. Die Inhaltsstoffe des Rizinusöls können die Selbstheilungsprozesse im Darm unterstützen und beschleunigen. Wenn zu viel Öl eingenommen wird, reinigt und unterstützt es weitere Organe, wie Gallenblase und Leber und die Gefäße. Verkrampfungen lösen sich auf, und alles beginnt zu vibrieren, die Flüssigkeiten können wieder fließen. Dabei entspannen sich der Körper und die inneren Organe.

Chemische Stoffe für die Darmreinigung kann ich nicht empfehlen. Einer meiner Grundsätze lautet: Alles, was wir nicht essen können, kann uns schaden. Bittersalz und Glaubersalz wirken im Darm wie Schleifpapier, sie reiben auf dem lebendigen Gewebe und verursachen mehr Schaden als Heilung. Meiner Meinung nach helfen Bitter- und Glaubersalz einem Organ und schaden dafür anderen. Rizinusöl hingegen ist ein natürliches Öl und wird dem Organismus helfen. Unsere Zellen erkennen es und werden dementsprechend darauf reagieren.

Gleichzeitig vom ersten Tag an sollte mit der Schwermetalle-Ausleitung und dem Antiparasitenprogramm gegen Pilze und Würmer begonnen werden (Anleitung siehe Kapitel 12). Beide sollten gleichzeitig gemacht werden, denn oftmals sind die Parasiten nicht nur schädlich für uns. Sie können auch dabei helfen, Schwermetalle und Toxine abzubauen. Allerdings produzieren sie ihre eigenen Gifte, welche sich schädlich auf uns auswirken.

Die Schwermetalle-Ausleitung, genau wie das Antipilzprogramm, sollten länger als 40 Tage durchgeführt werden, im Idealfall ein ganzes Jahr. Denn Schwermetalle lösen sich langsam und brauchen viele Stoffe, um gebunden und ausgeleitet zu werden. Damit es anschließend nicht wieder zu einer Schwermetalle-Ansammlung kommen kann, sollte danach als Prophylaxe immer wieder für mehrere Tage das Algenpräparat Chlorella pyrenoidosa genommen werden (siehe Kapitel 12 und 15).

Pilze können im Körper überall leben: im Gehirn, in inneren Organen, der Lymphe, dem Zwischenzellwasser,

Knochen (siehe Kapitel 6). Um sie auf ein Minimum zu reduzieren, braucht es Geduld, eine bestimmte Ernährung und den Verzicht auf all die Nahrungsmittel, die Pilze gedeihen lassen. Die Pilze zu bekämpfen bringt nichts. Sie versuchen sich zu schützen, indem sie sich schnell vermehren und das Gewebe übersäuern. Genauso reagieren sie übrigens auf Sonneneruptionen, Radioaktivität, Stress und chemische Stoffe. Wenn sie sich vermehren, greifen sie – und auch andere Parasiten – die Zellen an. Sie durchtrennen Nervenverbindungen, sodass man nicht länger spürt, was im Körper an einigen Stellen vor sich geht. Sie übersäuern ihre eigene Umgebung und verschaffen sich damit ein für sie förderliches Milieu. In solchen Situationen kommen die meisten Menschen nicht mehr aus der Übersäuerung heraus, selbst wenn sie sich basisch ernähren. Hier hilft nur die systematische ganzheitliche Reinigung über einen längeren Zeitraum.

Auf der feinstofflichen Ebene gesehen, kann es so ausgedrückt werden: Wenn jemand sich selbst missachtet, seinen eigenen Gefühlen nicht traut, seine Mitmenschen nur für die eigenen Zwecke benutzt, selbst nichts für andere übrig hat, dann ist es doch auch kein Wunder, wieso er mit Pilzen infiziert ist, denn dieser Mensch führt ja selbst eine parasitäre Lebensart.

In den ersten drei Wochen sollte das Antiwurmprogramm mit durchgeführt werden (Anleitung siehe Kapitel 12). Die Eier der Würmer können 21 Tage lang lebensfähig sein, und Larven können schlüpfen. Deshalb darf mit der Antiwurmkur nicht zu früh aufgehört werden.

Die gleichzeitige Durchführung von Antiwurm- und Antipilzprogramm ist auch deshalb wichtig, weil immer dann, wenn ein freier Raum entsteht, dieser durch andere Parasiten eingenommen werden kann.

In den ersten drei Wochen müssen auch die Haut und die Nieren unterstützt werden mit Bädern und Nahrungsergänzungsmitteln. Wedrussische Praktiken helfen uns dabei, und zwar Schröpfen, Honigmassage, Sauna und Dynamische Massage.

Die Ernährung sollte in dieser Zeit zu 100 Prozent vegan sein. Der Rohkostanteil sollte hier 70 bis 80 Prozent betragen.

4. bis 5. Woche

Im Anschluss an die sechste Darmreinigung sollte die Leberreinigung durchgeführt werden (Anleitung siehe Kapitel 13). Wenn durch das Rizinusöl die Gefäße entspannt und elastisch sind, können Bilirubin, Gallensteine und Parasiten den Organismus verlassen. Das Antiwurmprogramm ist nun beendet, doch das Antipilzprogramm und die Schwermetalle-Ausleitung sollten wie gesagt mindestens ein Jahr durchgeführt werden.

In diesen Wochen gilt es, die Ausleitungsorgane zu unterstützen, und zwar durch Bäder, Sauna, Schröpfen, Atemübungen, viel Bewegung und gute Gedanken.

6. Woche

In dieser Woche wird für 3 Tage mit Kräutertee gefastet.

Kräutertee bringt Mikroelemente mit sich und unterstützt die Ausleitung, ohne dass er Mikroelemente verbraucht.

Nach dem 40. Tag beginnt ein neues Leben. Du gehst

ganz langsam und vorsichtig aus dem Fasten heraus. Bitte nur einmal am Tag essen; eine Woche lang, am besten nur flüssige Nahrung. Das können Säfte, Gemüsesuppen in Rohkostqualität oder auch Wassermelonen oder Gurken sein.

Parallel an allen Tagen solltest du viele basische Mikroelemente nehmen, sie unterstützen die Umwandlung der Säure in Salze für die Ausleitung. Natürlich solltest du viel strukturiertes Wasser trinken und weiterhin auf die richtige Ernährung achten.

Übersicht 1. bis 6. Woche

1. bis 3. Woche	
Täglich frühmorgens	Verabredung mit sich selbst
Montag und Donnerstag für 3 Wochen	Darmreinigung mit Rizinusöl
Mittwoch und Freitag für 3 Wochen	Einlauf mit Natron oder Kräuter
Am Montag der 4. Woche	Leberreinigung
Täglich	Unterstützung für den Darm
Täglich	Antiwurmprogramm
Täglich	Antipilzprogramm
1. bis 14. Tag	Schwermetalle ausleiten
15. und 16. Tag	Schwermetalle ausleiten
17. und 18. Tag	Schwermetalle ausleiten
Weiter täglich	Schwermetalle ausleiten
Täglich frühmorgens	Entsäuerung und Unterstützung der Organe
Täglich	Unterstützung Zellregeneration
Täglich früh und abends	Unterstützung Nieren

Täglich	Unterstützung Immunsystem
Täglich	Mineraliendepots aufbauen
1- bis 2-mal die Woche	Unterstützung der Haut und Lymphe
Täglich am Abend	Verabredung mit sich selbst
4. bis 5. Woche	
Täglich frühmorgens	Verabredung mit sich selbst
1-mal pro Woche	Darmunterstützung
Täglich	Antipilzprogramm
Täglich	Schwermetalle ausleiten
Täglich	Entsäuerung und Unterstützung des Säure-Basen-Gleichgewichts
Täglich	Unterstützung Zellregeneration
Täglich früh	Unterstützung Nieren
Täglich	Unterstützung Lymphe
Täglich abends	Verabredung mit sich selbst
6. Woche	
Täglich	Verabredung mit sich selbst
3 Tage	Fasten
Täglich abends	Verabredung mit sich selbst

KAPITEL 10

Seelische Reinigung und geistiges Erwachen

Ein tief gehender Reinigungsprozess bezieht immer alle Teile deiner selbst mit ein. Dein Geist, deine Seele sind ebenso wichtig wie dein Körper. Es sind wir Menschen, die wir diese Anteile von uns als getrennt betrachten. Doch in Wahrheit sind alle Ebenen, alle Anteile miteinander verwoben. Und so hat jede Reinigung deines Körpers auch immer Auswirkungen auf deine Gefühle und deine Gedanken, so wie eine Reinigung deiner Seele und deines Geistes sich wiederum auf deinen Körper auswirken.

Aus diesem Grund beginnen und beenden wir jeden Tag unseres Reinigungsprogramms mit einer Verabredung mit uns selbst, um uns darauf zu besinnen, dass wir in Wahrheit Schöpfer sind.

Die Kraft der Märchen

Die physische Ebene können wir durch unsere Handlungen unterstützen – die Seele und unseren Geist jedoch nur mental. Dieser Teil der Schöpfung aber ist der bedeutendste Teil.

Wenn jemand noch nicht verstehen kann …

- wieso die Gedanken positiv sein sollten
- wieso die Absichten positiv und gut für das Gemeinwohl sein sollten
- warum nach den Gedanken und Absichten die entsprechenden Handlungen folgen sollten
- wieso gewisse Nahrungsmittel nicht verzehrt werden sollten
- wieso andere Lebensmittel eine gute, harmonische und unterstützende Wirkung haben …

… dann werden keine noch so unterstützenden Wirkstoffe ihm helfen können. Ein solcher Mensch wird es sehr schwer haben, eine positive Veränderung zu bewirken. Aus diesem Grund wirken manche Produkte für jemanden sehr gut, und er wird geheilt, während ein anderer keine Veränderungen bemerkt.

Die Heilprozesse finden in uns statt: durch unser Vertrauen und den festen Glauben daran. Du kannst alle Krankheiten mit mentaler Kraft heilen, du musst nur fest davon überzeugt sein.

Verabredung mit dir selbst

Das 40-Tage-Programm beginnt jeden Tag gleich in der Früh mit der Verabredung mit dir selbst, um dein eigenes Märchen zu schreiben. Märchen haben auch in Russland eine lange Tradition. Sie erzählen von Abenteuern, dem Kampf für das Gute, von Zauberwesen und den Wundern des Lebens. Wenn du dein eigenes Märchen schreibst, lässt du das Unbewusste über deine innere Stimme zu dir sprechen und erfährst auf symbolische Weise, was dich bewegt, was gerade wichtig für dich ist.

Stelle in diesen 40 Tagen deinen Wecker eine halbe Stunde früher als sonst und beginne deinen Tag mit einer wunderschönen Begegnung mit dem wichtigsten Menschen in deinem Leben: mit dir selbst.

Gehe als Erstes für ein paar Minuten nach draußen, bei jedem Wetter.

Begrüße die Mutter Erde, den Vater – die Sonne –, und atme tief in deine Lunge neue Energie ein. Diese Atemzüge sind so wie nie zuvor. Ein neuer Tag beginnt für dich, für deine Seele und deinen Geist. Schließe die Augen. Deine Wahrnehmung vertieft sich in dir, und du lächelst. Du vertiefst deine Wahrnehmung weiter, indem du dich streckst und dehnst. Du fühlst deinen Körper intensiv, du nimmst ihn voll und ganz wahr und sagst zu dir: »Guten Morgen, mein liebster Schöpfer. Heute schreibe ich, die Königin/der König, einen neuen Tag in meinem Königreich.«

Anschließend begib dich an einen ruhigen, gemütlichen Platz in deinem Zuhause, wo du ungestört sein kannst, und mache es dir bequem.

Du hast bereits alles vorbereitet. Nimm nun dein eigenes Märchenbuch in die Hand. Es kann ein schönes Heft sein, ein Notizbuch, ein Blankobuch oder dergleichen. Und nun beginnst du, dein eigenes Märchen zu schreiben über den heutigen Tag in deinem eigenen Reich.

Der erste Satz lautet: »Es lebt eine Königin/ein König mit Namen … (schreibe hier deinen Namen hin) in ihrem/seinem Königreich …«

Nun schreibe deinen vor dir liegenden Tag in deinem Königreich mit allen Kleinigkeiten nieder. Gerade diese Kleinigkeiten sind das wichtigste Element von allen. Aus Kleinigkeiten entsteht alles – Charakter, Gefühl, Kommunikation, Freude und vieles mehr.

Achte darauf, dass diese Kleinigkeiten ein gesamtes schöpferisches Werk hervorbringen. Frage dich immer wieder, wie du dich dabei fühlen könntest, wie sich alles, was sich zuträgt, auf deine Emotionen auswirken würde. Gehe einfach bis ins kleinste Detail.

Alle Sätze sollten in einer positiven Form und in der Gegenwart geschrieben sein. Schmücke dein Märchen mit deiner Fantasie aus, so gut und schön, wie du es eben kannst.

Wörter wie »nicht«, »aber«, »oder« blockieren den Fluss von Energien und projizieren oftmals die unerwünschte Seite. Denke auch daran, dass das Wort »nicht« niemals manifestiert werden kann. »Ich möchte nicht krank werden« bedeutet daher: »Ich möchte krank werden«. Versuche deine Aussagen positiv zu formulieren, wie: »Ich bin gesund«.

Denke an das Gute, gib dem Guten deine Energie. Mit »Ich möchte nicht krank werden« gibst du dem Schlechten Energie, mit »Ich bin gesund« dem Guten.

Beschreibe die Charakterqualitäten, die Emotionen, und bringe dich dazu, selbst diese Sätze zu fühlen. Durch deine Gefühle öffnet sich deine Seele, und du heilst dich selbst.

Nimm dir jeden Abend Zeit dafür, alle Gefühle vor dem Zubettgehen loszulassen. Erlaube dir, jede Nacht Abschied zu nehmen, um frühmorgens frei zu sein für das, was kommt.

Ein Beispiel

Mein lieber Mann steht mit mir auf einem großen Berg inmitten der unberührten Natur. Wir sind umgeben von vielen bunten Waldblumen, unterschiedlichen Bäumen und dem Gesang der Vögel. Unten im Tal fließt ein türkisfarbener Fluss, dessen Wasser in der Sonne glitzert. Die Luft hat einen erfrischenden, wohlriechenden Duft von Blumen und Blütenpollen, der sich mit dem Wasser des Flusses zu verbinden scheint. Es ist der wundervolle, fruchtige Geschmack des Sommers. Das Herz meines Mannes schlägt in einem Rhythmus mit meinem, und wir sind uns so nah wie nie zuvor. Unsere Wahrnehmung der Natur und unserer selbst ist unbeschreiblich. Wir fühlen uns wie miteinander verschmolzen, und der Austausch unserer Energien vermischt sich mit den Energien der Bäume, Gräser und Blumen. Wir fühlen die Natur, wir können die Gefühle der Vögel und Wildtiere erspüren. Wir nehmen wahr, wie sich die Zeit auflöst. Alles ist miteinander verbunden, und alles geschieht jetzt in diesem Augenblick. Es ist ein unbeschreibliches Glücksgefühl.

Die Gedanken manifestieren

Beschreibe jeden Tag einen Tagesablauf in deinem Königreich und alles, was du erfahren möchtest. Damit manifestierst du deine Gedanken in die Materie, du erschaffst deine Realität.

Schreibe all das nieder, wovon du als Kind geträumt hast, alle märchenhaften Wünsche, unglaublichen Vorstellungen und Gedanken. Denke daran: Im Märchen darf alles passieren. Dein Unterbewusstsein erkennt es und setzt alles daran, es zu verwirklichen.

Jeder von uns weiß, dass im Märchen immer das Gute siegt. Im realen Leben jedoch zweifeln viele Menschen, denn die meisten Programme laufen auf Zerstörung – du musst nur den Fernseher einschalten oder die Zeitung lesen. Das Märchen aber hat seine Helden, Wunder, Schätze, Zauberer, Naturwesen, Feen, Lebenselixiere und vieles mehr.

Jede einzelne deiner Zelle überschreibt in 40 Tagen die alten Programme, und so werden die neuen Programme so, wie du sie dir in deinen Märchen ausmalst, in dein Leben treten.

Tipp: Wenn es dir hilft, deine Fantasie zu beflügeln, dann lies zuerst ein paar alte Märchen, in denen Sinn und eine gewisse Weisheit verborgen sind.

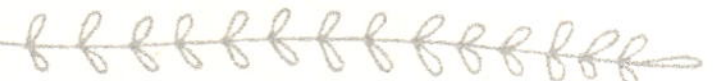

Schreibe 40 Tage lang eigene Märchen, jeden Tag ein neues mit vielen Kleinigkeiten und Wundern. Denke auch daran, dich selbst zu beschreiben: wie du dich fühlst, wie du dich siehst … Du kannst dich in deinem Märchen auch jünger oder älter sehen, wenn es dir dann leichter fällt, all deine Fähigkeiten zu nutzen.

Grenzenlose Möglichkeiten tun sich auf. Sei frei von jeglichen Einschränkungen. Schreibe einfach, was deine Gefühle dir zeigen, sei kindlich und spontan.

Beschreibe in den Märchen deinen ewig jungen, vollkommen gesunden Körper. Du kannst dich auch malen oder ein Foto von dir einkleben, das dir besonders gut gefällt, auf dem du gesund, stark, glücklich bist, egal in welchem Alter du warst.

Deine Märchen solltest du niemanden lesen lassen. Erzähle keinem etwas davon. Diese Verabredung mit dir solltest du ganz für dich behalten. Wenn du jemandem voller Begeisterung davon erzählst, besteht die Gefahr, dass diese Person ihre Zweifel und Beurteilungen darüber ausspricht, und dein Vertrauen und deine Begeisterung werden womöglich zerstört. Du brauchst 40 Tage, um die Begeisterung in dir richtig anzukurbeln, sie zu integrieren und zu verankern. Danach, wenn das neue Programm in dir läuft, kannst du anderen Menschen davon erzählen.

Jeden Abend liest du das Märchen, das du in der Früh geschrieben hast. Dabei ist es egal, wie dein Tag verlaufen ist. Lobe dich, finde deinen Platz wieder in deinem Märchen. Denke daran: Alles, was du gemacht oder nicht gemacht hast, ist letztlich für dein Bestes.

Kurz vor dem Einschlafen überlege dir, was du in deinem Königreich machen willst, und setze voller Vertrauen darauf, dass es genauso geschehen wird. Dann schließe die Augen und entspanne dich.

Tu jeden Tag etwas Einmaliges. Überlege dir, was du noch nie gemacht hast, und dann tu es einfach. Es muss nichts Außergewöhnliches sein. Neue Obstsorten ausprobieren, einen Baum umarmen, im kalten See schwimmen, sagen, was du fühlst, ohne groß nachzudenken. Alles Neue, was wir tun, fördert unsere Entwicklung, bringt uns neue Erfahrungen und Gefühle. Vor allem aber bringt es uns aus dem Automatismus heraus und in die Inspiration hinein. Nur dann, wenn du etwas anderes machst, etwas, das dich herausfordert, wirst du aus den alten Programmen herauskommen.

Mit jedem Gedanken erschafft der Mensch seine eigene Realität. Es ist unsere freie Wahl, welche »Realität« wir haben möchten. Wenn sich jemand für Action, Horror, Gewalt entscheidet, dann wird er diese »Realität« erfahren, es ist seine Wahl. Also lassen wir sie ihm. Mitleid wäre die falsche Reaktion darauf. Mit Mitleid schadet man sich selbst und demjenigen, der bemitleidet wird, denn mit dem Fühlen des Mitleids vergrößert man die negative Energie, was man ja eigentlich nicht will. Jeder hat die Wahl, und jeder kann in jedem Moment seines Lebens aufs Neue wählen.

Entscheide dich!

Beantworte dir folgende Fragen:

- Was willst du?
- Willst du Königin/König in deinem eigenen Märchen sein?
- Willst du in deinem Königreich alles selbst bestimmen?
- Willst du alle Fähigkeiten nutzen, die es gibt?
- Willst du gesund, vital, voller Lebensfreude sein?
- Willst du Freude, Fülle, Zufriedenheit in deinem Leben?
- Willst du lieben?

Dann entscheide dich dafür, du triffst die Wahl!

Wenn du das willst, dann gebrauche von nun an das Wort »wollen«:

Ich will die Königin/der König in meinem eigenen Königreich sein. Ich bestimme in meinem Königreich alles selbst ... Denn genau so wird es auch sein.

Unterstützende Maßnahmen

Die folgenden Tipps helfen dir in deinem geistigen, seelischen und physischen Reinigungsprozess:

- Bewusste Ernährung
- Eigenverantwortung: Du entscheidest, ob du Schöpfer oder Opfer bist
- Einen gesunden Lebensstil führen, nah zur Natur, nah zu sich selbst
- Nur Tätigkeiten ausführen, die wirklich Freude bereiten
- Sich selbst lieben
- Jeden Tag in Dankbarkeit leben
- Loslassen, was dich einschränkt (wie zum Beispiel Kleidung, Einrichtungsgegenstände, falscher Beruf)
- Aktives Leben führen (Sport, Bewegung)
- Leben im Hier und Jetzt, so als wäre morgen alles vorbei
- Mit den Gedanken bei der gegenwärtigen Tätigkeit bleiben. Wenn man mit den Gedanken ständig schon bei der nächsten Tätigkeit ist, dann ist das der größte Stressfaktor
- Immer an sich glauben, egal was passiert und was auch kommen mag
- Sich selbst belohnen mit Lob (zum Beispiel: Ich bin eine schöne Frau, eine gute Mutter, ich bin eine gute Köchin, ich bin ein starker Mann, ein guter Vater …)
- Finde deine Vision – das, wofür du lebst

- Regelmäßige fünfdimensionale Massage innerer Organe
- Sei dir bewusst: Du darfst tun und sein, was immer du möchtest. Du ziehst das an, was du fürchtest.

KAPITEL 11
Darmreinigung

Die Gesundheit beginnt im Darm. Deswegen muss darauf geachtet werden, dass genügend probiotische Bakterien vorhanden sind. Die Ernährung sollte deshalb zu mindestens 60 Prozent aus ballaststoffreichen Nahrungsmitteln wie Gemüse und grünen Blättern, Sprösslingen und Kräutern bestehen. Durch solch eine Ernährung werden sich die probiotischen Bakterien im Darm wohlfühlen und vermehren können. Durch falsche Lebensmittel und Ernährungsgewohnheiten, Toxine, Nebenwirkungen von Medikamenten, Stress und Ähnliches wird der Darm in Mitleidenschaft gezogen. Deshalb sollte immer mit einer Darmreinigung begonnen werden. Die Darmwände sind oft mit einem dicken Schleim bedeckt, der den Abtransport der Abfallprodukte vom Stoffwechselprozess, der abgestorbenen Zellen und Parasiten stark beeinträchtigt. Zugleich können dringend benötigte Nährstoffe nicht aufgenommen werden. Sobald der Darm jedoch gereinigt ist und mit der richtigen Ernährung die probiotischen Bakterien zunehmen, regeneriert er sich sehr schnell, und der gesamte Organismus wird davon profitieren.

Darmreinigung – aber wie?

Es gibt unterschiedliche Methoden, den Darm zu reinigen. Meine Vorstellung einer Darmreinigung wie auch einer Reinigung des Organismus ist klar und eindeutig: Sie muss nützlich, gesundheitsfördernd und ohne Nebenwirkungen sein. Solche Voraussetzungen können vollkommen natürliche Mittel, also Lebensmittel, erfüllen. Alle chemischen Stoffe bringen Nebenwirkungen mit sich: Entweder schaden sie den Organen, zerstören die Darmflora oder reinigen nur einen Teil des Darms.

Noch ein Wort zu Einläufen: Der Darm besitzt eine Klappe zwischen Dünndarm und Dickdarm: die sogenannte Ileozäkalklappe, die aus Schleimhautfalten besteht und wie ein Rückschlagsventil verhindert, dass der bakterienhaltige Inhalt des Dickdarms zurück in den Dünndarm gelangt. Das Gleiche passiert bei einem Einlauf: Er kann den Dickdarm wirkungsvoll reinigen, nicht jedoch den Dünndarm. Die Verdauung findet aber im Dünndarm statt, und es ist wichtig, dass die Nährstoffabgabe und -aufnahme hier nicht durch Schlacken behindert werden. Es ist also von Vorteil, wenn die Darmreinigung über den oralen Weg beginnt anstatt über den analen.

Meiner Meinung nach gibt es zwei gute Möglichkeiten, den Darm zu reinigen: einmal mit Aloe vera, was besonders empfehlenswert für Kinder ist, oder mit Rizinusöl. Beide Produkte kommen aus der Natur, und jedes hat seine eigene Qualität.

Die wedrussischen Ahnen und auch die Ahnen anderer Völker haben Rizinusöl verwendet. Rizinusöl wird aus dem Samen des Wunderbaums, Ricinus communis, gewonnen.

Wie schon erwähnt, ist es wichtig, darauf zu achten, dass das Rizinusöl Bio- und Rohkostqualität hat, also kalt gepresst wurde, und dass kein Glyzerin zugesetzt wurde.

Noch vor wenigen Jahren hatten die Menschen auf dem Land in meiner Heimat fast nichts, nur sich und das, was die Natur ihnen gab. Sie versorgten sich komplett selbst und verließen sich auf die eigenen Kräfte. Es gab auch keinen Arzt weit und breit, und selbst wenn, hätten die meisten ihn nicht bezahlen können. Sie nahmen das, was ihnen die Natur schenkte. Heilpflanzen und Kräuter gab es genügend, doch das Wichtigste war das alte Wissen darum, was und wie sie die Gaben der Natur einsetzen konnten.

Als ich noch ein Kind war, teilte meine Großmutter ihr Wissen über Rizinusöl mit mir, ich kann mich noch sehr gut daran erinnern. Sie erklärte mir, dass das Rizinusöl das Gleiche mache wie die Polizei: »Es nimmt in unserem Körper alles Böse fest, wie Würmer und Parasiten, sperrt dann das Böse, das uns schadet, weg, genauso wie die Polizei es in der großen Stadt macht. Für diese Bösen kommen dann die Guten (die probiotischen Bakterien), und sie helfen uns, dass in unserem Körper wieder alles gut wird.«

Am Tag nach der Einnahme von Rizinusöl fühlte ich mich rundum wohl, nicht nur mein Bauchbereich war entspannt, sondern mein ganzer Körper. Ich fühlte die Verbindung zu mir selbst, und es tat mir rundum gut. Auch jetzt entspanne ich mich, wenn ich Rizinusöl eingenommen habe, und die fließenden Bewegungen meiner Organe und Gefäße kehren zurück.

Heute wie damals wird für die innerliche Reinigung in den Dörfern in Russland Rizinusöl eingenommen.

Rizinusöl

Pro Kilogramm Körpergewicht wird 1 Milliliter Rizinusöl in Bio- und Rohkostqualität verwendet. Dazu gibt man die doppelte Menge frisch gepressten Zitronensaft oder andere säuerliche Beerensäfte und vermischt beides miteinander. So entsteht ein Darmreinigungscocktail. Diesen Cocktail trinkt man abends nach 17.00 Uhr, nachdem man tagsüber versucht hat, gar nichts oder so wenig wie möglich zu essen (nur bis maximal 14.00 Uhr). Nach dem Darmreinigungscocktail wird nichts mehr gegessen, nur Wasser getrunken.

Bereits in derselben Nacht oder spätestens am nächsten Tag muss man seinen Darm entleeren. Dies geschieht mehrere Male hintereinander.

Sobald der Darm entleert ist, macht man einen Einlauf mit Natron oder Kräutern. Mit diesem Einlauf schafft man den restlichen Kot aus dem Dickdarm. Bereits bei der Reinigung sorgt das Rizinusöl dafür, dass der Darm nicht austrocknet und sich nicht verkrampft. Es entspannt den Darm und macht ihn wieder elastisch.

Natürlich kann bei der ersten Darmreinigung nicht alles ausgeschieden werden, denn so mancher Kot ist über Jahrzehnte richtig festgeklebt und wird in den Darmtaschen und -zotten festgehalten. Deswegen wird die Darmreinigung wiederholt. Dies soll im Rahmen des 40-Tage-Reinigungsprogramms über 3 Wochen hinweg 2 Mal pro Woche geschehen. Dann haben sich auch hartnäckigste Ablagerungen gelöst, und der Darm wird noch lockerer und elastischer.

Bei der Darmreinigung können eventuell Bauchschmerzen

oder Übelkeit auftreten. Sollte dies geschehen, wird es leichter, wenn die Menge an Rizinusöl und frisch gepressten Zitronen verringert wird – je nachdem, wie stark ein Mensch belastet und wie sein Befinden ist. Jeder sollte selbst einschätzen, wie viele Wiederholungen vonnöten sind. Zu den Bauchschmerzen kann es wegen minimaler Verletzungen im Magen oder Darm kommen, dies wird nicht durch das Rizinusöl ausgelöst, sondern durch den Zitronensaft. Es können auch Grapefruit oder saure Äpfel statt der Zitronen verwendet werden.

Auch bei der Darmreinigung von Kindern kann Rizinusöl gegeben werden. Drei bis sechs Tage je 1 Esslöffel Rizinusöl bei großen Kindern, bei kleinen Kindern 1 Teelöffel.

Eine Darmreinigung ist eine einfache Sache, aber sehr bedeutend für den kompletten Organismus, auch für die Gedankengeschwindigkeit und die Gefühle.

Gegenanzeigen: Während der Schwangerschaft, bei Magengeschwüren, blockierten Lebergängen und Gallensteinen darf keine Darmreinigung mit Rizinusöl erfolgen.

Reinigende Einläufe

Um den Dickdarm von Kotresten zu befreien, empfehle ich die folgenden Einläufe im Anschluss an die obige Darmreinigung.

Natron-Einlauf

4 bis 6 Esslöffel Natron (Natriumhydrogenkarbonat) in ein großes Gefäß geben, mit 300 Milliliter heißem Wasser übergießen (aktivieren) und anschließend 2 bis 3 Liter zimmer-

warmes Wasser hinzugeben. Anschließend das Natronwasser in einen Irrigator (Einlaufgefäß) füllen.

Lass die komplette Menge in deinen Darm fließen und versuche, diese Flüssigkeit 20 Minuten zu halten. Massiere dabei deinen Darm. Anschließend entleere ihn.

Rote-Bete-Einlauf

Diese Einläufe sind sehr sanft und damit auch für Kinder oder sehr kranke Menschen geeignet.

350 bis 800 Milliliter Rote-Bete-Saft (Bio- und Rohkostqualität) im Verhältnis eins zu eins mit Wasser verdünnen und leicht erwärmen. Bei kleinen Kindern reichen 350 Milliliter.

Bei Erwachsenen sollte zuerst ein Einlauf mit 2 bis 3 Litern Wasser gemacht werden und anschließend nach der Entleerung der Einlauf mit Rote-Bete-Saft. Die Mischung etwa 20 Minuten im Darm halten, dann entleeren.

Kräutereinlauf

Für diesen Einlauf brauchen wir Kräuter, die antiseptisch und beruhigend wirken. Sehr gut eignen sich zum Beispiel Kamille, Anissamen, Kümmelsamen, Tannennadeln, Brennnesseln, Hopfenzapfen.

Nimm 2 bis 4 Esslöffel Kräuter und lege sie in 500 Milliliter warmes Wasser (etwa 50 Grad Celsius). Lass sie bis zum nächsten Tag ziehen. Gib 2 bis 3 Liter Wasser dazu, seihe die Kräuter ab, und fülle die Mischung in einen Irrigator. Versuche, die Flüssigkeit 20 Minuten im Darm zu behalten. Sie unterstützt die Selbstheilungskräfte in deinem Darm.

KAPITEL 12

Antiparasitenprogramm und Ausleitung von Schwermetallen

Um die Vergiftung des Körpers einigermaßen unter Kontrolle zu halten, hilft sich der Organismus selbst, indem er die Vermehrung von Parasiten erlaubt, die verschiedene Giftstoffe fressen. Diese Kleinstlebewesen sind zwar nicht so nützlich wie die probiotischen Bakterien, aber sie ermöglichen dem Menschen, für einen gewissen Zeitraum zu überleben. Einige der Parasiten helfen, Schwermetalle abzubauen und zu isolieren. Ohne sie – und ohne eine Veränderung in der Ernährung sowie der Lebensweise – würde es einem noch schlechter gehen, und die Gifte könnten über die Blutbahnen bis ins Gehirn vordringen. Allerdings vergiften sie durch ihre Ausscheidungen den menschlichen Organismus immer weiter. Das kann auf Dauer nicht gut gehen, und so antwortet der Körper mit vielfältigen Symptomen.

Aus diesem Grund sollte jedes Antiparasitenprogramm mit einer Ausleitung der Schwermetalle einhergehen.

Schwermetalle im Körper

Eine der häufigsten Vergiftungen geschieht durch Quecksilber, das für Amalgam-Zahnfüllungen verwendet wird. Während diese Füllungen gegenwärtig maximal 3 Prozent

Quecksilber enthalten dürfen, bestand Amalgam früher aus bis zu 50 Prozent des hochgiftigen Schwermetalls. Weitere schädliche Bestandteile sind Zinn, Kupfer und Silber. Viele Menschen tragen noch heute teils alte, hochgiftige Zahnfüllungen im Mund. Durch zahlreiche Studien wurde bewiesen, dass sich die Schwermetalle im Körper ablagern. Dazu kommen weitere Gifte aus der Umwelt, wie Blei, Cadmium und radioaktive Substanzen.

Schwermetalle und andere Schadstoffe können sich im gesamten Körper ablagern, im Bindegewebe, in den Organen, Gefäßen und im zentralen Nervensystem. Wenn Giftstoffe im Körper über längere Zeit abgelagert werden, hat dies immer Symptome zur Folge, meist sogar chronische.

Beschwerden und Symptome einer Schwermetallvergiftung sind zum Beispiel:

Aggressivität, Allergien, allgemeine Schwäche, Anämie, Antibiotika-Resistenz, Antriebsschwäche, Asthma, Autismus, Blutdruckstörungen, Burnout, chronische Müdigkeit, Depression, Empfindungsstörungen (wie Taubheits- und Kältegefühl, Kribbeln), Energiemangel, Entzündungen der Nebenhöhlen, Epilepsie, Fibromyalgie, Frühgeburt, Gelenkschmerzen, Haarausfall, Hautekzeme, Herpes, Herzrhythmusstörungen, Hormonstörungen, Hörstörungen, Hyperaktivität bei Kindern, Infektanfälligkeit, intrauteriner Fruchttod, Kopfschmerzen, Leberschädigung, Legasthenie, Lymphknotenvergrößerung, reduzierte Merkfähigkeit, Magen-Darm-Probleme, Mund-, Rachen-, Magenschmerzen, Mundzuckungen, Nervenerkrankungen, Nervosität, Neurodermitis, Nieren- und Nebennierenschädigung, Pilzerkrankungen, Psychosen, Reizbarkeit, Schilddrüsenfunktionsstörungen, Schlaflosigkeit, Schüttelkrampf, Schweißausbrüche, Schwindel, Sehstörungen, Trigeminusneuralgie, übermäßiges Schwitzen, Untergewicht, verwaschene Aussprache, vorzeitige Wechseljahre, Zahnfleischentzündungen, Zittern.

Um die abgelagerten Schwermetalle loszuwerden, müssen sie als Erstes mobilisiert und dann gebunden werden. Unser wertvollster Helfer hierbei ist die Alge Chlorella pyrenoidosa. Ihre Zellmembran saugt Schwermetalle auf wie ein Schwamm. Giftstoffe wie Quecksilber, Blei, Nickel, Cadmium, Gold, Platin und Palladium werden gebunden und ausgeschieden.

Ausleitung von Schwermetallen

1. bis 14. Tag: 3-mal täglich 15 Presslinge Chlorella pyrenoidosa einnehmen.

15. und 16. Tag: jeweils 150 Presslinge über den Tag verteilt einnehmen.

17. und 18. Tag: Pause.

Ab dem 19. Tag: 3-mal täglich 15 Presslinge einnehmen.

Die Ausleitung sollte wie erwähnt am besten über ein ganzes Jahr durchgeführt werden.

Auch die Mineralerde Zeolith (Klinoptilolith) hilft dabei, Giftstoffe im Verdauungssystem zu absorbieren. 2- bis 3-mal täglich 1 Teelöffel in 1 Glas Wasser einrühren und trinken.

Nach 3 Monaten empfehle ich, zusätzlich zu Chlorella und Zeolith 5 bis 6 Tropfen Bärlauch- oder Koriandertinktur einzunehmen. Dadurch wird die Ausleitung der Schwermetalle aus dem Gehirn beschleunigt.

Würmer essen alles, was unsere Zellen brauchen, deswegen leiden viele Menschen unter Anämie oder Mineralienmangel.

Pflanzen haben ihren eigenen Schutz gegen Schädlinge entwickelt: Sie produzieren sekundäre Pflanzenstoffe, um zu überleben. Das Harz der Zeder enthält solche sekundären Pflanzenstoffe mit erstaunlichen Eigenschaften. Es besitzt eine antibakterielle, wundheilende und entzündungshemmende Wirkung und kann auch für die Zahnpflege eingesetzt werden (siehe Kapitel 15).

Daneben gibt es noch weitere Pflanzen, die mit ihren sekundären Stoffen gut gegen Würmer und sonstige Parasiten helfen, wie zum Beispiel: Nelke, Wermut, Wacholder, Zedernharz, Rainfarn, Walnussblätter, Knoblauch, Wilde Bergamotte (Monada), Meerrettich, Farnkraut, Kurkuma, Ingwer, Kerne der Wassermelone, Birkenteer, Schöllkraut, Kürbiskerne, Rizinusöl.

Meine Ahnen haben schon vor Jahrhunderten Würmer und andere Parasiten mithilfe von Kräutern aus dem Organismus vertrieben. Solch eine Kräutermischung hilft gleichzeitig Nieren, Leber, Darm, Lunge, Lymphe, Blut und unterstützt den ganzen Organismus.

Alle Kräuter sollten wir an sonnigen Vormittagen sammeln. In diesem Zeitraum sind sie am wirkungsvollsten. Jede Heilpflanze hat einen bestimmten Zeitpunkt, zu dem sie am meisten Kraft besitzt.

Knospen sollten wir im zeitigen Frühjahr ernten, bei einigen Pflanzen treiben die Knospen bereits im Februar aus. Es ist notwendig, *Knollen* zu ernten, bevor die Pflanzen zu blühen beginnen.

Die *Rinde* von Bäumen und Sträuchern wird im Frühjahr geerntet, wenn der Saftfluss beginnt. *Blätter* sollten gesammelt werden, wenn die Pflanzen Knospen oder Blüten bilden. *Blumen* und *Blütenstände* werden gesammelt, wenn die Blüte vollständig geöffnet ist.

Kräuter nie mit heißem, sondern maximal 60 Grad Celsius warmen Wasser übergießen, sonst verlieren sie den größten Teil ihrer Wirkstoffe.

Die verschiedenen Kräuter sollten für das Antiwurmprogramm in einer Kaffeemühle zu Pulver verarbeitet werden. Danach über 21 Tage lang, 3 Mal täglich 1 Teelöffel von diesen Kräutermischungen in ein Glas Wasser einrühren und trinken.

In den 21 Tagen der Anwendung empfehle ich, etwas Süßes, zum Beispiel 1 Teelöffel Süßholzwurzel, mit Wasser einzunehmen, denn die Parasiten haben sich nach der Einnahme der bitteren und scharfen Kräutermischungen meist tief im Organismus verkrochen. Sobald dann wieder etwas Süßes in den Körper gelangt, lockt das die Parasiten aus den inneren Organen in den Darm.

Das Antiwurmprogramm sollte 2-mal im Jahr durchgeführt werden, vor allem, wenn Tiere im Haushalt leben, denn dann ist die Ansteckungsgefahr größer.

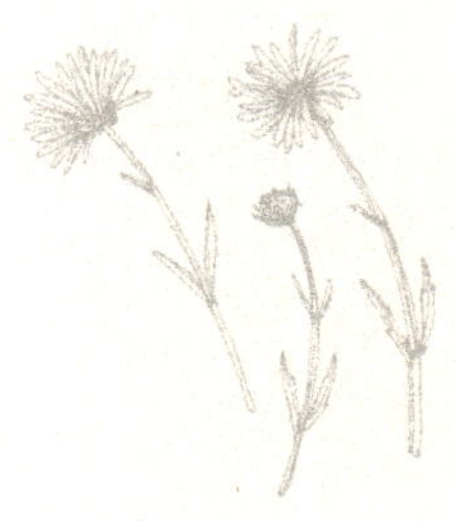

Weitere Hilfsmittel gegen Würmer

Leinsamen und Nelken wirken hilfreich gegen viele Parasiten.

Leinsamen und Nelken im Verhältnis 10 zu 1 in einer Kaffeemühle zermahlen. Von dieser Mischung können 3 Tage lang je 20 bis 25 Gramm eingenommen werden. Einfach das Pulver auf einen Teelöffel geben und mit 1 Glas Wasser runterschlucken. Anschließend 3 Tage Pause und dann wieder 3 Tage einnehmen und so weiter über einen Monat lang. Oder: Getrocknete Nelken in den Mund nehmen und lutschen oder als Gewürz verwenden.

Kokos: Diese Reinigung ist auch für Kinder gut geeignet. Nimm eine frische Kokosnuss und vermische das Kokosfleisch mit dem Kokoswasser.

Von dieser Mischung sollten Kinder 3 Mal am Tag je 1 Teelöffel trinken. Für Erwachsene wird die doppelte Menge benötigt. Eine Woche lang täglich, anschließend 2 Wochen Pause und wieder 1 Woche lang täglich.

Zwiebeln helfen gegen Maden und Spulwürmer. Zerkleinere eine Zwiebel, übergieße sie mit 300 Milliliter heißem Wasser. Für 12 Stunden ziehen lassen. Danach die Zwiebelstücke herausfiltern. Vom Zwiebelwasser täglich 200 Milliliter trinken, 3 bis 4 Tage lang.

Knoblauch enthält Selen, viele Mikroelemente und Stoffe, die Parasiten nicht mögen. Man sollte rohen Knoblauch jeden Tag und jedem Gericht beimischen.

10 Knoblauchzehen zerkleinern und etwa 15 Minuten an der Luft trocknen lassen. In dieser Zeit oxidiert der Knoblauch, und seine Wirkung wird verstärkt. Die kleinen Knoblauchstücke unzerkaut schlucken, am besten mit einem

sauren, frisch gepressten Saft. Nach 2 Stunden 2 bis 4 Esslöffel Rizinusöl mit 6 bis 8 Teelöffeln frisch gepresstem Zitronensaft vermischen und trinken. Nach einer Woche wiederholen.

Knoblauchzäpfchen: 2 bis 3 Knoblauchzehen zerdrücken, mit warmem Wasser übergießen und 20 bis 30 Minuten ziehen lassen. Nimm ein wenig Watte, tauche sie in die Flüssigkeit und wickle sie in ein Stückchen Mullbinde. Forme dies zu einer Art Zäpfchen und führe es für etwa 20 Minuten in den Anus ein.

Knoblaucheinlauf: Zehn Knoblauchzehnen zerdrücken, mit warmem Wasser übergießen und für 30 Minuten ziehen lassen. Danach die Mischung filtrieren und das Knoblauchwasser mit 2 Liter warmem Wasser verdünnen und in den Irrigator füllen. Diesen Einlauf kannst du jeden zweiten Tag anwenden und bis zu 5-mal wiederholen.

Walnüsse helfen gegen runde Würmer und Bandwürmer. Nimm 4 bis 5 grüne Walnüsse und zerkleinere sie, sie sollten etwa 4 Esslöffel ergeben. Bring ein Glas Wasser zum Kochen und gib eine Prise Steinsalz hinein. Übergieße die Nüsse mit dem abgekochten Wasser und lass das Ganze 30 Minuten ziehen. Trenne das Wasser von den Nüssen und trinke kleine Portionen von dieser Wasserlösung über den Tag verteilt. Zwischen dem Trinken der Wasserlösung nimmst du 2 Esslöffel Rizinusöl. Wiederhole dies 3 Tage lang.

Grüne Walnüsse, Walnüsse, Walnussschalen sowie **Walnussblätter** helfen gegen Würmer und Pilze. Täglich eine Handvoll Nüsse essen. Noch grüne Walnussschalen und frische Walnussblätter in Zedernöl in ein geschlossenes

Behältnis einlegen und einen Monat lang in einen dunklen, kühlen Raum stellen. Danach täglich 1 Teelöffel von diesem Öl einnehmen.

Karotten helfen bei der Ausleitung von Parasiten wie zum Beispiel Fadenwürmern. 2 Mal täglich 1 Esslöffel Karottensaft auf nüchternen Magen einnehmen.

Kürbiskerne enthalten Selen, Zink, Vitamine, Mineralien und helfen gegen Würmer. Zermahle Kürbiskerne in der Kaffeemühle zu Mehl. Nimm 2 Esslöffel davon in der Früh auf nüchternen Magen ein und trinke ein Glas frisch gepressten Apfelsaft hinterher. Nach 2 Stunden 2 bis 3 Esslöffel Rizinusöl mit ¼ Glas frisch gepresstem Zitronensaft trinken. 3 Tage lang wiederholen.

Wassermelonenkerne: 6 Esslöffel im Mixer zermahlen und mit 800 Milliliter Wasser mixen. Die daraus entstehende Milch für 6 bis 8 Stunden im Kühlschrank ziehen lassen, danach 6- bis 8-mal am Tag 50 bis 100 Milliliter davon trinken.

Scharfe Pflanzen: Kein Parasit mag scharfe Lebensmittel. Wenn diese gegessen werden, erhöht sich zudem die Körpertemperatur, was einen weiteren positiven Effekt bei der Ausleitung von Parasiten hervorruft. Nimm folgende Lebensmittel in deinen Speiseplan auf: Knoblauch, Zwiebeln, Ingwer, Senf, Wermut, Meerrettich, Chili, Nelken.

Wermut hilft gegen Bandwürmer. Getrockneten Wermut kannst du in einer Kaffeemühle zermahlen und jeden Tag ½ bis 1 Teelöffel davon essen. Frischer Wermut kann Salaten beigemischt werden.

Ingwer und **Wermut:** Für ein Vollbad nimm je 3 Esslöffel und übergieße diese mit heißem Wasser. Danach 2 Stunden in der Thermoskanne ziehen lassen und anschließend den Sud ins Bad geben. Bleibe 20 Minuten lang in diesem Bad liegen; 2-mal im Monat wiederholen.

Für die innerliche Einnahme im Verhältnis eins zu eins fein zermahlen. 3-mal täglich 1 Teelöffel von dieser Mischung für 21 Tage einnehmen. Danach eine Pause machen; kann im Jahr 2- bis 4-mal wiederholt werden.

Rainfarnblüten helfen gegen Parasiten. 1 Esslöffel Rainfarnblüten mit 300 Milliliter warmem Wasser übergießen und 4 bis 5 Stunden ziehen lassen. Danach das Wasser abseihen und für Einläufe verwenden. Die Flüssigkeit für 5 Minuten im Darm halten. Einmal in der Woche anwenden.

Auch möchte ich dir **meine Kräutermischung** ans Herz legen, die gegen jegliche Parasiten wirkt.

Fenchelsamen, Wermut, Wacholderfrüchte, Brennnesselblätter, Spitzwegerich, Hagebuttenfrüchte, Rainfarn, Walnussblätter, Klettenwurzel, Ackerschachtelhalm, Thymian, Süßholz, Kamille, Salbei, Birkenknospen, Birkenrinde, Johanniskraut, Lindenblüten, Bärentraubenblätter, Minze, Melissenkraut, Eichenrinde, Nelke, Schafgarbe, Löwenzahnwurzel, Mariendistelsamen gemahlen, Koriander, Kalmuswurzel, Ingwer, Schöllkraut.

Die Zutaten in der Kaffeemühle zermahlen und 21 Tage lang 3-mal am Tag 1 Teelöffel voll mit Wasser einnehmen.

Du kannst dir die Mischung auch als Tee zubereiten: 2 Esslöffel auf 1 Liter Wasser geben. Wasser auf 50 bis 60 Grad Celsius erwärmen und über Nacht in einer Thermoskanne ziehen lassen. Über den Tag verteilt trinken. Im Rahmen der Antiparasitenkur einen Monat lang anwenden.

Bitte beachte, dass es von entscheidender Wichtigkeit

ist, diese Mischung mindestens 21 Tage lang einzunehmen. Denn die Würmer legen Eier, und die Larven können bis zu 21 Tage lang schlüpfen.

Das Antipilzprogramm

Parallel zur Ausleitung der Schwermetalle und der Antiwurmkur sollte auch das Antipilzprogramm durchgeführt werden. Diese Kur ist aufgebaut auf dem Verzicht von Nahrungsmitteln, die auch die Parasiten ernähren.

Falsche Nahrungsmittel, ein Mangel an Wasser und Produkte mit Hefe, Zucker und Getreide sorgen dafür, dass Pilze in unserem Körper wachsen. Um sie wirkungsvoll zu bekämpfen, muss man sie »hervorlocken« und verhungern lassen. Ein starkes Immunsystem ist die Voraussetzung, um Kontrolle über den eigenen Körper zu haben. Parasiten aber schwächen das Immunsystem und lassen uns anfällig werden für einen weiteren Befall von Bakterien, Viren, Pilzen und Würmern.

Um Würmer auszuleiten, werden mindestens 21 Tage benötigt, für Bakterien gelten 3 bis 6 Monate, und um Pilze loszuwerden, muss mit mindestens 1 bis 2 Jahren gerechnet werden. Pilze können lange ohne Nahrung auskommen und unter den widrigsten Umständen überleben. Deswegen muss man alles tun, damit die Pilze den Organismus selbst verlassen.

Maßnahmen gegen Pilze

Die folgenden Nahrungsmittel sollten während der Antipilzkur unbedingt **vermieden** werden:

Alle Getreidesorten; Zucker; Bananen, Weintrauben, sehr süßes Obst, wie zum Beispiel Mango; Kartoffeln (enthalten zu viel Zucker und Stärke); verschimmelte Lebensmittel (bitte verschimmelte Stellen nicht abschneiden, da die ganze Frucht bereits Pilzsporen enthält); Gemüsebrühe mit Hefeextrakt, Hefeflocken und alles, was Hefe enthält (denn es begünstigt und stärkt die Pilze im Körper); Kefir, Joghurt, auch Sojajoghurt; alle Fleisch- und Fischprodukte sowie Milcherzeugnisse (denn sie übersäuern, verschleimen und sorgen für das Verbreiten von Parasiten); Zucker, Honig, Süßstoffe, Agavendicksaft, Ahornsirup, Reissirup, Trockenobst; Alkohol, Kaffee, Getreidekaffee (denn sie übersäuern und schwächen das Immunsystem); vermischtes Essen, wie zum Beispiel Nüsse mit Obst, da dies Gärprozesse im Darm verursacht (siehe Kapitel 4).

Die folgenden Lebensmittel können während der Antipilzkur **bedenkenlos** verzehrt werden: Alle Gemüsesorten roh oder schonend gedünstet, wie Lauch, Blumenkohl, Brokkoli, Weißkohl, Fenchel, Kohlrabi, Rosenkohl, Stangenbohnen, Buschbohnen, Sellerie, Grünkohl, Mangold, Zwiebeln, Rettich, Radieschen, Schwarzwurzeln, Spinat, Topinambur, Avocado, Zucchini, Paprika, Aubergine, Artischocke, Tomate, Gurke; Grapefruit, Zitrone, säuerliche Apfelsorten, Heidelbeeren, Johannisbeeren und Granatapfel (Pilze mögen kein saures Obst und Beeren); Linsen, Bohnen, Kichererbsen, Samen, Nüsse, Natur-Tofu; Nudeln aus Kichererbsenmehl oder Konjakwurzel; Mandel-, Haselnuss-, Kokos-, Sesammilch (nicht gesüßt), Zedernnussmilch (aus allen Nüssen und Samen kann Milch hergestellt werden); Nüsse und Samen (über Nacht eingeweicht); Nuss- und Samenmus; Kokosöl; Leinsamen-, Sesamkräcker; Ingwer, grüne Salate und Blätter, schwarzer Pfeffer, Chili, Meerrettich; Sauerkraut, Sauerkrautsaft; Rohkostbrot.

Wenn man sich für ein Jahr Diät entschlossen hat, dann ist es wichtig, 3 Monate streng durchzuhalten. Danach können wieder Karotten, Rote Bete, Kürbis, Wildreis, Vollkornreis, Buchweizen, Quinoa, Hirse und Pellkartoffeln gegessen werden – aber nicht gleich übertreiben.

Weitere Maßnahmen gegen Pilze

Trinke täglich 1,5 bis 2,5 Liter strukturiertes Wasser.

1 Teelöffel Zedernnussöl mit Harz und 5 Tropfen Wilde Bergamotte (Monarda) vermischen. 3 bis 4 Wochen lang 2 Mal im Jahr einnehmen. Hilft gegen den schwarzen Schimmelpilz. Zedernnussöl wirkt antibakteriell, antiseptisch und stärkt das Immunsystem.

Ätherische Öle, wie Oregano, Zedernharz und Teebaumöl: 2 bis 3 Tropfen am Tag, für 1 bis 2 Wochen mit Zedernnussöl oder Wasser einnehmen.

Bor bringt die Pilze aus den Gelenken. Es ist wirklich sinnvoll, regelmäßig Bor aufzunehmen. Normalerweise wird Bor über Pflanzen zugeführt; da die Böden aus Monokultur jedoch fast kein Bor mehr enthalten, wird dies immer schwieriger. Durch Bormangel werden mit dem Urin Magnesium und Kalzium ausgeschieden. Ist jedoch genügend Bor im Körper vorhanden, wird die Ausscheidung von Magnesium und Kalzium um bis zu 50 Prozent verringert.

Für die Anwendung muss zuerst eine Stammlösung hergestellt werden. Dazu wird 1 Teelöffel Bor in Osmose- oder destilliertem Wasser aufgelöst und für 2 bis 3 Tage stehen gelassen. Von dieser Lösung rein prophylaktisch täglich 1 Teelöffel, bei Beschwerden wie Arthrose und Osteoporose 3 Teelöffel zu den Mahlzeiten einnehmen.

Silizium, Bor und **Zink:** 2 bis 3 Kapseln Silizium, 2 bis 3 Kapseln Bor und 1 bis 2 Presslinge Zink pro Tag helfen in Verbindung mit natürlichem **Vitamin C** gegen Pilze und andere Parasiten in den Gelenken, Knochen und besonders bei Nagelpilz.

Täglich ausreichend **Samen und Gewürze,** wie Knoblauch, Kurkuma, Ingwer, Nelke, Lorbeerblätter, Zimt, Kreuzkümmel, Anis, Korianderkraut, Kürbiskerne, Senf, Petersilie, Dill, Majoran, Thymian, Liebstöckel, Meerrettich, Staudensellerie, Zwiebeln, Lauch, Avocado, Petersilie, essen.

Zedernharz ist ein altbekanntes Heilmittel in Sibirien. Der Baum schützt sich damit vor Bakterien, Pilzen und anderen Parasiten, und gleichzeitig reinigt und regeneriert er seine Wunden. Was die Natur entwickelt, kann an Perfektion nicht überboten werden. Zedernharz zum Kauen regeneriert das Milieu im Mund; eine gesunde Schleimhaut schützt gegen Pilzsporen. Verbessert den Geschmackssinn und ist auch für Kinder zu empfehlen.

½ Teelöffel **russisches Soda** (Natriumhydrogenkarbonat) mit heißem Wasser aktivieren, dann das Glas mit 250 Milliliter kaltem Wasser auffüllen und früh am Morgen trinken. Danach eine Viertelstunde oder länger mit dem Trinken oder Essen warten.

3 bis 4 Teelöffel **kolloidales Silber** (20 ppm) über den

Tag verteilt nehmen. Auch für die äußerliche Anwendung bei Fußpilz, Allergien, Neurodermitis, Psoriasis, Herpes, Warzen; äußerlich allerdings in einer höheren Konzentration von 50 ppm bis 100 ppm anwenden.

Gegen Viren und Bakterien eine Woche lang 1 Teelöffel kolloidales Silber (10 ppm) auf nüchternen Magen nehmen. 2 bis 4 Mal im Jahr wiederholen.

Bernstein: Fast alle Hautprobleme werden durch Pilze im Körper ausgelöst. Bernsteinpulver als Zäpfchen anwenden. Eine leere vegane Kapsel mit Zedernnussöl mit Harz und Bernstein befüllen und über den Anus in den Darm einführen. (Zu Bernstein siehe auch Kapitel 15.)

Birkenteer ist in Russland ein bekanntes Mittel gegen Parasiten (Anwendung siehe Kapitel 6).

Rainfarn reinigt die Leber von Parasiten. Du kannst Rainfarnkraut als Tee (1 Teelöffel auf ein Glas Wasser) oder als Bad zubereiten (50 Gramm für ein Vollbad).

Chlorophyll: Alle grünen Blattgemüse schützen uns vor Parasiten. Einfach viel davon essen.

Mumijo, eine harzähnliche Substanz, die in den Gebirgen Zentralasiens zu finden ist, gilt als jahrtausendealtes Heilmittel, das den Körper schützt und auch als Prophylaxe von Parasiten hilft. 2-mal am Tag 1 Pastille einnehmen, über einen Monat lang. Diese Kur 2-mal im Jahr wiederholen.

Brennnessel ist eine wahre Wunderpflanze. Sie hilft gegen Parasiten, füllt unsere Depots auf und schützt unsere Energie. Am besten roh verzehren, in Smoothies oder als Tee-Aufguss.

Propolis: Dieses Heilmittel haben die Bienen für sich

selbst geschaffen. Wir können mit Dankbarkeit und Respekt ihr Produkt nutzen, aber nicht ausnutzen. Es kann wie Harz gekaut werden, zu Salben oder mit Ölen verarbeitet werden.

Äußere Anwendungen

Ingwer- und Nelkenbad: 50 Gramm frischen Ingwer und 2 Esslöffel Nelken mit heißem Wasser übergießen und für 30 Minuten ziehen lassen. Anschließend in die vollgelaufene Badewanne geben. 20 bis 25 Minuten darin baden, kann 2-mal in der Woche wiederholt werden.

Ganzkörper-Maske aus Senfpulver: 50 Gramm Senfpulver mit Wasser zu einem Brei verrühren und auf den ganzen Körper auftragen. Von unten nach oben einmassieren und nach etwa 10 Minuten abwaschen oder dann, wenn es zu sehr brennt.

Senf- und Natron-Peeling: 50 Gramm Senf und 50 Gramm Natron im Verhältnis 1 zu 1 vermischen und auf der feuchten Haut von unten nach oben einmassieren, kurz einwirken lassen und gründlich abwaschen. Danach eine Mischung aus 50 bis 60 Milliliter Kokos- oder Zedernnussöl mit ein paar Tropfen Wilder Bergamotte (Monada), Zedernnadelöl, Oregano und Teebaumöl in die feuchte Haut einmassieren.

Diät, Verzicht und Verantwortung

Gerade für die Antiparasitenkur ist es wichtig, auf alle Produkte zu verzichten, welche die Parasiten ernähren. Wenn der Pilz nicht gefüttert wird, geht er freiwillig; wenn der Wurm nichts zu essen bekommt und stattdessen Pflanzen vorfindet, die er nicht mag, verlässt er den Körper. Keines dieser kleinen Wesen bleibt da, wo es nicht die passende Nahrung gibt. Du hast es in der Hand. Zeig Verantwortung für dich selbst.

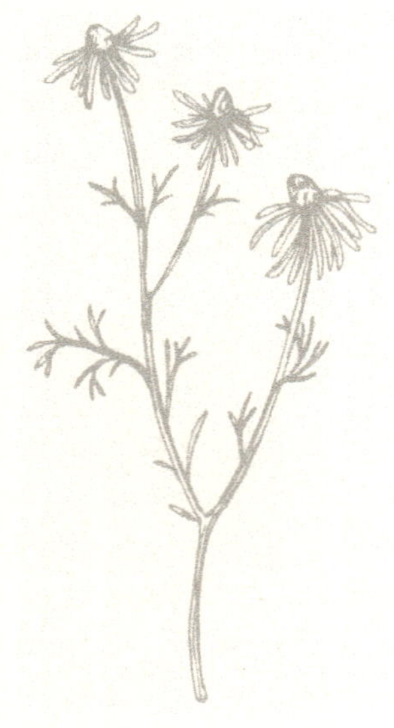

Kapitel 13

Reinigung der Leber, Nieren, Lymphe und des Blutes

Unsere Ahnen pflegten ihre Körper sorgfältig und regelmäßig von außen und innen. Sie wussten um die Bedeutung eines reinen Körpers. In Russland findest du jede Menge von überlieferten Rezepten der alten Tradition. Diese Rezepte sind meiner Meinung nach immer noch das Beste, da sie keine chemischen Zusätze enthalten und ihre Wirkung schon über mehrere Generationen hinweg überzeugt haben. Die Zutaten sind nicht teuer, man braucht vor allem Vertrauen in sich selbst und sein Gefühl.

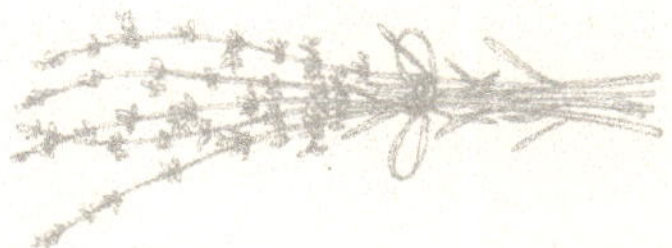

Die Leberreinigung

Gleich nach der Darmreinigung sollte die Aufmerksamkeit auf die Leber gerichtet werden, auch sie braucht eine Reinigung und Regeneration. Ich empfehle, beim ersten Mal mit Ölen zu arbeiten und danach mit Kräutern. Die Öle schmieren, versorgen und entspannen die Gefäße und Organe. Die Kräuter wiederum reinigen, desinfizieren, bauen auf. Im

Folgenden findest du verschiedene Rezepte. Jeder sollte für sich selbst entscheiden, welche Methode die passende für ihn ist.

Eine Leberreinigung sollte mindestens 2-mal im Jahr durchgeführt werden. Die beste Zeit für die Leberreinigung ist im Frühling und Herbst.

Leberreinigung mit Zedernnussöl und Sanddorn

Nach der Darmreinigung wird die Leber gereinigt (siehe Tabelle Seite 235).

Bereite 150 bis 200 Milliliter Zedernnussöl mit 10 Prozent Sanddorn sowie 150 bis 200 Milliliter frisch gepresstem Grapefruit- oder Zitronensaft zu (achte auf Rohkostqualität). Du kannst auch Moosbeer-, Stachelbeer-, Johannisbeer- oder sauren Apfelsaft anstelle des Zitrussaftes verwenden. Lege dich abends um 20.00 Uhr hin und platziere auf der rechten Seite im Bereich der Leber eine Wärmflasche. Nimm in einem Abstand von 15 Minuten jeweils 3 Esslöffel Zedernnussöl mit Sanddorn ein und trinke jedes Mal 3 Esslöffel Grapefruit-, Zitronen- oder sauren Beerensaft nach. Anschließend solltest du zu Bett gehen.

Das Zedernnussöl kannst du durch andere Öle wie Distelöl ersetzen.

Reinigung mit Öl und Zitronensaft

Vor dieser Reinigung muss eine dreitägige Diät eingehalten werden: nur Früchte, Gemüse und Wasser und morgens einen Einlauf.

Für die Reinigung selbst werden 200 Milliliter kalt gepresstes Pflanzenöl benötigt: Oliven-, Sonnenblumen-, Zedernnussöl mit Sanddorn oder Senföl sowie ein Glas frisch gepresster Zitronensaft. Das Öl und der Zitronensaft müssen auf 35 Grad Celsius erwärmt werden. Um 20.00 Uhr beginnt die Leberreinigung. Lege dich hin und platziere im Bereich der Leber eine Wärmflasche.

Nimm ein eigenes Glas, gib 1 Esslöffel Zitronensaft hinein und 3 Esslöffel Pflanzenöl, ohne es zu vermischen. Trinke es aus und wiederhole dies alle 15 Minuten, bis alles aufgebraucht ist. Achte darauf, dass der Bereich der Leber immer mit der Wärmflasche abgedeckt ist. Bleibe weiterhin liegen und massiere den gesamten Bereich deiner Leber mit den Händen. Du kannst auch einen runden Gegenstand zur Unterstützung verwenden. Wenn Schmerzen auftreten, können es nur Gase im Darm sein, denn die Leber hat keine Nerven, dort kann nichts wehtun.

Am nächsten Tag können während des Stuhlgangs die unterschiedlichsten Ausscheidungen entdeckt werden, von kleinen grünen Steinchen bis zu grauen dickeren Fäden. Bleibe entspannt, nun ist es endlich rausgekommen.

Verabreiche dir noch einen Einlauf, danach kann ein kleines Frühstück mit Saft, Früchten oder ein grüner Smoothie getrunken werden.

Nach 12 Stunden sollte der Einlauf wiederholt werden, denn die Entsorgung der Abfallprodukte und Gifte wird noch eine Woche andauern. Bei Bedarf kann der Einlauf wiederholt werden. Die ganze Woche über sollte nur vegan gegessen werden.

Falls du nach dieser Reinigung eine Schwere auf der rechten Seite im Bereich der Leber spürst, empfehle ich dir, die Reinigung nach einem Monat zu wiederholen. Diese Schwere zeigt sich durch den beginnenden Reinigungsprozess in der Leber, den du durch eine weitere Anwendung unterstützen kannst.

Wer noch nie eine Leberreinigung durchgeführt und nun das erste Mal damit begonnen hat, sollte dies im ersten Jahr 4-mal, ansonsten 2-mal im Jahr durchführen.

Leberreinigung mit Kräutern

Diese Anwendungen regenerieren nicht nur die Leber, sondern verbessern das Blut, reinigen das gesamte Blutkreislaufsystem, beruhigen das Nervensystem und sorgen für einen gesunden Teint.

Benötigt werden 1 Liter Wasser, dazu insgesamt 2 Teelöffel fein gemahlene Klettenwurzeln und Echinaceawurzel. Bringe das Wasser mit dem Wurzelpulver langsam zum Kochen und lass es für 10 Minuten auf niedriger Temperatur ziehen. Nach dem Abkühlen gib noch insgesamt 2 Teelöffel zerkleinertes Brennnesselkraut, Rotklee und Minze dazu und lass die Mischung 20 Minuten ziehen.

Von diesem Tee soll in der ersten Woche 3 Mal am Tag ½ Tasse getrunken werden, in der zweiten Woche 2 Mal am Tag ½ Tasse und in der dritten Woche 1 Mal am Tag ½ Tasse.

Die folgende Leberreinigung wird mithilfe von Helichrysum (Blüten) und Maisgriffel durchgeführt. Nimm ½ Esslöffel von jedem Kraut, gib es in einen Topf mit 200 Milliliter Wasser und bringe die Mischung zum Kochen. Lass sie für etwa 30 Minuten ziehen.

Dieser Kräutertee muss in der Früh warm auf nüchternen Magen getrunken werden. Nach einer Stunde nimm ein Abführmittel ein (1 Teelöffel Natursteinsalz auf 250 Milliliter Wasser oder 1 Teelöffel Honig auf ein Glas warmes Wasser). Danach wird wieder die Wärmflasche so lange auf die rechte Seite im Bereich der Leber aufgelegt, bis du auf die Toilette gehen musst. Anschließend einen Einlauf machen. Es ist sehr wichtig, an diesem Tag nichts zu essen.

Für eine Leberreinigung mit **Rainfarn, Brennnessel, Löwenzahn, Johanniskraut, Winden** und **Schafgarbe** mische alle Kräuter in gleich großen Portionen. Für einen Liter Wasser werden 2 Esslöffel der Kräutermischung (getrocknet) benötigt. Das Wasser auf 50 Grad Celsius erwärmen, die Kräuter hineingeben und über Nacht ziehen lassen. Am nächsten Morgen wieder erwärmen (40 bis 45 Grad) und vor dem Essen eine Tasse trinken.

Leberreinigung mit Mumijo

Mumijo ist ein altbekanntes Mittel in der russischen und chinesischen Medizin (siehe Seite 266) und unterstützt die Leber bei der Reinigung und Regeneration. Mumijo sollte frühmorgens und kurz vor dem Zubettgehen mit einem Schluck Wasser oder komplett in Wasser aufgelöst eingenommen werden. Man kann Mumijo auch im Mund zergehen lassen.

Zeolith

Die Mineralerde Zeolith eignet sich sehr gut zum Absorbieren von Giftstoffen und Schleim in Magen und Darm (siehe Seite 255).

Ich selbst nehme Zeolith, obwohl ich längst frei von Schwermetallen bin. Doch durch die Umweltverschmutzung gelangen immer wieder Toxine und Schwermetalle in den Organismus, die mithilfe von Zeolith ausgeleitet werden können.

Nach einer Leberreinigung fühlst du dich wie neugeboren. Du hast wieder viel mehr Kraft, Energie, Lust, und du bist gut gelaunt. Wenn du dich jedoch noch nicht so gut fühlst, dann solltest du die Leberreinigung wiederholen.

Achte darauf, wenige Produkte mit Stärke zu verzehren. Denn sie verschleimen und verschlacken die Organe und die feinen Gefäße des Organismus.

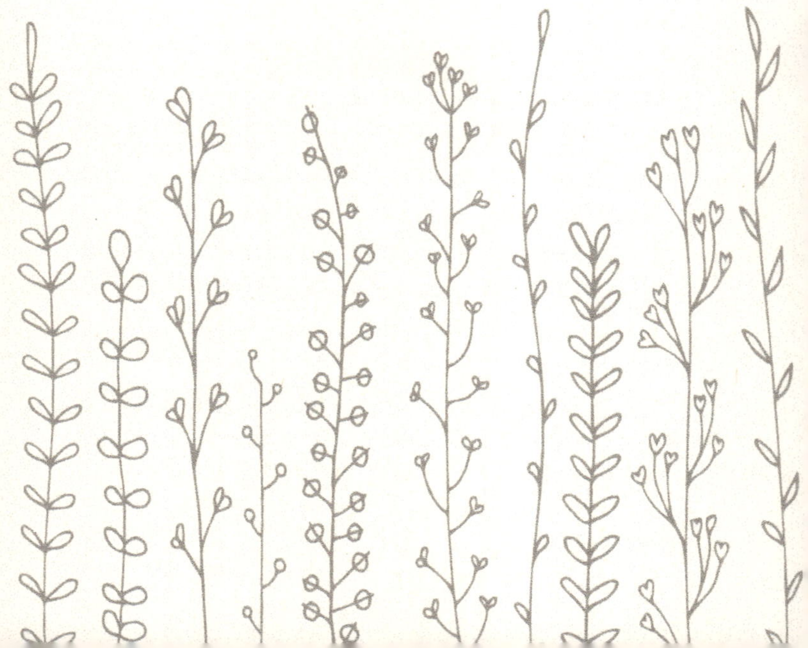

Reinigung von Nieren, Lymphe und Lunge

Die Nieren sind wie die Leber durch Umweltgifte und zu viel Verzehr von Genuss- und Nahrungsmitteln übelastet. Sie reinigen den Organismus von Salzen, und die Bauchspeicheldrüse reinigt den Organismus von Zucker.

Die Nieren können, genau wie die Bauchspeicheldrüse, sich sehr gut durch eine strenge Diät oder Fasten regenerieren. Je weniger Kraft für das Verdauungssystem gebraucht wird, umso mehr Energie wird für die Reinigung und Regenerationsprozesse vorhanden sein.

Heilmittel für die Nieren

Mumijo unterstützt die Nieren, sich von Parasiten und Toxinen zu befreien, und hilft bei der Regenerierung.

Birkenteer ist ein altbekanntes Mittel gegen Parasiten und Infektionen, unterstützt den Darm und auch die Nieren beim Abtransport von Giftstoffen.

Kräuter wie die Kriech-Queckenwurzel, Löwenzahn, Weidenröschen, Bärentraubenblätter, Wacholder, Johanniskraut, Hopfenknospen, Brennnesselkraut, Ackerschachtelhalm unterstützen die Nieren in ihrer Funktion. Alle diese Kräuter sollten nicht über 50 Grad Celsius im Wasser erhitzt werden, sonst gehen zu viele Wirkstoffe verloren. 2 Esslöffel getrocknete Kräuter auf 1 Liter warmes Wasser geben und mindestens 4 Stunden ziehen lassen.

Leinsamen: 2 Esslöffel Leinsamen mit ½ Liter kaltem Wasser übergießen und bei kleiner Hitze 15 Minuten köcheln. Danach 30 Minuten ziehen lassen. ½ Glas von dieser Flüssigkeit vor dem Essen trinken. Über 2 bis 3 Monate lang

4- bis 6-mal am Tag davon trinken und zuvor immer erwärmen.

Kürbissaft: eine der effektivsten Reinigungen für die Nieren. ¼ Glas frisch gepressten Kürbissaft für 10 Tage 3- bis 4-mal täglich trinken. Statt Kürbis- kann auch Gurkensaft verwendet werden.

Bärentraubenblätter reinigen die Nieren ganz hervorragend. 1 Esslöffel getrocknete Kräuter mit 1 Glas warmem Wasser (maximal 50 Grad Celsius) übergießen, dann für 12 Stunden ziehen lassen. Über 2 Wochen 3- bis 4-mal am Tag 1 Glas trinken.

Meine Mischung aus 30 Kräutern (siehe Seite 261) wirkt auch auf die Nieren reinigend und unterstützend. 2 bis 3 Esslöffel der Kräutermischung mit 1 Liter warmem Wasser (maximal 50 Grad Celsius) übergießen und über Nacht ziehen lassen. Am nächsten Morgen wieder leicht erwärmen, eine Tasse von 200 Milliliter auf nüchternen Magen trinken und den Rest über den Tag verteilt. Die Kur dauert 3 Monate.

Frisch gepresste grüne Säfte wirken sich ebenfalls positiv auf die Nieren aus. Ich empfehle besonders Gerstengrassaft, Petersilie und Dill.

Auch Wassermelone reinigt die Nieren. 2 bis 3 Tage lang nur Wassermelone essen.

Hagebuttenwurzel kann Nierengrieß und kleine Steinchen in den Nieren lösen. 2 Esslöffel Hagebuttenwurzel mit 1 Glas Wasser übergießen und 15 Minuten lang kochen. 10 Tage lang jeweils 3-mal am Tag ⅓ Glas leicht erwärmen und trinken. Auch Hagebuttenblätter und -früchte unterstützen die Nierenreinigung.

Warmes strukturiertes Wasser: 2 Liter in kleinen Portionen über den Tag verteilt trinken.

Sauna: 1 Mal pro Woche in die Sauna gehen entlastet die Nieren, indem die Ausscheidung von Giftstoffen über den Schweiß angeregt wird.

Weihrauch oder Zedernharz: 1 Teelöffel Weihrauch oder Zedernharz in 1 Liter Wasser geben, vermischen und über Nacht ziehen lassen. Am nächsten Tag die Flüssigkeit auf bis zu 45 Grad Celsius erwärmen und in kleinen Portionen über den Tag verteilt trinken. Für eine Reinigung der Nieren mit Weihrauch oder Zedernharz empfehle ich dir, diese Lösung eine Woche lang zu trinken und anschließend 3 Wochen Pause zu machen. Danach kann die Kur bei Bedarf wiederholt werden.

Wasserstoffperoxid wird in Russland gegen Papillome, Herpes und Infektionen verwendet. Ich nehme regelmäßig 1 Esslöffel auf ½ Liter Wasser und trinke die Lösung über den Tag verteilt.

Reinigung der Lymphe

Um das Lymphsystem zu reinigen und in seiner wichtigen Funktion zu unterstützen, empfehle ich folgende Methoden:

- Schröpfen mit Feuer
- wedrussische Honigmassage
- wedrussische Dynamische Massage
- Sauna (60 bis 70 Grad Celsius)
- Skipidar-Vollbad (siehe Seite 172 ff.)
- täglich für 7 bis 10 Minuten Minitrampolin springen

- Bewegung an der frischen Luft
- Nierenreinigung und ein freier Darm
- Blutreinigung.

Blutreinigung

Die Qualität des Blutes ist vollkommen abhängig vom Verdauungssystem und der einwandfreien Arbeit von Nieren und Leber. Hältst du deinen Darm sauber, ernährst dich durch lebendige Lebensmittel, unterstützt deine Nieren und trinkst strukturiertes Wasser, werden dein Blut und der ganze Organismus sauber.

Die Lunge reinigen

Mit der Atemluft dringen ständig Giftstoffe, Bakterien und Viren in unseren Körper. Nase und Bronchien filtern die Luft, doch ein Teil kann bis in die Lunge vordringen, wie zum Beispiel Zigarettenrauch mit seinen Schadstoffen. Hinzu kommt, dass die Lunge, genau wie die Nieren, bereits in der Kindheit durch Entzündungen und Infekte geschwächt werden kann, und zwar durch Eiter und Parasiten, die über das Blut in die Nieren und Lungen gelangt sind. Hier hilft nur eines: Reinige den ganzen Organismus, und die Lunge reinigt sich mit.

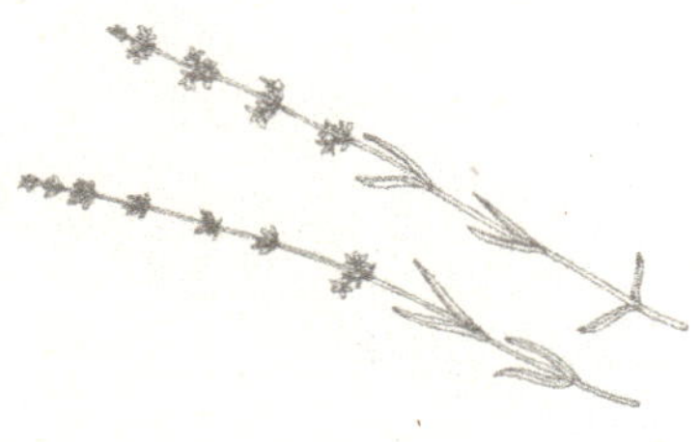

Folgendes kann die Lunge darüber hinaus unterstützen:

Inhalieren: In eine Schüssel mit warmem Wasser 10 Tropfen Zedernnadelöl geben, den Kopf darüberhalten und mit einem Handtuch Kopf und Schüssel bedecken.

Rohen **Meerrettich** reiben und im Verhältnis eins zu eins mit geriebener roher **Roter Bete** vermischen. 3 Mal am Tag 1 Teelöffel davon essen über 1 bis 2 Wochen lang.

Sibirische Lungenreinigung: Die Menschen in Sibirien reinigen ihre Lunge schon seit Jahrhunderten mithilfe von Ameisensäure, indem sie mit den Handflächen sanft für 10 bis 20 Sekunden auf einen Ameisenhügel klopfen. Bei der Berührung verteidigen sich die Ameisen mit Ameisensäure. Die Hände anschließend auf Mund und Nase legen und tief einatmen. Dieser Vorgang sollte 3-mal wiederholt werden.

Interessanterweise zwicken die Ameisen bei diesem Prozess nicht. Man hat ganz das Gefühl, als ob sie uns dabei bewusst unterstützen wollten.

Wedrussische Schröpfmethoden und **Sauna** sind ebenfalls hilfreich für die Lunge.

Reinigung der Gefäße

Um die Gefäße bis in die kleinsten Kapillaren zu reinigen, empfehle ich einen **Knoblauch-Zitronen-Trunk.** 3 bis 4 Knoblauchzwiebeln und 5 bis 6 ungeschälte Bio-Naturzitronen (Schale nicht gewachst) mit 1 Liter Wasser in einem Mixer zur einen cremigen Masse mixen. In Schraubgläser abfüllen und im Kühlschrank aufbewahren. Täglich 2 bis 3 Teelöffel der Mischung, nach Bedarf mit etwas Wasser vermischt, vor oder nach einer Hauptmahlzeit einnehmen.

Schon nach 3 Wochen täglichen Genusses verspürt man eine jugendlich-wohlige Regeneration des ganzen Körpers. Verkalkungen und deren Nebenwirkungen, wie etwa beim Hören, gehen zurück und verschwinden bald ganz. Das Gehirn kommt wieder in Schwung, man kann auch wieder gut schlafen. Selbst Ohrgeräusche können nachlassen. Nach einer dreiwöchigen Kur sollte man 8 Tage pausieren und dann eine weitere Kur über 2 bis 3 Wochen durchführen. Dann stellt sich ein durchschlagender Erfolg ein.

Wedrussische Praktiken zur Unterstützung

Viele Menschen in Russland wissen, dass durch Schröpfen Schlacken aus dem Körper gelöst werden sowie die Durchblutung der Haut, des Bindegewebes und der Muskeln verbessert wird. Durch Schröpfen öffnet sich der gesamte Fluss der Energien, und die Versorgung der Kapillaren kommt wieder in Gang. Verstopfte oder verletzte Kapillaren regenegieren sich. Die Lymphe beginnt zu fließen. Die Faszien entspannen sich, und der Stoffwechselprozess kehrt in seinen natürlichen Zustand zurück.

Die Dynamische Massage besteht aus zwei Vorgängen: dem dynamischen »Klaps« und dem dynamischen Schröpfen mit dem Silikonkopf. Die besonderen Wirkungen der Vibrationen durch den Handaufschlag (Klaps) und des Vakuums des Schröpfkopfes beschleunigen die Ausleitung von Toxinen aus dem tiefsten Inneren. Die Methode regeneriert die Wirbelsäule, die Gelenke, die Blutgefäße, die Haut und die inneren Organe wie Herz, Lunge, Leber, Nieren und Darm.

Es ist wichtig, im Organismus alles in Bewegung zu bringen. Die Honigmassage ist ebenfalls eine alte, traditionelle

Methode, mit der man den Problemen eines verschlackten Organismus beikommen kann. Alle wedrussischen Methoden unterstützen den Organismus bei der Reinigung und beschleunigen die Selbstheilungsprozesse in dir. Sie sind leicht zu erlernen und für sich selbst oder innerhalb der Familie anzuwenden.[3]

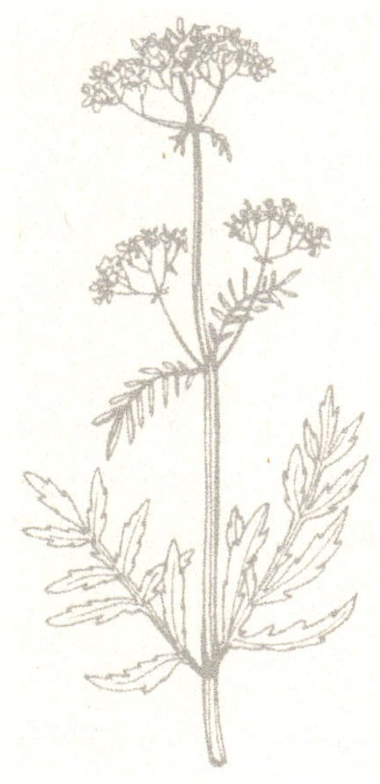

KAPITEL 14
Neue Ziele setzen

Die 40 Tage der Reinigung sind vorbei, und du möchtest wissen, wie es weitergehen soll?

Wenn du gesund, fröhlich und glücklich sein und ganzheitlich leben möchtest, solltest du das tun, was deine dir Seele zuflüstert. Höre dich selbst und handele nach deinen Gefühlen. Frage dich dabei jedes Mal, was das, was du gerade vorhast, dir bringt.

Frage dich immer, wie viel Freude in dem ist, was du tust oder tun möchtest. Frage dich selbst, wenn du Antworten suchst. Vertraue dir und verlasse dich auf deine Gedanken und Ideen, es sind die richtigen für dich. Es muss nicht für alle so sein, aber für dich ist das, was du fühlst, wichtig und zeigt dir, wofür du dich entscheiden solltest.

Das Vertrauen in dich selbst wächst immer mehr, sobald du damit beginnst, dich an dich selbst zu wenden, an dein Höheres Selbst. So wirst du alle deine Fähigkeiten nützen können.

Mit dem 40-Tage-Programm hast du dir selbst gegenüber deutliche Zeichen gesetzt: Du bist es dir wert, du hast den Weg der Selbstliebe eingeschlagen, den Weg der Eigenverantwortung, der Ur-Liebe. Du bestimmst, wer du bist, du bestimmst, wie du dich fühlen möchtest, wie gesund du bist, wie viel Geld du hast, wie viel Freude du an allem hast. Nur du kannst deinen Weg gehen.

Und das tust du bereits. Meine Rolle war es, dir einen Schubs zu geben. Die Unterstützung von der Natur, von Mutter Erde, ja vom ganzen Universum hast du schon, du musst sie nur wahrnehmen und nutzen. Du wirst geschützt und versorgt. Vertraue darauf, lass dich nicht beirren und gehe deinen Weg!

Lebendiges Körperpendel

Mit der folgenden Übung gelingt es dir noch leichter, dein Gefühl, deine innere Stimme wahrzunehmen und so die bestmöglichen Entscheidungen für dich zu treffen.

Stelle dich gerade hin und entspanne dich. Fühle deinen Atem, fühle, wie goldenes Licht in dir fließt. Das goldene Licht füllt deinen Körper auf und reinigt dich, löst alle Verspannungen. Du fühlst, wie sich dein Körper zentriert, wie er sich ausrichtet. Spüre deine Füße, die Beine, die Hüften, den Oberkörper, die Arme und den Kopf, alles ist entspannt. Du kannst die Augen schließen, wenn es dir noch schwerfällt, dich zu fokussieren.

Lege nun deine Hände auf dein Herz-Chakra. Stimme dich auf die Frage ein, wie du heißt. Nun stelle dir die Frage: »Heiße ich (nenne deinen Namen)?« Die Antwort kann nur Ja oder Nein sein.

Beobachte deinen Körper ganz genau. Wenn du deinen richtigen Namen gesagt hast und die Antwort Ja lautet, kippt dein Körper leicht nach vorne. Wenn du einen falschen Namen sagst und die Antwort Nein lautet, kippt dein Körper leicht nach hinten. Bei manchen klappt diese Übung sofort, bei anderen dauert es ein bisschen. Übe ein wenig, indem du mal den richtigen, mal einen falschen Namen sagst und hinspürst, wie dein Körper sich nach vorne oder hinten neigt. Oft sind es nur kleinste Bewegungen, also konzentriere dich. Vor allem aber vertraue darauf.

Sobald du ein gutes Gefühl für das Ja und das Nein deines Körpers hast, stelle die andere Fragen. Zum Beispiel:

»Soll ich diesen Apfel essen? Soll ich drei davon essen? Soll ich ihn mit Kräutern mischen? Soll ich Löwenzahn mit in den Mixer geben? Soll ich frische Kräuter nehmen? Soll ich das überbacken und essen? Soll ich Medikamente nehmen? Soll ich Fleisch essen? Soll ich Kaffee trinken? Soll ich diese Arbeit übernehmen? Habe ich Schwermetalle im Organismus? Soll ich mir alles verzeihen, was ich meinem Partner angetan habe?«

Was auch immer du fragen möchtest, stelle die Frage so, dass nur ein Ja oder Nein als Antwort möglich ist. Natürlich müssen die Fragen auf dich bezogen sein. Dein Unterbewusstsein kennt dich, also antwortet es auch nur richtig auf Fragen, die dich betreffen. Stelle dir daher nur Fragen, ob *du* dies oder jenes machen sollst, ob es *dir* guttut oder nicht.

Wichtig ist dabei, dass du entspannt bist und deinen Körper fühlst. Wenn es dir nicht gleich gelingt, über deinen Körper mit deinem Unterbewusstsein zu kommunizieren, macht das nichts. Probiere es immer wieder, und es wird klappen. Sei entspannt und vertraue darauf.

Nach den Fragen bedanke dich bei dir selbst. Sage einfach: »Danke!«

Man braucht keinen sogenannten Experten, nur sich selbst. Du bist dein eigener Experte. Du bist dein eigener Heiler, Experte, Schöpfer. Glaube an dich!

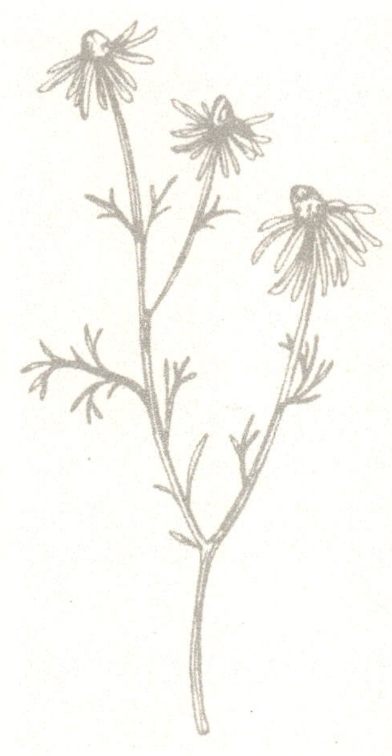

KAPITEL 15
Weitere Geheimrezepte

Die folgenden Naturheilmittel und Anwendungen unterstützen dich auf deinem Weg der Reinigung und Gesundheit.

Atem

In Kapitel 3 haben wir bereits ausführlich über den Atem und das Verhältnis von Sauerstoff zu Kohlendioxid gesprochen. Du kannst mithilfe der folgenden Übung deine Gedanken unter Kontrolle bringen, deinen Körper regenerieren und verjüngen sowie dein Bewusstsein erweitern.

Mit der richtigen Körperhaltung – einer geraden Wirbelsäule und einem entspannten Körper – gelingt dir die Übung am besten.

Setze dich gerade, mit aufrechter Wirbelsäule auf einen Stuhl. Stelle deine Beine darunter, entspanne dich und bereite dich mental auf die Übung vor.

Die Finger deiner rechten Hand richtest du folgendermaßen aus: Den kleinen Finger und den Ringfinger legst du auf den Handballen; anschließend platziere den Daumen auf den rechten Nasenflügel und lege Zeige- und Mittelfinger an die Stirn. Dann atme 2 Sekunden langsam durch das linke Nasenloch ein. Drücke nun mit dem kleinen Finger und dem Ringfinger der rechten Hand deinen linken Nasenflügel zu und halte den Atem für 8 Sekunden an. Entspanne dich dabei und fokussiere dich auf dein inneres Gefühl. Anschließend nimmst du den rechten Daumen vom rechten Nasenflügel und atmest 4 Sekunden lang aus.

Nun atmest du 2 Sekunden lang über den rechten Nasenflügel ein. Halte dabei mit dem kleinen Finger und dem Ringfinger der rechten Hand den linken Nasenflügel zu. Dann halte den Atem wiederum für 8 Sekunden an und drücke mit dem rechten Daumen den rechten Nasenflügel zu. Anschließend nimm den kleinen und den Ringfinger von deinem linken Nasenloch und atme für 4 Sekunden aus. Als Nächstes atmest du wieder über den linken Nasenflügel ein, wie oben angegeben, und immer so weiter.

Diese Übung ist am effektivsten, wenn sie täglich 30 Minuten lang ausgeführt wird. Durch das Zudrücken der Nasenflügel wird verhindert, dass ungewollt kleine, nicht wahrnehmbare Atemzüge gemacht werden.

Die Atemtechnik ist auf einem bestimmten Rhythmus aufgebaut: 2 Sekunden einatmen – 8 Sekunden anhalten – 4 Sekunden ausatmen, also im Verhältnis 1 zu 4 zu 2. Der Atem fließt wie durch einen Strohhalm, langsam und leise und bis in die Bauchhöhle. Die Übung sollte angenehm für dich sein. Mit der Zeit wird sie dir immer besser gelingen, und du kannst für längere Zeit den Atem anhalten.

Mit dieser Atemtechnik kannst du Folgendes erreichen:

Einatmen	Anhalten	Ausatmen	
5 Sek.	20 Sek.	10 Sek.	Übungsphase
12 Sek.	48 Sek.	24 Sek.	Der Körper wird nicht mehr krank
13 Sek.	52 Sek.	26 Sek.	Alterungsprozesse stoppen
15 Sek.	60 Sek.	30 Sek.	Verjüngung tritt ein
36 Sek.	144 Sek.	72 Sek.	Höchstes Bewusstsein

Weitere Hilfsmittel

Bernstein

Bernstein ist ein natürlicher organischer Stoff, der nach Millionen von Jahren seine Ur-Information bis zum heutigen Tag aufbewahrt hat. Seine Anti-Aging-Wirkung soll die des bekannten Coenzyms Q10 noch übersteigen. Bernstein ist versteinertes Baumharz und enthält zahlreiche Mikroelemente, aktive Stoffe und die Ur-Information. Unsere Zellen bekommen kaum noch solche Ur-Informationen. Monokulturpflanzen haben fast keinen Kontakt mehr mit anderen Pflanzen und sind teilweise genetisch verändert. Die menschliche DNA kann sich mit den Ur-Informationen wie beispielsweise in der Bernsteinsäure verknüpfen und sich auf ihr Ur-Programm Vollkommenheit umprogrammieren. In Russland gibt es viele Untersuchungen in diesem Bereich. Bernstein kann dazu beitragen, das Ur-Gedächtnis oder die Erinnerung anzuregen. Der Mensch kann seine Bestimmung erkennen und aktiv und bewusst die Verantwortung für sich selbst übernehmen.

Bernsteinsäure

Bernsteinsäure hat schon in den Vierzigerjahren Aufmerksamkeit auf sich gezogen. Sie wird in jungen Jahren von unseren Zellen selbst ausreichend produziert. Mit zunehmendem Alter sinkt die Konzentration in den Zellen, und sie erreichen nicht ihr vorgegebenes Alter. So entsteht Energiemangel im Körper, der zu frühzeitigen Alterungsprozessen führt. Bernsteinsäure verlängert die Lebensdauer der Zelle. Sie kommt als Bestandteil des Zitronensäurezyklus in jeder lebenden Zelle vor.

Bernstein besteht aus Kohlenstoff, Wasserstoff, Sauerstoff, Schwefel und Asche. Diese Elemente gelten als Grundbaustein des Lebens und dienen dem Aufbau gesunder Zellen und der Zellerneuerung.

Ein Mangel an Bernsteinsäure kann sich durch Müdigkeit und eine allgemeine Schwächung bemerkbar machen.

Bernsteinsäure

- aktiviert die Produktion von Energie in den Mitochondrien, den Kraftwerken der Zellen
- verbessert die Zellatmung und Sauerstoffaufnahme
- neutralisiert freie Radikale
- verbessert die Arbeit von Gehirn, Herz, Nieren, Leber und anderen Organen
- stärkt das Immunsystem

- unterstützt die Produktion von Insulin und senkt den Zucker im Blut
- unterstützt das Nervensystem und hilft, Ängste, Stress, Dauerstress abzubauen
- verstärkt die Wirkung von anderen Stoffen, wie Nahrungsergänzungsmitteln
- neutralisiert Gifte von Parasiten, Alkohol, Nikotin usw.
- aktiviert die Enzyme
- reduziert radioaktive Strahlung
- unterstützt die Selbstheilungskräfte bei weiblichen Erkrankungen
- unterstützt Nieren und Darm, die Schilddrüse und Stoffwechselprozesse in Organismus.

Durch Bernsteinsäure kann sich das Leben verlängern, auf jeden Fall aber verbessert sich die Lebensqualität. Sie trägt zum Schutz gegen Erkrankungen bei und unterstützt die Überlebensprozesse in extremen Umgebungen. Normalerweise produziert der menschliche Organismus selbst Bernsteinsäure, aber im Lauf der Zeit, durch eine falsche Lebensweise und die Überlastung des Organismus entsteht ein Mangel.

Die aus Bernstein gewonnene Lösung hat keinerlei Nebenwirkungen auf den Organismus. In Russland werden schon Kleinkindern Bernsteinlösungen verabreicht. Auch während der Schwangerschaft unterstützt die Bernsteinlösung Mutter und Kind.

Birkenteer

Birkenteer wird aus der Rinde der Birke gewonnen. Er wirkt antibakteriell, antiseptisch, antiparasitär, senkt Cholesterin und Zucker im Blut und unterstützt die Venen sowie das Verdauungssystem. Auch bei Hauterkrankungen ist es ein altbewährtes Mittel.

Reiner Birkenteer kann einfach auf die Haut aufgetragen werden. Innerlich wird das Naturprodukt in Russland schon seit Jahrhunderten eingenommen.

Anwendung: Tag 1 – 1 Teelöffel Zedernnussöl plus 1 Tropfen Birkenteer; Tag 2 – 1 Teelöffel Zedernnussöl plus 2 Tropfen Birkenteer. Bis Tag 15 immer um 1 Tropfen steigern, danach jeden Tag einen Tropfen weniger.

Bei Hauterkrankungen: 1 Teelöffel Birkenteer und 1 Teelöffel Zeolith einnehmen.

Bei Haarproblemen: 1 Teelöffel Birkenteer mit Wasser verdünnen und Haare spülen. Oder 2 Teelöffel Birkenteer und 50 Milliliter Wasser vermischen, dann ins Haar einmassieren.

Gerstengrassaft

Säfte aus Gerstengras und Kombinationen wie Gerstengras und Kamut oder Gerstengras und Brennnessel sind wahre Lebenselixiere. Sie bewirken Großes in Körper, Geist und Seele, denn sie geben dem Organismus zahlreiche Mineralstoffe und Spurenelemente (Kalzium, Magnesium, Eisen, Natrium, Kalium, Phosphor, Silikat, Zink, Kupfer, Mangan, Bor, Chrom, Silber, Selen usw.), Vitamine (B_1, B_2, B_6, B_{12}, C, E, K und Folsäure), Chlorophyll, Aminosäuren und jede Menge Lebensenergie. Diese Energie kommt nicht gleich mit dem ersten Glas, doch nach mehreren Wochen regelmäßigen Genusses wirst du feststellen, wie sich die Lebensenergie verbessert. Diese Säfte entgiften den Organismus, reinigen die Organe, das Blut und den Magen-Darm-Trakt. Sie sorgen für die Blutbildung und stimulieren die Schilddrüse. Gleichzeitig wirkt das darin enthaltene Chlorophyll basisch und unterstützt das Immunsystem. Auch das Herz-Kreislauf-System wird unterstützt. Die Säfte wirken darüber hinaus stimmungsaufhellend.

Gerstengrassaft kann frisch gepresst getrunken oder als Gerstengrassaft-Pulver in Wasser eingerührt werden.

Anwendung: 2-mal am Tag auf nüchternen Magen 40 bis 70 ml Gerstengrassaft oder 1 Teelöffel Gerstengrassaft-Pulver in lauwarmes Wasser einrühren und trinken.

Russisches Soda (Natriumhydrogenkarbonat, »Natron«)

Die heilende Kraft des Natrons war schon den alten Ägyptern bekannt, die Priesterärzte benutzten es für medizinische Bäder.

In Russland findet Natron eine breite Anwendung. Prof. Dr. med. Iwan Pawlovitsch Neumiwakin, Autor von über 200 wissenschaftlichen Arbeiten und Träger des Titels »Russlands bester Heiler«, empfiehlt zur Prophylaxe 2-mal täglich ¼ Teelöffel auf ein Glas warmes Wasser oder bei Erkrankungen bis zu 1 Teelöffel auf ein Glas warmes Wasser. Bei schwereren Fällen können bis zu 2 Teelöffel pro Glas warmes Wasser 3-mal täglich verabreicht werden. Zusätzlich empfiehlt er auch Einläufe mit Natron. Er bestätigt, dass bei den meisten Erkrankungen der Körper übersäuert ist. Dieser Zustand unterdrückt die energetischen und physiologischen Prozesse in der Zelle, die Sauerstoffaufnahme wird erschwert, und die Lebensfähigkeit der einzelnen Zelle sowie des gesamten Organismus verschlechtert sich.

Zusätzlich zur Einnahme kannst du ein basisches Bad mit Natron nehmen (siehe Seite 173), um das Säure-Basen-Gleichgewicht des Körpers wiederherzustellen oder zu unterstützen.

Mumijo

Mumijo (auch Shilajit) ist ein Naturprodukt, dessen Herkunft nicht völlig geklärt ist. Es handelt sich um eine bräunliche bis schwarze Masse, die in Höhlen und Felsspalten vor allem in den Ausläufern des Himalajas gefunden wird. In der zentralasiatischen Volksmedizin dient es seit Jahrtausenden als Heilmittel. In Russland ist Mumijo ein offiziell zugelassenes Medikament.

Mumijo enthält Fulvinsäure und sehr viele Mineralien in organischer Form. Die besonderen biologisch gebundenen organischen Mineralstoffe in Mumijo sind in hohem Maße bioverfügbar. Es gibt dem Körper, was ihm fehlt, und wovon er zu viel hat, wird über die Nieren abtransportiert.

Mumijo enthält mehr als 95 lebenswichtige Inhaltsstoffe, davon etwa 30 Makro- und Mikroelemente, Aminosäuren, ätherische Öle, Vitamine, Chlorophyll, Enzyme und andere wichtige Elemente. Es löst sich leicht in Wasser und bildet eine kolloidale Mischung mit einem pH-Wert von 6,5 bis 7,5.

Das Naturprodukt wirkt unterstützend auf Erkrankungen wie Osteochondrose, Osteoporose, Radikulitis, Sklerose,

Hypertonie, Diabetes, Herz-Kreislauf-Störungen, Myokardinfarkt, Tuberkulose, Asthma, Nierenentzündungen, Vergiftungen, Magenprobleme, Poliomyelitis, Epilepsie, Lähmungen, Leber, Blasenentzündung, Leukämie, Knochenbrüche und vieles mehr. Mumijo hilft bei der Regeneration von Blut, Knochenbrüche heilen schneller, das Immunsystem wird unterstützt.

Pflanzen

Fast alle Pflanzen können uns nützlich sein. Jede von ihnen hat ihre eigene Bestimmung. So können unterschiedliche Blütenfarben den einzelnen Organen zugewiesen werden: gelbe Blüten der Leber, weiße Blüten dem Herzen, blaue und grüne Blüten den Nieren.

Auch Bäume haben ihre Bestimmung: Kiefer, Zedern und andere Nadelbäume helfen der Lunge, die Eiche dem Herzen und die Birke den Nieren.

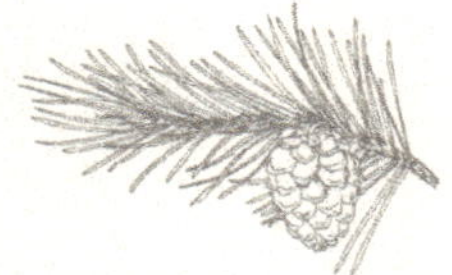

Zedernnussöl

Die sibirische Zeder ist ein Symbol der Langlebigkeit, Stärke und Widerstandskraft. Sie wächst in ihrer natürlichen Art fast ausschließlich in Russland. Der größte Reichtum der sibirischen Zeder sind ihre Samen (Nüsse). Das Sammeln der Zedernnüsse war von alters her eine der Haupteinnahmequellen der Bewohner Sibiriens und des Ural. Schon zu Zeiten Iwans des Schrecklichen wurden die Zedernnüsse von Russland nach England und in andere Länder exportiert.

Das aus der Zedernnuss gewonnene Öl wurde von alters

her als Delikatesse angesehen. Es ist außergewöhnlich reich an Vitaminen und Spurenelementen. Medikamente, die auf der Basis des Zedernöls gewonnen werden, werden vom Organismus leicht aufgenommen und haben praktisch keine Nebenwirkungen.

Um ein reines, energetisch hochwirksames Zedernnussöl zu gewinnen, empfehle ich die Verarbeitung nach Anastasia. Dafür werden Zedernnüsse der besten Sorten in der sibirischen Taiga fernab von industriellen Standorten geerntet und in einem aufwendigen und zugleich schonenden Zedernholz-Kaltpress-Verfahren verarbeitet. Das Öl darf auf keinen Fall in Verbindung mit Metall kommen. Durch die Kaltpressung bleiben Energie, Vitamine und Spurenelemente der Zedernnüsse erhalten. Wichtig ist auch die positive Energie der Menschen während der Verarbeitung, denn sie fließt in das Öl mit ein. Das empfohlene Zedernnussöl hat weder Konservierungs- noch irgendwelche Zusatzstoffe. Es ist reich an Vitamin A, B_1, B_2, B_6, E, Kupfer, Kobalt, Magnesium, Mangan, Silizium, Kalium, Vanadium, Phosphor, Kalzium, Nickel, Jod, Zinn, Zink und Eisen.

Das Zedernnussöl wurde in Russland intensiv erforscht, so an der Staatlichen Medizinischen Universität Sibiriens, in wissenschaftlich-onkologischen Forschungsinstituten, am Rehabilitationszentrum für Opfer der Tschernobyl-Katastrophe und in weiteren Institutionen.

Zedernnussöl wirkt erwiesenermaßen bei Gastritis, Geschwüren des Magens und des Zwölffingerdarms und Überreizung des sympathischen Nervensystems, die sich durch Müdigkeit, Erschöpfung, eingeschränkte Arbeitsfähigkeit, schlechten Schlaf, häufige Nervenzusammenbrüche und Kopfschmerzen bemerkbar macht. Es fördert und unterstützt das Immunsystem, Leber, Haut, Blutkreislauf, Galle, Lunge, Knochen, Nerven und Fortpflanzungsorgane, erweitert die Blutgefäße durch den hohen Magnesiumgehalt, kann Cholesterin senken und wirkt gegen Gefäßablagerungen und Blutarmut. Durch den hohen Gehalt an wertvollen Vitaminen, Mineralien und Spurenelementen wirkt es sich stärkend und unterstützend auf den gesamten Körper aus.

Anwendung: Zur Prophylaxe empfehle ich 1 Teelöffel Zedernnussöl 30 bis 60 Minuten vor dem Essen. In ganz kleinen Schlucken einnehmen, als ob man das Öl dem eigenen Speichel hinzufügen wollte.

Weitere Anwendungsmöglichkeiten finden sich in dem 40-Tage-Reinigungsprogramm, insbesondere zur Leberreinigung, zur Unterstützung des Immunsystems und zusammen mit Wilder Bergamotte (Monada) als Antipilzprogramm.

Zedernharz

Nadelbäume, besonders die sibirischen Zedern, bilden ein äußerst heilsames Harz, das eine sehr hohe Konzentration an Säure, Ölen und Terpentin hat. Zedernharz enthält viele Mikro- und Makroelemente, sekundäre Pflanzenstoffe und Enzyme. Es wirkt stark antiseptisch, entzündungshemmend und antibakteriell.

Darüber hinaus glauben viele Menschen in Russland, dass Zedernharz die Energie der Sonne und der Erde kombiniert und dabei hilft, die Gesundheit wiederherzustellen.

Traditionelle Heiler sind auch überzeugt, dass man mit dem Harz nicht nur den Körper, sondern auch die Seele heilen kann.

Die Aufgabe des Harzes besteht darin, die Wunde des Baumes zu verschließen, um einen Befall von Pilzen, Bakterien und Schädlingen zu verhindern. Das Harz ist also für die Heilung und den Schutz verantwortlich.

Aufgrund der gesundheitsfördernden natürlichen Zusammensetzung wird das Zedernharz aktiv in der russischen Medizin und Kosmetologie verwendet.

Zedernharz

- hilft, Entzündungen zu lindern
- wirkt antibakteriell
- lindert Reizungen
- lindert Juckreiz
- hat eine wundheilende Wirkung
- reinigt das Blut und damit auch das Gehirn von Schwermetallen
- reinigt die Zirbeldrüse, versorgt sie mit natürlichem Silizium und aktiviert sie dadurch
- verhindert die Entwicklung von Viren, Bakterien, Pilzen oder zerstört diese vollständig.

Aufgrund der breiten therapeutischen Wirkung ist Zedernharz in der Alternativmedizin in Russland weit verbreitet und wird zur Behandlung und Vorbeugung von Krankheiten des Verdauungstrakts, des Kreislauf-, Hormon-, Fortpflanzungssystems und auch zur Behandlung von Erkältungen, bei Verletzungen und Hautkrankheiten eingesetzt.

Nach der Atomkatastrophe in Tschernobyl wurden viele Ukrainer erfolgreich mit Zedernnussöl und -harz behandelt. Russische Studien zeigen, dass die Schleimhaut, das Nerven- und Immunsystem durch die Verwendung von Zedernnussöl und -harz regenerieren.

Herstellung

Zedern- und andere Baumharze können selbst gesammelt und zu Hause weiterverarbeitet werden. Das Ernten der Harze wird am besten in der kühlen Jahreszeit durchgeführt. Benötigt wird ein Messer, um das Harz von der Baumrinde zu trennen, ohne dabei die Rinde zu beschädigen. Da der Baum das Harz auch für die eigene Heilung benötigt, immer nur einen kleinen Teil verwenden.

Um das Baumharz zu reinigen, benötigt man einen Topf und ein grobmaschiges Stoffsäckchen, in das man das Harz hineingibt. Dann den Topf mit Wasser füllen und das Stoffsäckchen mit dem Harz gut verschlossen hineinlegen. Eventuell das Säckchen mit einem Gegenstand beschweren, damit es nicht obenauf schwimmt. Wasser erhitzen und das austretende Harz von der Wasseroberfläche abschöpfen. Das Harz in ein Behältnis mit kaltem Wasser geben und abkühlen lassen. Handschuhe verwenden!

Wird das Harz weiterverarbeitet, um Terpentinbalsam herzustellen, wird Zedernnussöl benötigt. Das gehärtete Harz mit einem Hammer durch leichtes Klopfen zerkleinern und in einen Topf geben. Nun das Zedernnussöl hinzugeben. Das Mischungsverhältnis zum Herstellen von Terpentinbalsam auf der Basis von 100 Milliliter Zedernnussöl beträgt bei einer 50-prozentigen Konzentration 100 Gramm

Harz, bei einer 25-prozentigen Konzentration 50 Gramm Harz, bei einer 10-prozentigen Konzentration 20 Gramm Harz und bei einer 5-prozentigen Konzentration 10 Gramm Harz.

Den Topf, in dem sich das Harz und das Öl befinden, sollte auf niedriger Temperatur maximal bis 60 Grad erhitzt werden, damit die Inhaltsstoffe vom Öl nicht verloren gehen. Dabei ständig umrühren. Nachdem sich das Harz vollständig aufgelöst hat, wird die Masse durch ein Sieb oder ein Leintuch gefiltert. Am besten gleich in das Behältnis füllen, in dem der Balsam aufbewahrt werden soll.

Zedernharz mit Honig

Wer ein schnelles Ergebnis bei einer Behandlung erreichen möchte, muss nur Honig mit Zedernharz kombinieren. Beide Produkte sind reich an Vitaminen, wodurch Krankheiten verschiedenen Ursprungs behandelt und ihnen vorgebeugt werden kann. Honig mit Zedernharz hilft insbesondere bei Eisenmangelanämie, wird bei Schlafstörungen und Stress eingesetzt, bei Bluthochdruck, bei der Behandlung von Atemwegserkrankungen und endokrinen Störungen.

Um Honigbalsam mit Zedernharz herzustellen, mische beide Komponenten zu gleichen Anteilen. Erwärme sie in einem Wasserbad auf maximal 60 Grad und rühre immer wieder um. Fülle dann die Masse in ein Behältnis ab und lass sie bei offenem Deckel abkühlen.

Anwendung: 1 bis 2 Teelöffel täglich über 2 Wochen einnehmen.

Für Immunität und Stoffwechsel

Zusätzlich zu den bereits aufgelisteten Eigenschaften hilft Zedernharz, die angeborene und erworbene Immunität zu erhöhen, den aggressiven Wirkungen von Infektionserregern besser zu widerstehen und Krankheiten schneller zu bewältigen.

Zedernharz ist außerdem ein ausgezeichnetes Werkzeug zur Verbesserung der Stoffwechselprozesse im Körper. Regelmäßige Anwendung von Zedernharzkaugummi und Zedernnussöl mit Harz verbessert die Funktion des Herz-Kreislauf-Systems, die Organe des endokrinen Systems und normalisiert die Arbeit des Magen-Darm-Traktes.

Anwendung: Regelmäßig Harz kauen.

Für die Augen

Harz für die Augen sollte über einen Monat lang angewendet werden. Für die Behandlung von Augenkrankheiten wird 1 Tropfen Zedernnussöl mit 2 bis 5 Prozent Zedernharz unmittelbar vor dem Zubettgehen ins Auge geträufelt. Hab keine Angst, Zedernharz zu verwenden, dieses wirksame Naturmittel ist absolut sicher für die Schleimhäute der Augen. Es reinigt und heilt nicht nur, sondern versorgt die Schleimhäute mit Vitaminen und Mineralstoffen.

Zahnmedizin

Bei einer Entzündung der Mundschleimhaut werden die Wunden 2-mal täglich mit Zedernharzöl (10 Prozent) behandelt, bis sie vollständig verschwunden sind. Bei Parodontitis wird empfohlen, das Zahnfleisch morgens und abends mit einer 10-prozentigen Lösung aus Zedernharz über mindestens 6 Monate zu behandeln. Zur Vorbeugung einen Tropfen Zedernnussöl mit Harz auf die Zahnbürste geben und damit die Zähne putzen.

Bei Zahnschmerzen unterschiedlicher Ursache hilft eine Kompresse aus Zedernnussöl mit Zedernharz. Zusätzlich ein Wattestäbchen oder Watte mit der Lösung tränken und für 20 bis 30 Minuten auf schmerzempfindliche Zähne auftragen.

Zedernharz wird in Russland gekaut wie ein »Kaugummi«, am besten nach dem Essen für 10 bis 20 Minuten. Das Harz dafür zuerst eine Zeit lang im Mund erwärmen und dann kauen. Es desinfiziert, sorgt für ein basisches Milieu, wirkt entzündungshemmend, schmerzstillend und besitzt wundheilungsfördernde Eigenschaften. Auch macht es die Zähne natürlich weiß. Der Geschmackssinn wird nach längerer Anwendungsdauer sensibler.

Anwendung in der Kosmetik

Sibirisches Zedernharz wird wegen seiner reichen Zusammensetzung natürlichen Ursprungs auch in der Kosmetik verwendet. Es findet in Cremes und Tinkturen Verwendung für die Glättung von Gesichtsfalten, gegen Entzündungen, Juckreiz und Rötung, zur Eliminierung von Altersflecken, zur Behandlung von Akne und für gesundes Haar.

Zedernharzwasser

Dies ist ein altes wedrussisches Rezept, um das Blut, sämtliche Blutgefäße und die Nieren zu reinigen und gegen Parasiten vorzugehen. Die Zubereitung ist ganz einfach: 15 Gramm reines Zedernharz in ein Trinkgefäß mit 1 Liter strukturiertem Wasser geben und über Nacht stehen lassen. Am nächsten Morgen und über den Tag verteilt trinken. Für den folgenden Tag frisch zubereiten. Das mit Harz gesättigte Wasser kann einen Monat lang täglich getrunken werden.

Zedernharz für Wunden

Zedernharz kann direkt auf eine Wunde aufgetragen werden. Harz hat einen ziehenden Effekt. Durch seine bereits erwähnten Eigenschaften wirkt es entzündungshemmend, antimikrobiell und adstringierend.

Heilender Balsam

Für einen wohltuenden Balsam benötigst du entweder 100 Milliliter von deinem eigens zubereiteten, gereinigten Harz-Öl-Gemisch oder 40 Gramm Zedernharz und 80 Milliliter Zedernnussöl, 20 Gramm Bienenwachs vom Imker oder pflanzliches Wachs, wie Karnauba, ätherische Öle nach Bedarf (siehe unten), nach Belieben 1 Esslöffel Schungitpulver und ein gut verschließbares Behältnis.

Erwärme in einem Topf langsam das Öl mit dem Harz und dem Bienenwachs bis maximal 60 Grad Celsius, bis alles geschmolzen ist. Die flüssige Masse noch heiß in einen Behälter füllen und offen auskühlen lassen. Wenn der Balsam handwarm ist, kannst du 3 bis 5 Tropfen ätherische Öle einrühren. Je nach Anwendungszweck sind verschiedene Öle empfehlenswert:

- Für Erkältungskrankheiten eignen sich Zedernnadel, Zedernharz, Zedernzapfen, Wilde Bergamotte (Monarda) oder Zitrusöle wie Mandarine oder Orange sehr gut.
- Bei Schmerzen in den Gliedern empfehlen sich Pfeffer, Kampfer oder Tonkabohne, aber auch Schungitpulver.
- Möchtest du unreiner Haut entgegenwirken, kannst du Myrrhe, Weihrauch, Wilde Bergamotte (Monarda) oder Teebaumöl dazugeben.
- Bei einem Sonnenbrand beruhigt Pfefferminze die gerötete Haut.
- Verwendest du den Balsam als Zugsalbe bei kleineren Verletzungen, dann passen gut Kiefernnadelöl, Zedernharzöl, Zedernnadel oder Schungit.
- Lavendelöl ist für sämtliche Alltagsbeschwerden ein hilfreiches Öl, das auch für Kinder und ältere Menschen gut geeignet ist.
- Für Hautregeneration kann auch Sanddornöl dazugegeben werden.

Früher wurde Pechsalbe (Harzbalsam) bei Wunden und Verletzungen der Haut verwendet oder um Splitter aus der Haut zu treiben. Auch als durchwärmender Erkältungsbalsam sind einige Harze mit ihren ätherischen Ölen sehr gut geeignet, da sie die Bronchien stärken und von Husten befreien können. Bei rheumatischen Beschwerden hilft die wärmende und ziehende Eigenschaft der Harze, um Gelenkschmerzen zu verringern.

Harze als Räucherwerk

Sehr gut eignen sich Harze zum Räuchern. Frisches Harz duftet schon fantastisch, wird es aber zum Räuchern verwendet, lösen sich noch mehr aromatische Inhaltsstoffe und erfüllen den Raum nicht nur mit Duft, sondern auch mit reinigenden Energien. Mit antibakteriell und desinfizierend wirkenden Harzen wurden schon zu früheren Zeiten Zimmer ausgeräuchert, in denen Kranke lagen.

Blütenpollen der Zedern

Die Pollen der Zeder sind ein natürliches, völlig sicheres Produkt und werden in den Kreml-Kliniken als exklusives Heilmittel verwendet. Sie gelten als starkes Antioxidationsmittel, 50-mal stärker als Vitamin E und 20-mal stärker als Vitamin C. Pollen der Himalaja-Zeder regenerieren empfindliche Gefäße, daher sind sie wirksam bei Herz-Kreislauf- und einigen Augenerkrankungen. Die Haut wird elastisch und jung gehalten. Zedernpollen tragen zur Gewichtsabnahme bei. Sie senken den Blutdruck, reduzieren die Viskosität des Blutes und verhindern dadurch Thrombose, verbessern den Blutfluss in den Gehirnzellen und damit auch das Gedächtnis. Sie wirken stärkend auf das Immunsystem und tragen zur Prävention von Allergien und Krebs bei. Auch die sexuelle Potenz wird gefördert. Zedernpollen helfen gegen Prostatabeschwerden und stellen den Blutfluss des Kapillarsystems der Prostata wieder her; Menstruationsbeschwerden werden gelindert. Auch bei Erkrankungen des Atmungssystems wirken sie heilend.

Anwendung der Zedernpollen

Zedernpollen werden mit Flüssigkeiten wie lauwarmem Tee oder Wasser eingenommen: 2- bis 3-mal täglich vor oder während der Mahlzeiten 1 Teelöffel Pollen in ein Glas Flüssigkeit verrühren und trinken. An einem trockenen Ort aufbewahren.

Schungit

Den einzigartigen Stein aus der Mine Zazhoginskij am Onegassee habe ich bereits ausführlich in den vorangegangenen Kapiteln beschrieben. Über Wasser, Bäder und Massagen hinaus kann Schungit auch zur Neutralisierung elektromagnetischer Strahlung verwendet werden.

Bei einem bioenergetischen Test zeigte sich eine Steigerung des Vitalfeldes um 100 Prozent. In Studien zum Schungit wurde bewiesen, wie effektiv er gegen die schädliche Wirkung elektrischer und elektromagnetischer Pulswellen ist, die von elektronischen Haushaltsgeräten, schnurlosen Telefonen, Mobiltelefonen, WLAN-Zugängen, Computern und allen elektromagnetischen Emissionen ausgehen.

Edelschungit-Pulver

Dieses Naturmittel wird in Russland als biologisch aktiver Zusatzstoff innerlich angewendet. Es unterstützt das Verdauungssystem, hilft bei der Regeneration des Darms, wirkt entgiftend und stärkt das Immunsystem. Eine Messerspitze am Tag reicht, eingerührt in ein Glas Wasser. Das Pulver sollte 2 Wochen lang täglich 1-mal eingenommen werden. Wird es zu einer Paste oder Creme verarbeitet, wirkt es unterstützend bei Hautproblemen.

Schutz durch Schungit

Schungit kann als Schmuck- und Schutzstein direkt am Körper getragen werden. Man kann ihn aber auf Strahlungsquellen wie zum Beispiel Mobilfunkgeräten anbringen. Darüber hinaus schützt Schungit vor geopathogenen Strahlungen, Wasseradern usw. In Russland zum Beispiel wurde das Atomkraftwerk Tschernobyl nach dem Reaktorunfall mit Schungitplatten abgedeckt.

Für deine Wohnung reicht ein Stück Schungit. Durch das Aufstellen eines etwa 10 Zentimeter hohen Schungitsteins in der Form einer Pyramide, einer Kugel, eines Eis oder Würfels werden Elektrosmog und geopathogene Strahlungen umgewandelt. Je größer der Raum ist, umso größer muss der Stein sein; auch die unterschiedlichen Formen, zu denen Schungit verarbeitet wurde, beeinflussen sowohl die Wirkung als auch den Wirkungskreis.

Eine Schungit-Kugel ist für das Schlafzimmer oder Kinderzimmer ratsam, da die Formwellen mit unserem eigenen bioenergetischen Feld in Resonanz stehen. Somit können wir, während wir schlafen, besser loslassen, was wiederum für eine gute Schlafqualität notwendig ist.

Schungit-Ei: Die Eiform ist eine besondere Form, welche die menschliche geistige Erwachung symbolisiert. In der russischen Tradition und im russischen Märchen gilt das Ei als Schlüssel zur Erleuchtung. Die Eiform symbolisiert Geborgenheit, Freiheit, Neuanfang, Ganzheit.

Schungit-Pyramide: Die Form der Cheopspyramide bedeutet Energieerzeugung und ist die stabilste physische Form. Sie unterstützt die Materialisierung. Versuchsdaten belegen, dass Schungit-Pyramiden ein sicherer Schutzschild gegen geopathologische Erscheinungen darstellen, die aufgrund von Rissen in der Erdkruste, unterirdischen Gewässern und anderen Störfeldern auftreten. Sie können die Negativwirkung in ihrem Umfeld vermindern, indem sie die Strahlung zurückwerfen oder neutralisieren. Für den effektivsten Einsatz sollte die Pyramide so ausgerichtet sein, dass ihre Grundfläche auf der Nord-Süd-Linie liegt.

Schungit-Würfel: Diese Form ist für Wohnungen in den obersten Etagen bestens geeignet, da so die Verbindung zur Erde hergestellt wird. Im Büro und Geschäft wird für ein gesundes Klima gesorgt, und der Erfolg wird unterstützt.

Schungit-Schmuck kann überall am Körper getragen werden, auch in der Hosentasche, am Schlüsselbund oder in der Handtasche. Edel-Schungit-Anhänger wirken um das Zehnfache stärker als Schungit der Kategorie 1, deswegen sind auch kleine Anhänger für den physischen Körper ausreichend.

Plättchen aus Schungit für Mobiltelefon dienen als Schutzmittel gegen Wirkungen der elektromagnetischen Strahlung, die auf den Organismus des Menschen und insbesondere das Gehirn negative Auswirkungen haben. Die Strahlung eines Mobiltelefons unterdrückt das menschliche Biofeld. Das eingeschaltete Handy tauscht ständig mit der Basisstation Signale aus, sodass es fast unaufhörlich seine pathogene Wirkung auf die Funktionen des Organismus ausübt. Das Schungitplättchen besitzt gute Abschirmeigenschaften und wird mithilfe eines doppelseitigen Klebebandes auf die Rückseite des Mobiltelefons aufgeklebt.

Schungit-Zahnbürsten haben eine antibakterielle, antiseptische und antibiotische Wirkung, eine zusätzliche

Zahnpasta ist daher hinfällig. Kohlenstoffverbindungen lösen sich im Mundraum und sorgen für ein basisches Milieu, gesunde Zähne und Speichel. Die Zahnbürste sollte gewechselt werden, wenn die Borsten ausfransen und sich zur Seite neigen.

Heilsame Bäder

Schon in der Antike wurden unterschiedliche Bäder mit verschiedenen Kräutern und Zutaten zu Heilzwecken eingesetzt. Heilsame therapeutische Bäder müssen nicht für den ganzen Körper sein, sondern können auch lokal angewendet werden, wie ein Fußbad, ein Bad für die Hände, Beine oder Arme.

Bäder und deren Wirkungen unterscheiden sich durch ihre unterschiedlichen Temperaturen. Beträgt die Wassertemperatur weniger als 20 Grad, wird von einem Kaltbad gesprochen. Ein Kaltbad hat eine stärkende Wirkung auf das Immunsystem, eine anregende Wirkung auf die Hautregeneration und das Kreislaufsystem, verbessert Stoffwechselprozesse und stärkt Gefäße, Herz und Nervensystem.

Bei einem Bad von 20 bis 33 Grad spricht man immer noch von einem kühlen Bad, die Wirkung ist ähnlich wie die eines Kaltbades. Beträgt die Wassertemperatur 37 bis 39 Grad, handelt es sich um ein Warmbad. Dieses Bad wirkt entspannend und lindert Schmerzen, hilft bei Schlafproblemen und Schlaflosigkeit, reinigt und sorgt für gesunde Haut, hilft gegen Ängste, baut Stress ab. Es ist sehr hilfreich bei Depressionen, stabilisiert die Arbeit der Talgdrüsen und reinigt die

Poren sowie das Atmungs- und Hormonsystem. Es wirkt auch bei Polyarthritis, Fettleibigkeit und chronischer Lungenentzündung. Ein Bad mit einer Wassertemperatur von 40 Grad erhöht die Körpertemperatur, ist besonders wirksam bei Erkältungen und Gefäßproblemen und erhöht die Stoffwechselprozesse. Ein heißes Bad wird bei Gicht, Blasenentzündungen, Bronchitis, Problemen mit dem Kreislaufsystem, Rheuma, Arthrose, Arthritis, Gicht, Diabetes, Hepatitis und Fettleibigkeit angewendet.

Wie du bereits weißt, leitet der Körper Giftstoffe über die Haut aus und kann andererseits über sie auch zahlreiche Stoffe aufnehmen. In Kapitel 5 habe ich dir Rezepte für basische Bäder empfohlen, die einer Übersäuerung des Körpers entgegenwirken. Die folgenden Anwendungen wirken ebenfalls sehr heilsam.

Zedernnadel-Salz-Bad

Ein wunderbares Mittel zur Verbesserung der Blutzirkulation, es beschleunigt den Stoffwechsel in den Zellen und im Gewebe, die Haut wird geschmeidig und elastischer. Dieses Bad stärkt das Immunsystem, regt das Hormonsystem an, entspannt den Körper und stabilisiert das Nervensystem, lindert Schmerzen, hilft bei Entzündungen, sorgt für einen tiefen gesunden Schlaf, hilft bei Infektionen und Krämpfen. Es kann auch zur Behandlung von Arthritis, Erkrankungen der Wirbelsäule und Neurosen angewendet werden.

Für ein Zedernnadel-Salz-Bad werden 500 Gramm natürliches Steinsalz, wie Alpen-, Karpaten-, Persien- oder Himalajasalz, und 50 Gramm Zedernnadelextrakt (fein zermahlene

Zedernnadeln) benötigt. Empfohlene Temperatur des Vollbads: 35 bis 37 Grad Celsius, jeden zweiten Tag, maximal 15 bis 20 Minuten Badedauer.

Senfbad

Bei der Behandlung von Bronchitis, Lungenentzündung, akuten Infektionen der Atemwege helfen **Senf-Vollbäder.** 100 bis 200 Gramm Senfpulver in warmes Wasser einrühren, bis es sich vollständig aufgelöst hat. Badetemperatur 36 bis 38 Grad Celsius, Badedauer 5 bis 10 Minuten.

Um die aromatische Wirkung von Senf so lange wie möglich zu erhalten, kann die Badewanne mit einer Sperrholzplatte oder Ähnlichem abgedeckt werden. Auch kann hier und bei den folgenden Senfbädern jeweils die gleiche Menge russisches Soda zugesetzt werden.

Bei der Behandlung von Depressionen, Burnout, Nervenerkrankungen, Schlaflosigkeit, Bluthochdruck und Parasitenproblemen ist es gut, **Fuß-Senfbäder** (Temperatur 39 bis 40 Grad Celsius) von 10 bis 15 Minuten zu genießen. 10 bis 15 Gramm Senfpulver in warmem Wasser vollständig auflösen.

Für die Behandlung von Bronchialasthma und chronischen Entzündungsprozessen im Bronchien-Lungen-System sind **Hand-Senfbäder** mit einer Temperatur von 39 bis 40 Grad für 10 bis 15 Minuten anzuwenden. Hierfür werden 10 bis 15 Gramm Senfpulver in warmem Wasser vollständig aufgelöst.

Mangan-Bad

Dieses therapeutische Bad wird bei Kindern zur Behandlung von Hautkrankheiten, Juckreiz und Geschwüren angewendet.

Die Wassertemperatur sollte 39 bis 40 Grad Celsius betragen. Kaliumpermanganat (5 Prozent) zugeben, bis das Wasser eine einheitliche rosa Farbe aufweist. Das Kaliumpermanganat muss sich vollständig auflösen. Jeden zweiten Tag 8 bis maximal 15 Minuten baden. Die Kur ist für 8 bis 10 Tage anzuwenden.

Kräuterbäder

Die Kraft der Kräuterbäder liegt zum größten Teil in den sekundären Pflanzenstoffen, die für den Schutz der Pflanze gebildet werden, um diese vor Pilzen und Infektionskrankheiten zu schützen, sowie in den ätherischen Ölen, die in der Pflanze enthalten sind.

Für die Zubereitung solcher Bäder steht eine immense Vielfalt an Kräutern zur Verfügung. Eine Handvoll getrockneter Kräuter reicht für ein Warmbad, etwa 25 Minuten in der Wanne bleiben.

Hier eine kleine Übersicht über die Wirkungen der einzelnen Kräuter:

Ackerschachtelhalm wird bei Nieren-, Nebennieren- und Blasenproblemen verwendet.

Zweizähnekraut wirkt gut bei Hautproblemen und Parasitenbefall.

Kamille und Wegerich werden bei Hautproblemen,

Entzündungen, Asthma, grippalen Infekten, zur Förderung der Wundheilung, bei Rheuma und Stress eingesetzt.

Minze und Baldrian bei Nervenproblemen, Stress; wirkt unterstützend auf die Fortpflanzungsorgane.

Wacholderfrüchte helfen bei Gelenkerkrankungen, Haut- und Nierenproblemen.

Weißdornkraut wirkt beruhigend, durchblutungsfördernd und hilft bei Durchblutungsstörungen, Herzbeschwerden, Reizbarkeit, innerer Unruhe, Wechseljahresbeschwerden.

Schafgarbe wirkt krampflösend, tonisierend, wundheilend, hilft bei Durchblutungsstörungen, Frauenbeschwerden, Rückenschmerzen.

Salbei wirkt antibakteriell, entzündungshemmend, hilft bei Erkältungen, Gelenk-Muskelschmerzen, rheumatischen Erkrankungen.

Rosmarin wirkt entzündungshemmend, entspannend, hilft bei Erschöpfung, Stress, Kreislaufschwäche, innerer Unruhe.

Melisse wirkt beruhigend, belebend, hilft bei Schlafstörungen, Unruhezuständen, Reizbarkeit.

Lavendel wirkt beruhigend, entspannend, entzündungshemmend, hilft bei Erkältungen, Stress.

Langzeit-Bad

Auch das Natron-Bad (siehe Seite 173) sei hier nochmals erwähnt, und zwar in seiner Anwendung als Langzeit-Bad. Ein basisches Bad mit Natriumhydrogenkarbonat für 12 Stunden entgiftet und entschlackt den Körper sehr stark. In die volle Badewanne werden 500 Gramm Natriumhydrogenkarbonat gegeben. Die Temperatur muss über den gesamten Zeitraum bei 36 bis 38 Grad Celsius liegen. Dieses Bad entlastet die Nieren, schafft Pilze und Bakterien aus dem Bindegewebe und entsäuert den Organismus. Es stabilisiert den Stoffwechsel, unterstützt die Haut, macht sie elastisch und basisch. Darüber hinaus stärkt es das Immunsystem, stabilisiert das Hormonsystem und entspannt den gesamten Körper.

Nachwort

Ich danke dir von ganzem Herzen, dass du dieses Buch bis zum Ende gelesen hast. Genau wie du bin ich auf dem Weg, mich zu erfahren und mein Leben zu leben. Ich weiß, es ist nicht immer alles einfach, aber gerade in den »schwierigen« Momenten oder Problemsituationen haben wir die Möglichkeit, alles zu verändern. Keiner von uns ist perfekt, und das ist auch gut so. Du bist du, ich bin ich, und wir alle zusammen sind eine Ganzheit.

Mit diesem Buch wollte ich dir aufzeigen, dass es immer eine Alternative gibt. Jeder von uns kann sie ergreifen, wenn wir dies wollen. Jetzt nach dem Lesen ist es wichtig, dieses neue Wissen umzusetzen, jeder auf seine persönliche Art und Weise. Damit meine ich, dass du für dich selbst entscheiden solltest, was für dich gegenwärtig passt und was nicht. Mache deine eigenen Erfahrungen, kopiere niemanden, gehe deinen eigenen Weg. Spüre, wie die einzelnen Informationen auf dich wirken, ob sie mit dir in Resonanz gehen. Riskiere es, neue Wege zu gehen, und erinnere dich: DU bist das Wichtigste in deinem Leben.

Jeden Tag werden dir neue Möglichkeiten geboten, die du erleben darfst. Dies bedeutet, dass wir achtsam sein und uns jeden Moment in unserem Leben darauf fokussieren sollten, im Hier und Jetzt zu sein.

Sobald du dich dir selbst zuwendest, bezeugst du deinen Lebenswillen. Alles wendet sich wieder zu dir und unterstützt dich, seien es die Natur oder andere Lebewesen. Du bist nie alleine, du wirst von allen und allem geliebt, geschützt, getragen und unterstützt.

Sollten noch Fragen entstehen oder Anregungen benötigt werden, so kannst du auf meiner Webseite *www.wedrussisches-wissen.de* vorbeischauen. Dort finden sich noch jede Menge Informationen und Videos von mir.

Abschließend möchte ich mich herzlich bei allen Menschen bedanken, die mich zu diesem Buch inspiriert und mir geholfen haben, es zu schreiben. Auch bei meiner Familie, die mich unterstützt in all meinen Projekten. Ich liebe euch alle. Danke!

Anmerkungen

1 Qing Li, Die Heilkraft des Waldes. Nachzulesen in *Grüne Texte: Die neuen Naturtherapien,* Hückeswagen, Ausgabe 16/2016.

2 Siehe Dr. Valter Longo: »Nutrition and fast mimicking diets in the prevention and treatment of autoimmune diseases and immunosenescence«. In: *Molecular and Cellular Endocrinology,* Vol. 455, 5.11.2017, pp. 4–12.

3 Auf meiner Website *www.wedrussisches-wissen.de* findest du mehr Informationen über die wedrussischen Praktiken zur Auflösung und Ausleitung von Schlacken.

Werde zum Schöpfer deines lichtvollen Schicksals!

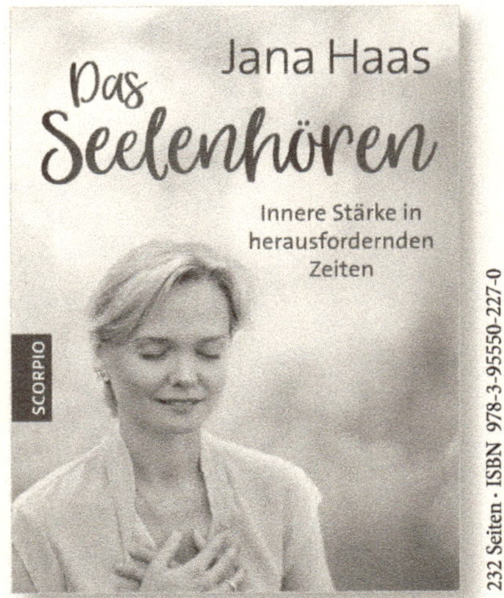

232 Seiten · ISBN 978-3-95550-227-0

Die geheimnisvolle Kraft unserer Seele beeinflusst uns mehr als wir ahnen. Denn es sind ausschließlich die Qualitäten der Seele, die uns berühren, erfüllen und glücklich machen. Jana Haas zeigt, wie es uns gelingt, auf unsere wahrhaftigen Gefühle zu hören, die aus der Tiefe der Seele stammen. So gelangen wir zu Weisheit jenseits der Logik, und es können Wunder geschehen.

Mit vielen Meditationen und praktischen, im Alltag umsetzbaren Anleitungen.

www.scorpio-verlag.de

SCORPIO